Grundlagen der
Medizinischen
Embryologie

Grundlagen der Medizinischen Embryologie

Keith L. Moore

2., durchgesehene Auflage

Illustrationen von
Marlene Herbst
Megan Thompson

Übersetzt von
Jobst Sievers

Ferdinand Enke Verlag Stuttgart 1996

Originalverlag:
B.C. Decker Inc
3228 South Service Road
Burlington, Ontario L7N 3H8

B.C. Decker Inc
328 Walnut Street
Suite 400
Philadelphia, Pennsylvania 19106

Originaltitel:
Essentials of
Human Embryologie

Die Deutsche Bibliothek – CIP-Einheitsaufnahme

Moore, Keith L.:
Grundlagen der medizinischen Embryologie / Keith L. Moore.
Ill. von Marlene Herbst ; Megan Thompson. Übers. von Jobst
Sievers. – 2., durchges. Aufl. – Stuttgart : Enke, 1996
  Einheitssacht.: Essentials of human embryology <dt.>
  ISBN 3-432-98892-3

Deutsche Ausgabe:

Das Werk, einschließlich aller seiner Teile, ist urheberrechtlich geschützt. Jede Verwertung ist ohne Zustimmung des Verlages außerhalb der engen Grenzen des Urheberrechtsgesetzes unzulässig und strafbar. Das gilt insbesondere für Vervielfältigungen, Übersetzungen, Mikroverfilmungen und die Einspeicherung und Verarbeitung in elektronischen Systemen.

© 1990, 1996 Ferdinand Enke Verlag, P.O. Box 30 03 66, D-70443 Stuttgart – Printed in Germany

Satz: Photocomposition Jung, F-67420 Diespach/Plaine – Schrift: 11/12 Times, System Linotronic 300
Druck: K. Grammlich GmbH, D-72124 Pliezhausen   5 4 3 2 1

Keith L. Moore, Ph.D., F.I.A.C.
Professor of Anatomy and
Associate Dean, Basic Sciences
Faculty of Medicine
University of Toronto
Toronto, Ontario, Canada

Übersetzt von:
Professor Dr. med. Jobst Sievers
Anatomisches Institut
der Universität Kiel
Olshausenstraße 40
D-24098 Kiel

Vorwort

„Grundlagen der Medizinischen Embryologie" ist nicht nur als ein Überblick für Studenten der Humanmedizin in den Anfangssemestern gedacht, sondern auch als ein schneller Rückblick für Studenten, die Kurse in menschlicher Embryologie absolviert haben und sich für ihre Abschlußexamina vorbereiten. Es kann zusammen mit dem Buch desselben Autors (Embryologie, Lehrbuch und Atlas der Entwicklungsgeschichte des Menschen) benutzt werden, das die Fragen zum National Board enthält. Dieses kleine Buch kann auch Fachärzten helfen, sich für ihr Examen vorzubereiten, und praktischen Ärzten von Nutzen sein, die ihre Kenntnis der menschlichen Entwicklung wieder auffrischen wollen.

Das Buch ist ausführlich mit farbigen Illustrationen versehen, weil die meisten der Entwicklungsvorgänge anschaulich gemacht und mit einem Minimum an Text verstanden werden können, wenn sie diagrammatisch dargestellt werden. Die kurzen Erläuterungen sollen wichtige Punkte hervorheben und schwierige Stadien der normalen und gestörten Entwicklung erklären.

„Grundlagen der Medizinischen Embryologie" bietet eine bildliche Zusammenfassung der menschlichen Entwicklung und einen Grundriß ihrer wichtigsten Konzepte. Die Gegenüberstellung von Text und Illustrationen erleichtert sowohl die Darstellung der normalen menschlichen Entwicklung als auch das Verständnis der Ursachen häufig vorkommender angeborener Fehlbildungen.

Keith L. Moore

Inhalt

1 Die erste Woche der menschlichen Entwicklung 1
2 Die zweite Woche der menschlichen Entwicklung 9
3 Die dritte Woche der menschlichen Entwicklung 15
4 Die vierte bis achte Woche der menschlichen Entwicklung 27
5 Die neunte bis achtunddreißigste Woche der menschlichen Entwicklung 35
6 Plazenta und Eihäute 43
7 Angeborene Fehlbildungen des Menschen 53
8 Embryonale Körperhöhlen, primitive Mesenterien und Zwerchfell 63
9 Das Kiemensystem und branchiogene Organe 73
10 Das Respirationssystem 87
11 Das Verdauungssystem 97
12 Das Urogenitalsystem 111
13 Das Herzkreislaufsystem 127
14 Gelenke und Skelettsystem 137
15 Muskulatur 145
16 Die Extremitäten 149
17 Das Nervensystem 155
18 Auge und Ohr 169
19 Haut und Hautanhangsorgane 179
Weiterführende Literatur 187
Sachregister 189

1

Die erste Woche der menschlichen Entwicklung

Die erste Woche der menschlichen Entwicklung

Die menschliche Entwicklung beginnt nach der Vereinigung der männlichen und weiblichen Gameten oder Keimzellen während der sogenannten **Befruchtung** (Konzeption).

Die Befruchtung ist eine Abfolge von Vorgängen (Abb. 1.1), die mit dem Kontakt eines **Spermiums** (Spermatozoons) mit einer **sekundären Oozyte** (Ovum, Ei) beginnt und mit der Fusion ihrer Pronuklei (den haploiden Kernen des Spermiums und des Eies) und der Durchmischung ihrer Chromosomen endet, wobei eine neue Zelle gebildet wird (siehe Abb. 1.1D). Das befruchtete Ei, die **Zygote** (siehe Abb. 1.1E), ist eine große diploide Zelle. Sie bildet den Anfang (Primordium) eines Menschen.

Ungefähr 300 bis 500 Millionen Spermien gelangen beim Geschlechtsakt mit dem Ejakulat in die Vagina der Frau. Die Spermien ziehen durch den Zervikalkanal, die Höhle des Uterus und die Eileiter bis an deren weiteste Stelle, die als **Ampulle** bezeichnet wird. Die Spermien behalten ihre Befruchtungsfähigkeit für zwei bis drei Tage.

Die Befruchtung erfolgt normalerweise im ampullären Teil des Eileiters ca. 12 bis 24 Stunden nach der Ovulation (siehe Abb. 1.1). Während sich die Spermien der sekundären Oozyte nähern, entstehen in ihren Akrosomen Perforationen. Bei dieser **akrosomalen Reaktion** werden Enzyme freigesetzt (siehe Abb. 1.1A). Eine Hyaluronidase bewirkt die Trennung und Abschilferung der Corona-radiata-Zellen, die das Ei umgeben. Akrosin und Neuraminidase erleichtern den Durchtritt eines Spermiums durch die Zona pellucida, eine dicke amorphe Membran, die die sekundäre Oozyte umgibt. Sobald ein Spermium die Zellmembran der sekundären Oozyte berührt, treten Veränderungen in der Zona pellucida auf, die als **Zonalreaktionen** bezeichnet werden; diese Veränderungen verhindern, daß zusätzliche Spermien in die sekundäre Oozyte gelangen.

Die Berührung des Spermiums führt zur Vollendung der zweiten meiotischen Teilung der sekundären Oozyte, durch die das endgültige **reife Ei** sowie ein zweiter Polkörper gebildet werden. Der Kern des Eies wird als weiblicher Pronukleus bezeichnet.

Nach Eintritt des Spermiums in das Zytoplasma des Eies degeneriert sein Schwanz, und sein Kopf vergrößert sich. Er bildet den männlichen Pronukleus (siehe Abb. 1.1C). Der männliche und der weibliche Pronukleus nähern sich einander und verschmelzen (siehe Abb. 1.1D). Die väterlichen und mütterlichen Chromosomen vermischen sich, und es entsteht eine neue diploide Zelle, die Zygote (siehe Abb. 1.1E).

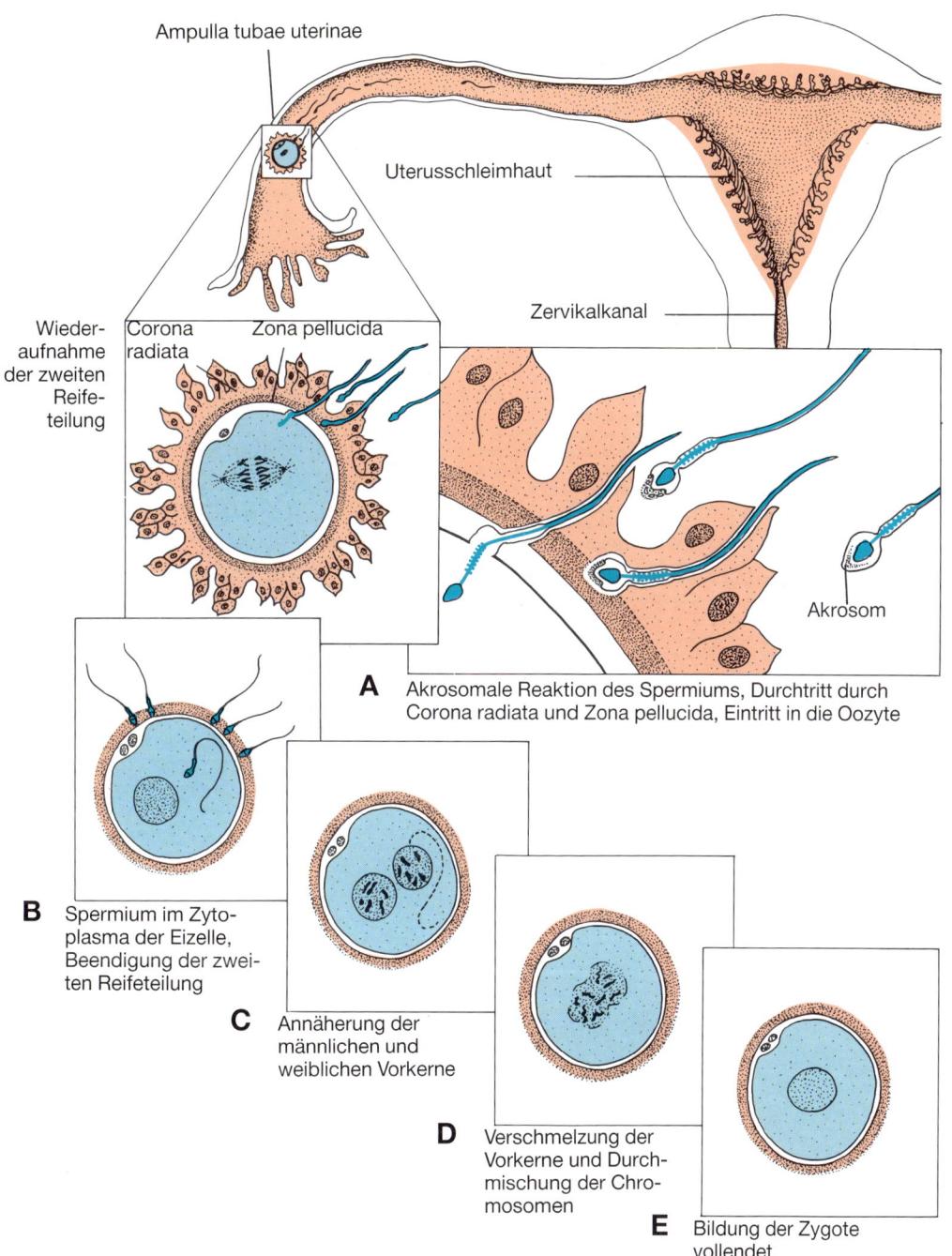

Abb. 1.1 Schematische Darstellung des Befruchtungsvorgangs. Die Befruchtung beginnt mit dem Kontakt zwischen einem Spermium und einer sekundären Oozyte in der Ampulle des Eileiters und endet mit der Bildung einer Zygote.

4   Die erste Woche der menschlichen Entwicklung

Ergebnisse der Befruchtung sind:

1. Wiederherstellung des diploiden Chromosomensatzes (46);
2. Determination des chromosomalen Geschlechtes des Embryos;
3. Variation des menschlichen Phänotyps (durch die neue Kombination von Chromosomen);
4. Einleitung der Furchung (mitotische Teilung der Zygote in Blastomeren).

Während der Passage der Zygote durch den Eileiter in den Uterus erfolgt die **Furchung** durch eine Serie schneller mitotischer Zellteilungen (Abb. 1.2). Die neugebildeten Zellen, die **Blastomeren**, werden mit jeder Teilung kleiner. Nach mehreren Teilungen bildet sich eine maulbeerförmige Kugel von 16 Blastomeren, die **Morula** (siehe Abb. 1.2D). Diese Kugel ist immer noch von der schützenden Schicht der Zona pellucida umgeben. Als Morula tritt der Keim in die Uterushöhle ein.

Sobald die Morula in den Uterus eintritt, beginnt Flüssigkeit durch die Zona pellucida in die Interzellulärräume zwischen den Blastomeren zu fließen. Allmählich konfluieren diese Räume und bilden schließlich die **Blastozystenhöhle** (siehe Abb. 1.2E). Sobald diese Höhle erkennbar wird (ungefähr 4 Tage nach der Befruchtung), wird der Embryo als **Blastozyste** bezeichnet.

Durch die ständige Zunahme von Flüssigkeit in der Blastozystenhöhle werden die umgebenden Zellen in zwei verschiedene Anteile getrennt (siehe Abb. 1.2E): 1. eine Lage abgeflachter äußerer Zellen, die als **Trophoblast** bezeichnet und später den embryonalen Teil der Plazenta bilden werden, und 2. eine Gruppe zentral gelegener Zellen, die als **innere Zellmasse** oder **Embryoblast** bezeichnet werden und die das Primordium des eigentlichen Embryos darstellen.

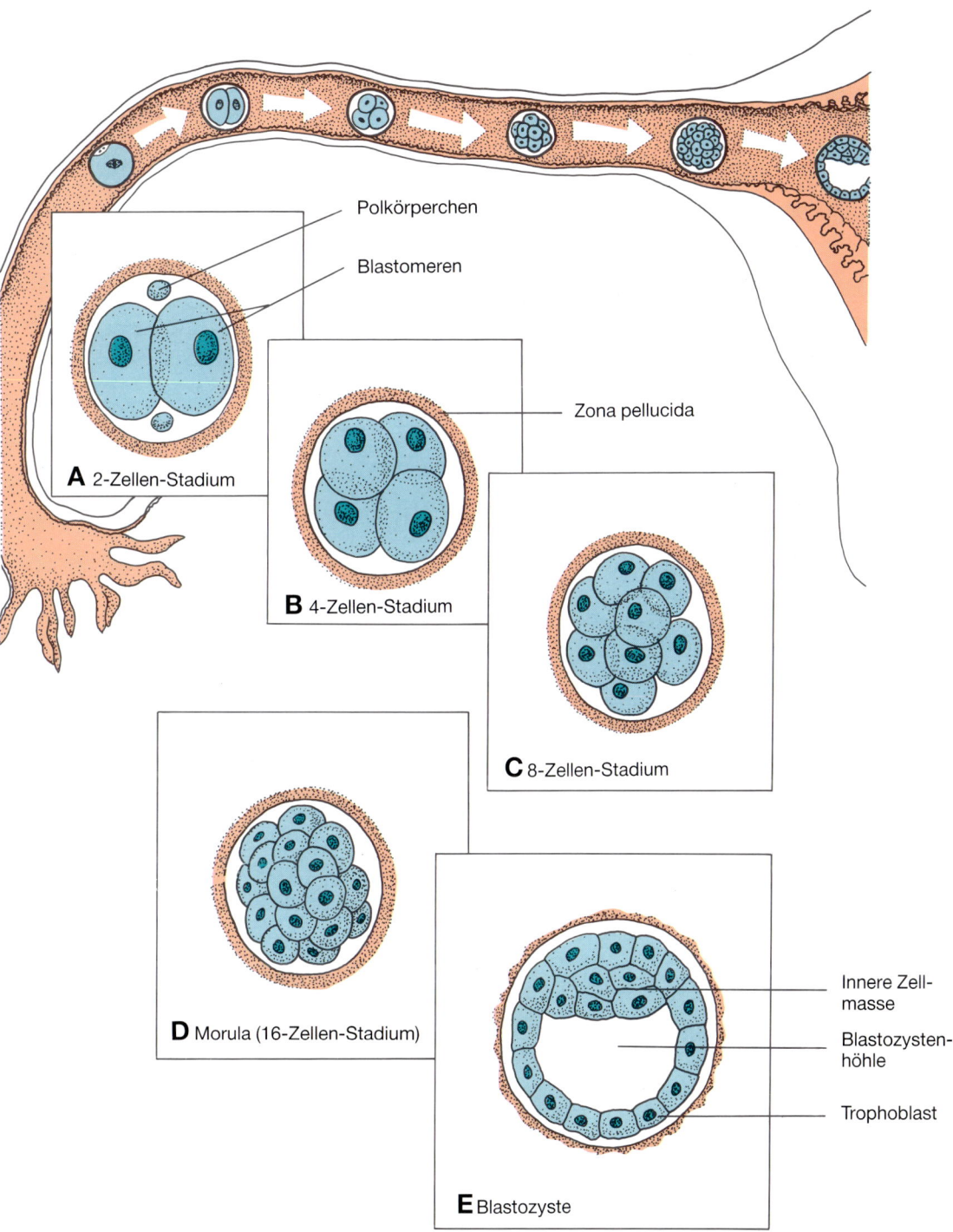

Abb. 1.2 Furchung der Zygote und Bildung der Blastozyste. Diese Anfangsstadien der menschlichen Entwicklung (1. bis 4. Tag) laufen im Eileiter und im Lumen des Uterus ab. Die Blastozyste, eine Hohlkugel von Zellen, ist im Schnittbild dargestellt, um ihre innere Struktur zu zeigen.

Die Zona pellucida degeneriert und verschwindet ca. 5 Tage nach der Befruchtung, anschließend vergrößert sich die Blastozyste schnell. Der Trophoblast haftet sich ungefähr 6 Tage nach der Befruchtung an das Schleimhautepithel des Uterus an (Abb. 1.3A). Damit beginnt die **Implantation**. Die angeheftete Region des Trophoblasten differenziert sich in zwei Schichten: eine innere zelluläre Schicht, die als **Zytotrophoblast**, und eine äußere synzytiale Schicht, die als **Synzytiotrophoblast** bezeichnet wird (Abb. 1.3B). Letzterer wird dadurch gebildet, daß sich die Zellen des Zytotrophoblasten teilen und einige von ihnen in die äußere Zellage wandern, mit der sie unter Verlust ihrer Zellmembran verschmelzen. Durch diesen Vorgang entsteht eine **vielkernige Masse** oder **Synzytium**, die als Synzytiotrophoblast bezeichnet wird.

Am Ende der ersten Woche bildet sich eine Lage kuboidaler Zellen auf der ventralen Oberfläche der inneren Zellmasse (siehe Abb. 1.3B), die als primitives **Entoderm** bezeichnet werden. Sie bilden das Dach der Blastozystenhöhle. Die verbleibenden Zellen der inneren Zellmasse bilden während der zweiten Woche das primitive **Ektoderm.**

Einige wichtige entwicklungsphysiologische Begriffe

Determination bezeichnet die irreversible Festlegung eines Gewebes auf einen Entwicklungsweg.

Prospektive Potenz umfaßt die Gesamtheit der Entwicklungsmöglichkeiten einer Zelle unter verschiedenen experimentellen Bedingungen.

Prospektive Bedeutung gibt an, zu welcher Gewebeart sich eine undifferenzierte Zelle normalerweise in vivo differenzieren wird.

Ein **Organisator** ist ein Zellverband, der die Differenzierung benachbarter Gewebe induzieren oder determinieren kann.

Unter **Induktion** versteht man die Beeinflussung eines undifferenzierten Gewebes in eine bestimmte Entwicklungsrichtung. Die Induktion ist in der Regel mit Veränderungen der genetischen Regulation des induzierten Gewebes verbunden.

Unter **Differenzierung** versteht man den Erwerb neuer morphologischer und/oder biochemischer Eigenschaften durch undifferenzierte Zellen, wodurch sie sich von anderen Zellen unterscheiden. Diese Eigenschaften bleiben auch erhalten, wenn man die Zellen aus ihrem Gewebsverband entfernt. Neben der zellulären Differenzierung gibt es die Gewebe- und Organdifferenzierung, die zur organspezifischen Bildung morphologischer Einheiten führt.

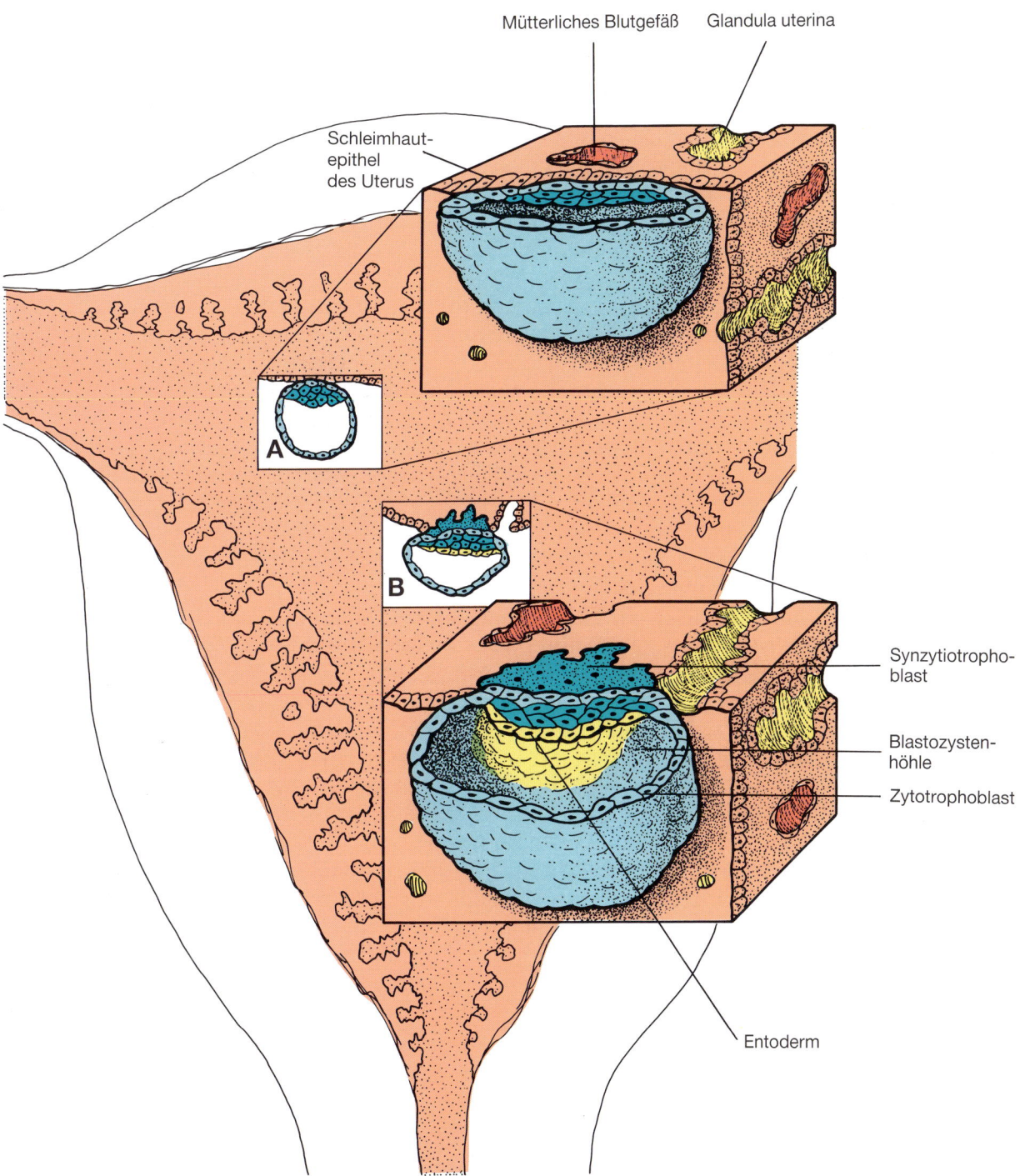

Abb. 1.3 Die frühen Stadien der Implantation der Blastozyste in das Endometrium der Hinterwand des Uterus. **A**. Am 6. Tag hat sich der dem Embryoblasten benachbarte Trophoblast an das endometriale Epithel angeheftet. **B**. Am 7. Tag hat sich der Trophoblast in zwei Schichten differenziert: den Synzytiotrophoblasten und den Zytotrophoblasten. Der Synzytiotrophoblast hat begonnen, in das Endometrium einzudringen. Eine weitere Zellage, das Entoderm, hat sich auf der ventralen Oberfläche des Embryoblasten gebildet.

Zusammenfassung

Die Befruchtung erfolgt normalerweise in der Ampulle des Eileiters nicht später als 24 Stunden nach der Ovulation (siehe Abb. 1.1).

Durch die Fusion der haploiden Pronuklei des Spermiums und des Eies entsteht die **Zygote**, eine diploide Zelle (siehe Abb. 1.1E). Zu diesem Zeitpunkt wird das chromosomale oder primäre Geschlecht des Embryos festgelegt.

Die **Furchung der Zygote** in Blastomeren (kleinere Zellen) erfolgt während der Wanderung der Zygote durch den Eileiter in den Uterus (siehe Abb. 1.2). Im 12- bis 16-Zellenstadium wird der sich entwickelnde Embryo als **Morula** bezeichnet (siehe Abb. 1.2D).

Ungefähr **drei Tage** nach der Befruchtung tritt die Morula in den Uterus ein. Uterine Flüssigkeit fließt durch die Zona pellucida, die die Morula umgibt. Diese Flüssigkeit gelangt in die Räume, die zwischen den zentral gelegenen Zellen der Morula erscheinen. Sie vereinigen sich zur **Blastozystenhöhle**. In diesem Stadium wird der sich entwickelnde Keim **Blastozyste** genannt (siehe Abb. 1.2E).

Die Blastozyste wird **vier bis fünf Tage** nach der Befruchtung gebildet. Die äußeren Zellen der Blastozyste bilden eine Schicht, die als **Trophoblast** bezeichnet wird (siehe Abb. 1.2E). In der Folge beteiligt sich der Trophoblast an der Bildung des embryonalen Teiles der Plazenta. Die inneren Zellen der Blastozyste bilden einen Haufen, die **innere Zellmasse**. Da aus diesen Zellen der Embryo entstehen wird, werden sie auch häufig als **Embryoblast** bezeichnet.

Ungefähr **fünf Tage** nach der Befruchtung verschwindet die Zona pellucida, und die Blastozyste vergrößert sich. Während des **sechsten Tages** heftet sich der Trophoblast am endometrialen Epithel an (siehe Abb. 1.3A). Die angeheftete Region des Trophoblasten, die sich gewöhnlich unmittelbar an die innere Zellmasse anschließt, differenziert sich in zwei Lagen (siehe Abb. 1.3B). Aus der inneren Zellage, dem **Zytotrophoblasten**, bildet sich eine außen gelegene synzytiale Schicht, der **Synzytiotrophoblast**. Gegen Ende des **siebten Tages** dringt der Synzytiotrophoblast in das endometriale Epithel und Bindegewebe ein. Diese Arrosion mütterlichen Gewebes stellt den Anfang der Implantation der Blastozyste dar.

Gegen Ende der ersten Woche hat sich eine Lage aus flachen Zellen auf der ventralen Oberfläche der inneren Zellmasse gebildet. Aus ihr entsteht das primitive **Entoderm**. Die verbleibenden Zellen der inneren Zellmasse bilden später das primitive **Ektoderm**.

2

Die zweite Woche
der menschlichen Entwicklung

Die zweite Woche der menschlichen Entwicklung

Die zweite Woche der Embryonalentwicklung ist gekennzeichnet durch den Abschluß der Implantation der Blastozyste und die weitere Entwicklung des Trophoblasten (Abb. 2.1). Während der Implantation erfolgen Veränderungen in der inneren Zellmasse, die zur Bildung der **bilaminären** (zweiblättrigen) **Keimscheibe** führen. Sie ist aus zwei unterschiedlichen Zellagen zusammengesetzt: dem Ektoderm und dem Entoderm. Die Amnionhöhle und der Dottersack entwickeln sich in enger Beziehung zu diesen beiden Zellagen (siehe Abb. 2.1A und B).

Beim weiteren Vordringen der Blastozyste in das Endometrium des Uterus gelangen zunehmend mehr Bereiche des Trophoblasten in engen Kontakt mit dem endometrialen Gewebe. Als Folge schreitet die Differenzierung des Trophoblasten solange fort, bis die Wand der Blastozyste aus zwei vollständigen Lagen von Zytotrophoblast und Synzytiotrophoblast besteht (siehe Abb. 2.1C). Bei der weiteren Verbreiterung des Synzytiotrophoblasten entstehen **Lakunen** (kleine Räume), die bald darauf mit mütterlichem Blut, Zelltrümmern und Drüsensekret gefüllt werden (siehe Abb. 2.1B). Dieses Material stellt Nahrungsstoffe für den Embryo zur Verfügung. Die Lakunen verschmelzen allmählich miteinander und bilden ein **lakunäres Netzwerk** (siehe Abb. 2.1C). Der Synzytiotrophoblast arrodiert endometriale Blutgefäße, so fließt mütterliches Blut durch das lakunäre Netzwerk. Auf diese Weise wird ein **primitiver uteroplazentarer Kreislauf** aufgebaut. Der sich entwickelnde Embryo erhält Sauerstoff und Nährstoffe aus dem mütterlichen Blut und gibt Kohlendioxid und Stoffwechselabfallprodukte in das Blut der Mutter ab.

Am zehnten Tag nach der Befruchtung ist die Blastozyste vollständig in das Endometrium eingebettet (siehe Abb. 2.1B), befindet sich aber noch im oberflächlichen Stratum compactum. Die eingebettete Blastozyste wirft eine kleine erhabene Fläche im Endometrium auf, in der ein **Verschlußpfropf** aus Fibrin für einen oder zwei Tage sichtbar bleibt.

Am Beginn der zweiten Woche erscheint eine kleine Höhle zwischen der inneren Zellmasse und den zwei Lagen des Trophoblasten. Dieser Raum stellt die Anlage der **Amnionhöhle** dar (siehe Abb. 2.1A). Gleichzeitig erfolgt in der inneren Zellmasse die Bildung einer flachen, fast runden Platte, die aus zwei Zellagen zusammengesetzt ist (siehe Abb. 2.1A). Diese bilaminäre Platte, die **Keimscheibe**, besteht aus zwei Lagen: (1) dem hochzylindrischen Ektoderm, das den Boden der Amnionhöhle bildet; und (2) dem kuboidalen Entoderm, welches das Dach der Blastozystenhöhle bildet, die nun als primärer Dottersack bezeichnet wird.

Mit zunehmender Vergrößerung der Amnionhöhle erhält diese ein dünnes epithelial begrenztes Dach, das **Amnion** (siehe Abb. 2.1B und C). Die Zellen, die das Amnion bilden, die Amnioblasten, entstehen aus dem Zytotrophoblasten. Das embryonale Ektoderm bildet den Boden der Amnionhöhle und setzt sich peripher in das Amnionepithel fort. Während das Amnion gebildet wird, entstehen weitere Zellen aus dem Zytotrophoblasten und formen die dünne **Exozölommembran** (Heusersche Membran, siehe Abb. 2.1B). Diese Membran geht in das Entoderm der Keimscheibe über und bildet die Wand des primären Dottersackes.

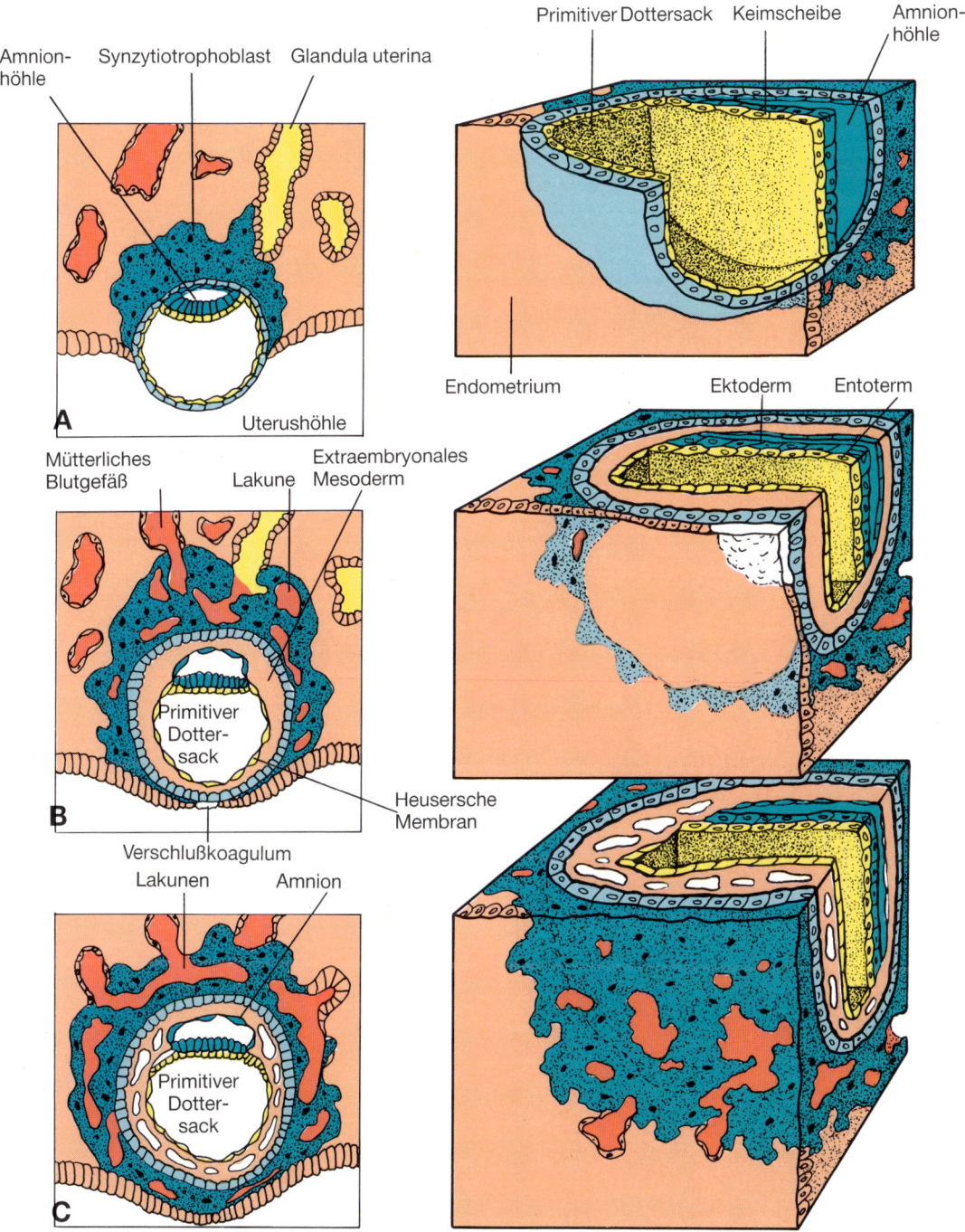

Abb. 2.1 Die späten Stadien der Implantation und der Blastozyste. Die Bildung der Amnionhöhle und des primitiven Dottersackes sind ebenfalls dargestellt. Eine dreidimensionale Zeichnung ist jeweils rechts des entsprechenden Schnittes durch die Blastozyste zu sehen. **A**. Am 8. Tag ist die Blastozyste teilweise in das Endometrium implantiert. **B**. Am 10. Tag ist die Blastozyste vollständig in das Endometrium implantiert. **C**. Eine 12 Tage alte Blastozyste zeigt die Entwicklung des lakunären Netzwerkes im Synzytiotrophoblasten.

Durch weitere Abgliederung von Zytotrophoblastzellen entsteht eine dicke Schicht locker angeordneter Zellen, das **extraembryonale Mesoderm** (siehe Abb. 2.1B). Diese Zellen füllen den Raum zwischen dem außen gelegenen Trophoblasten und dem innen gelegenen Amnion und primären Dottersack vollständig aus.

In der Mitte der zweiten Woche erscheinen isolierte Räume im extraembryonalen Mesoderm (siehe Abb. 2.1C). Sie fließen bald zusammen und bilden eine einzige große Höhle, das **extraembryonale Zölom** (siehe Abb. 2.2A). Diese Zölomhöhle wird als Chorionhöhle bezeichnet, wenn der **Chorionsack** am Ende der zweiten Woche entsteht (siehe Abb. 2.2C). Die Wand des Chorionsacks wird vom **Chorion** gebildet, das aus einer Schicht extraembryonalen Mesoderms und den beiden Lagen des Trophoblasten besteht.

Am Ende der zweiten Woche haben sich **primäre Chorionzotten** aus Auswüchsen des Trophoblasten gebildet. Sie bestehen aus einem Kern von Zytotrophoblast, der von einer dicken Lage Synzytiotrophoblast bedeckt ist (siehe Abb. 2.2C). Diese Primärzotten sind die Anlagen der Chorionzotten der **Plazenta**. Am Ende der zweiten Woche hat sich die **Prächordalplatte** als eine umschriebene Verdickung des Entoderms am kranialen Ende der Keimscheibe gebildet (siehe Abb. 2.2C). Die Prächordalplatte ist ein Organisator der Kopfregion und zeigt, wo der Mund des Embryos entstehen wird.

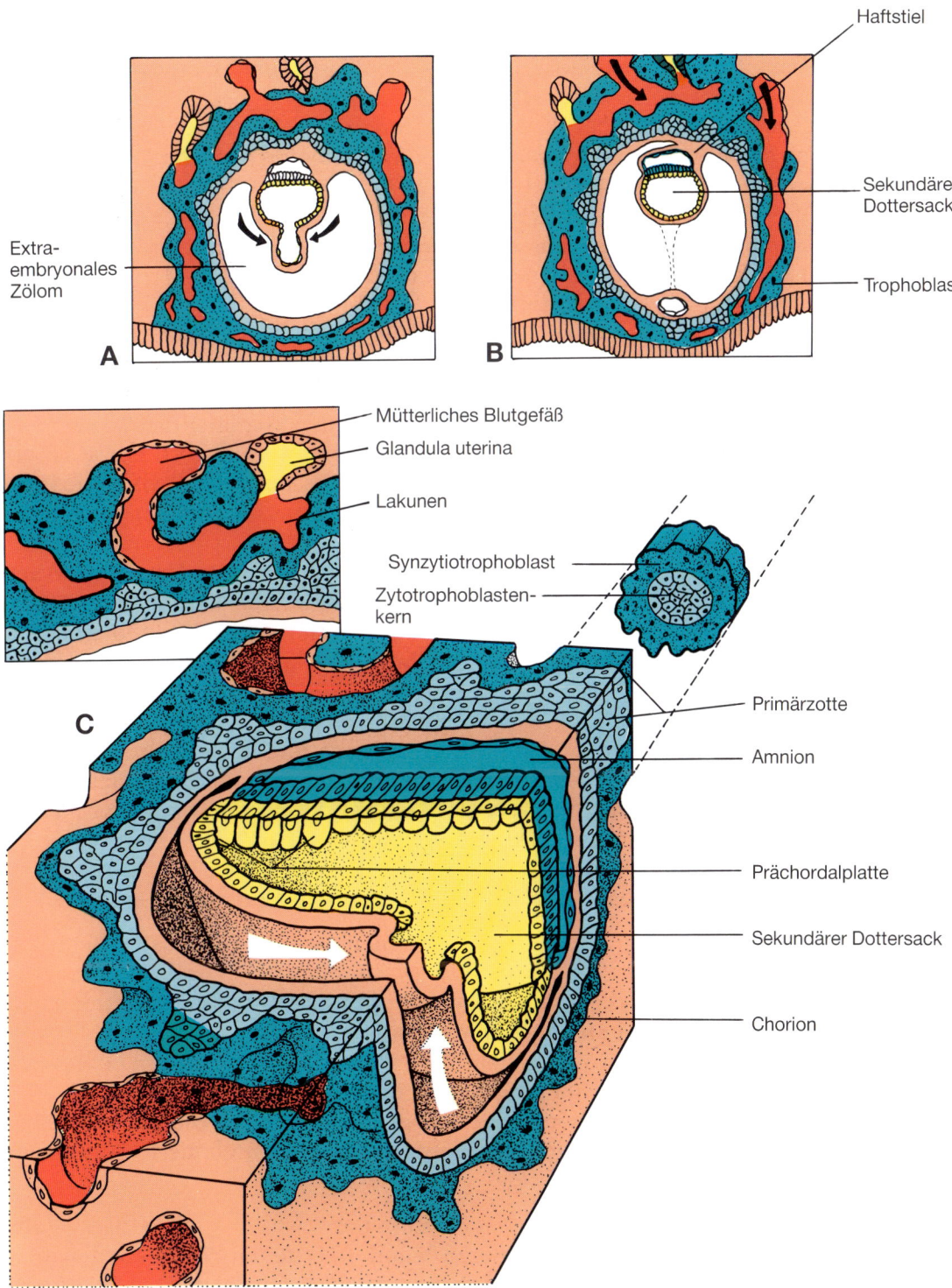

Abb. 2.2 Schnitte durch vollständig implantierte Blastozysten am Ende der 2. Woche, die zeigen, wie der sekundäre Dottersack gebildet wird. Das Vorhandensein von Primärzotten auf der Außenseite des Chorionsackes ist charakteristisch für Blastozysten am Ende der 2. Woche. Es besteht jetzt ein primitiver uteroplazentarer Kreislauf.

Zusammenfassung

Die Amnionhöhle entsteht zwischen dem Ektoderm und dem Zytotrophoblasten (siehe Abb. 2.1A) und wird bald vom **Amnion** eingefaßt (siehe Abb. 2.1C). Diese epitheliale Zellschicht entsteht aus dem Zytotrophoblasten und ist an die Ränder des Ektoderms der Keimscheibe angeheftet.

Während der Implantation der Blastozyste entwickeln sich zwei getrennte embryonale Zellagen aus der inneren Zellmasse, das Ektoderm und das Entoderm. Sie bilden die **bilaminäre Keimscheibe** (siehe Abb. 2.1B).

Die Wand des **primären Dottersackes** entsteht aus der Exozölommembran (Heusersche Membran), die ihrerseits aus Zellen gebildet wird, die sich vom Zytotrophoblasten abgliedern. Die Wand des Dottersackes setzt sich in das Entoderm der Keimscheibe fort, das sein Dach bildet (siehe Abb. 2.1B).

Das **extraembryonale Mesoderm** wird ebenfalls von Zellen gebildet, die sich aus dem Zytotrophoblasten abgliedern (siehe Abb. 2.1B). Es füllt den Raum zwischen Amnionhöhle, Dottersack und Trophoblast vollständig aus. Im extraembryonalen Mesoderm entstehen Räume (siehe Abb. 2.1C), die bald zusammenfließen und eine große Höhle bilden, das extraembryonale Zölom (siehe Abb. 2.2A). Diese Höhle unterteilt das extraembryonale Mesoderm in eine somatische und eine viszerale Lage und wird als Chorionhöhle bezeichnet, sobald der Chorionsack gebildet wird (siehe Abb. 2.2C).

Der primäre Dottersack verkleinert sich und wird dann als **sekundärer Dottersack** bezeichnet (siehe Abb. 2.2B). Der Dottersack enthält keinen Dotter, ist aber am Transfer von Nährstoffen und Sauerstoff aus dem mütterlichen Blut zum Embryo beteiligt. Diese Stoffe diffundieren durch das **Chorion**, gelangen in das extraembryonale Zölom und entlang der Wand des Dottersackes in die Keimscheibe (Anlage des Embryos).

Am Ende der zweiten Woche sind die Keimscheibe und das mit ihr assoziierte Amnion sowie der Dottersack über ein schlankes Band extraembryonalen Mesoderms am Chorionsack angeheftet, das als **Haftstiel** bezeichnet wird (siehe Abb. 2.2B). Der Haftstiel ist die Anlage der Nabelschnur.

Die Implantation der Blastozyste ist das herausragende Ereignis der zweiten Woche der Entwicklung und kann folgendermaßen zusammengefaßt werden:

1. Der Synzytiotrophoblast arrodiert das endometriale Epithel, das Stroma, die Blutgefäße und Drüsen;
2. Lakunen (Räume) entwickeln sich im Synzytiotrophoblasten und verbinden sich bald unter Bildung des **lakunären Netzwerkes**;
3. Mütterliches Blut sickert in das lakunäre Netzwerk hinein und aus ihm hinaus und etabliert so einen primitiven uteroplazentaren Kreislauf;
4. der Defekt im Epithel der Uterusschleimhaut, durch den die Blastozyste eingedrungen ist, verschwindet am Ende der zweiten Woche durch die Regeneration des endometrialen Epithels.

Die Implantation der Blastozyste findet normalerweise im Corpus uteri statt, gewöhnlich in seiner vorderen oder hinteren Wand. In seltenen Fällen können aber auch extrauterine oder **ektope Implantationen** stattfinden. Die häufigsten Orte ektoper Schwangerschaften finden sich im Eileiter, aber in seltenen Fällen können auch Implantationen im Ovar, in der Peritonealhöhle oder der Cervix uteri auftreten.

3

Die dritte Woche der menschlichen Entwicklung

Die dritte Woche der menschlichen Entwicklung

Die dritte Woche ist der Anfang einer sechswöchigen Periode, in der sich die während der zweiten Woche gebildete Keimscheibe schnell zum Embryo weiterentwickelt. Die dritte Woche der Embryonalentwicklung fällt in die Woche, die der ersten ausgebliebenen Menstruation folgt.

Gastrulation

Im wachsenden Embryo erfolgen grundlegende Veränderungen durch die Umbildung der zweiblättrigen in die **dreiblättrige (trilaminäre) Keimscheibe** (Abb. 3.1). Der Vorgang der Keimblattbildung, der als Gastrulation bezeichnet wird, ist der Anfang der **Embryogenese** (Bildung des Embryos).

Die Gastrulation beginnt am Ende der ersten Woche mit dem Auftreten des **Entoderms**, sie setzt sich in der zweiten Woche mit der Bildung des **Ektoderms** fort, und wird während der dritten Woche mit der Bildung des intraembryonalen **Mesoderms** durch den Primitivstreifen abgeschlossen (siehe Abb. 3.1). Ektoderm, Mesoderm und Entoderm sind die **drei primären Keimblätter**. Während der weiteren Embryonalentwicklung entstehen aus diesen Schichten die Gewebe und Organe des Embryos.

Der Primitivstreifen

Am Beginn der dritten Woche erscheint dorsokaudal in der Medianebene der Keimscheibe ein dickes lineares Band von Ektoderm, der Primitivstreifen (siehe Abb. 3.1A). Der Primitivstreifen geht aus einer Ansammlung von Zellen des Ektoderms hervor, die proliferieren und in Richtung auf das Zentrum der Keimscheibe wandern. Während sich der Primitivstreifen durch weitere Zellvermehrung an seinem kaudalen Ende verlängert, proliferieren Zellen an seinem kranialen Ende und bilden einen erhabenen **Primitivknoten** (siehe Abb. 3.1B und 3.2A).

Durch Proliferation und Wanderung von Zellen aus dem Primitivstreifen entsteht Mesenchym, ein lockeres embryonales Bindegewebe. Aus dem Primitivstreifen schwärmen Zellen nach lateral, kranial und kaudal aus. Einige dieser mesenchymalen Zellen aggregieren und bilden eine Schicht zwischen dem Ektoderm und dem Entoderm, das **intraembryonale Mesoderm** (siehe Abb. 3.1B und 3.2A). Einige mesenchymale Zellen wandern in das Entoderm hinein und verlagern die Mehrheit seiner Zellen nach lateral. Diese neugebildete Schicht wird als **embryonales Entoderm** bezeichnet. Die Schicht von Ektodermzellen, die auf der Oberfläche der Keimscheibe verbleibt, heißt **embryonales Ektoderm**.

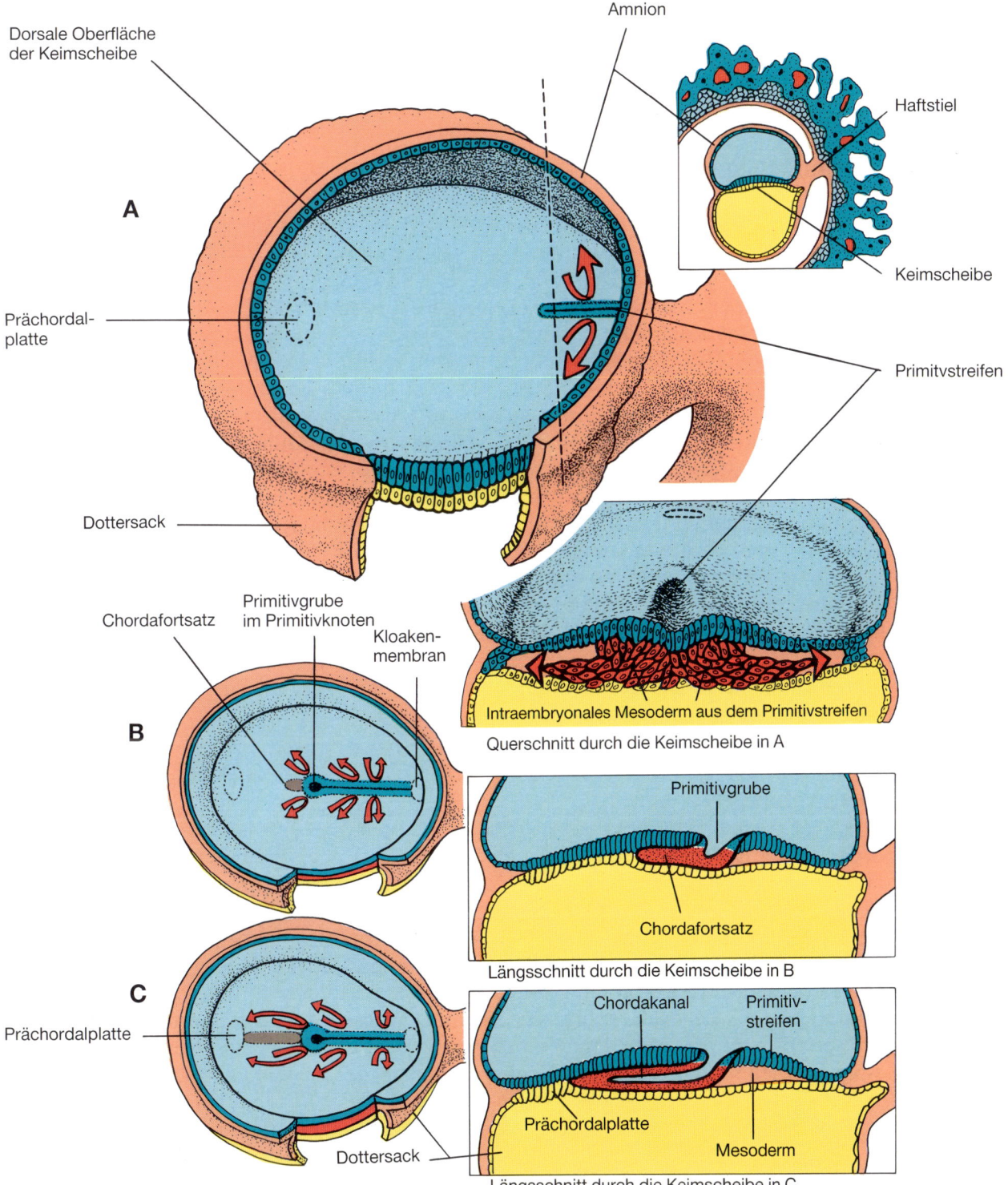

Abb. 3.1 Schematische Darstellung der Keimscheibe und der extraembryonalen Eihäute während der 3. Woche. **A**. Die Amnionhöhle ist geöffnet dargestellt, um den Primitivstreifen darzustellen, der als Verdickung des Ektoderms in der Mittellinie liegt. Ein Teil des Dottersackes ist ebenfalls weggenommen, um die bilaminäre Keimscheibe aus Ektoderm und Entoderm zu zeigen. Der Querschnitt (untere rechte Ecke von **A**) illustriert die Proliferation und Wanderung mesenchymaler Zellen aus dem Primitivstreifen, die das embryonale Mesoderm bilden werden. **B**. und **C**. Diese Zeichnungen illustrieren die frühe Bildung des Chordafortsatzes aus dem Primitivknoten des Primitivstreifens. In den Längsschnitten auf der rechten Seite ist erkennbar, daß der Chordafortsatz in der Medianebene zwischen dem embryonalen Ektoderm (blau) und Entoderm (gelb) nach kranial wächst.

Das embryonale Ektoderm bildet die Epidermis, das Nervensystem, die sensorischen Epithelien von Auge, Ohr und Nase und den Schmelz der Zähne. Das embryonale Entoderm bildet die Auskleidung des Verdauungs- und Respirationstrakts. Das embryonale Mesoderm wird zu Muskelgewebe, Bindegewebe, Knochen und Blutgefäßen.

Der Chordafortsatz

Aus dem Primitivknoten des Primitivstreifens wandern mesenchymale Zellen in der Medianebene nach kranial unter das embryonale Ektoderm. Diese Zellen bilden eine in der Mittellinie gelegene Zellsäule, die als Chordafortsatz bezeichnet wird (siehe Abb. 3.1B). Er wächst zwischen embryonalem Ektoderm und Entoderm nach kranial, bis er die **Prächordalplatte** erreicht (siehe Abb. 3.1C), die die künftige Lage des Mundes markiert. Der Chordafortsatz kann nicht weiter wachsen, weil die Prächordalplatte, die aus Entoderm besteht, fest mit dem darüber liegenden Ektoderm verbunden ist. Diese beiden hier miteinander verwachsenen Schichten bilden die Oropharyngealmembran (Rachenmembran, Membrana buccopharyngea, siehe Abb. 3.2B).

Kaudal des Primitivstreifens befindet sich eine kreisförmige Region, die als Kloakenmembran bezeichnet wird (siehe Abb. 3.1B). Hier bleibt die Keimscheibe ebenfalls zweiblättrig, weil embryonales Ektoderm und Entoderm fest miteinander verbunden sind. Die Kloakenmembran markiert die spätere Lokalisation des Anus.

Der Primitivstreifen setzt die Bildung von Mesoderm bis zum Ende der vierten Woche fort. Danach verliert er relativ an Größe und wird zu einer unbedeutenden Struktur in der sakrokokzygealen Region des Embryos. Normalerweise degeneriert er und verschwindet, aber aus Resten können Tumoren entstehen, die als sakrokokzygeale Teratome bezeichnet werden.

Die Chorda dorsalis

Die Chorda dorsalis ist ein zellulärer Strang, der sich durch Transformation des Chordafortsatzes bildet (Abb. 3.2). Die Chorda dorsalis markiert die Primitivachse des Embryos und verleiht ihm eine gewisse Festigkeit. Während der späteren Entwicklung bildet sich um die Chorda dorsalis die Wirbelsäule. Am Ende der dritten Woche ist die Chorda dorsalis fast vollständig gebildet und erstreckt sich von der Oropharyngealmembran bis zum Primitivknoten (Abb. 3.3).

Die Chorda dorsalis degeneriert und verschwindet während der Fetalperiode in den Bereichen, in denen sie in die Wirbelkörper eingebaut wird. Zwischen den Wirbeln bleibt sie erhalten und bildet den Nucleus pulposus der Zwischenwirbelscheiben.

Die dritte Woche der menschlichen Entwicklung 19

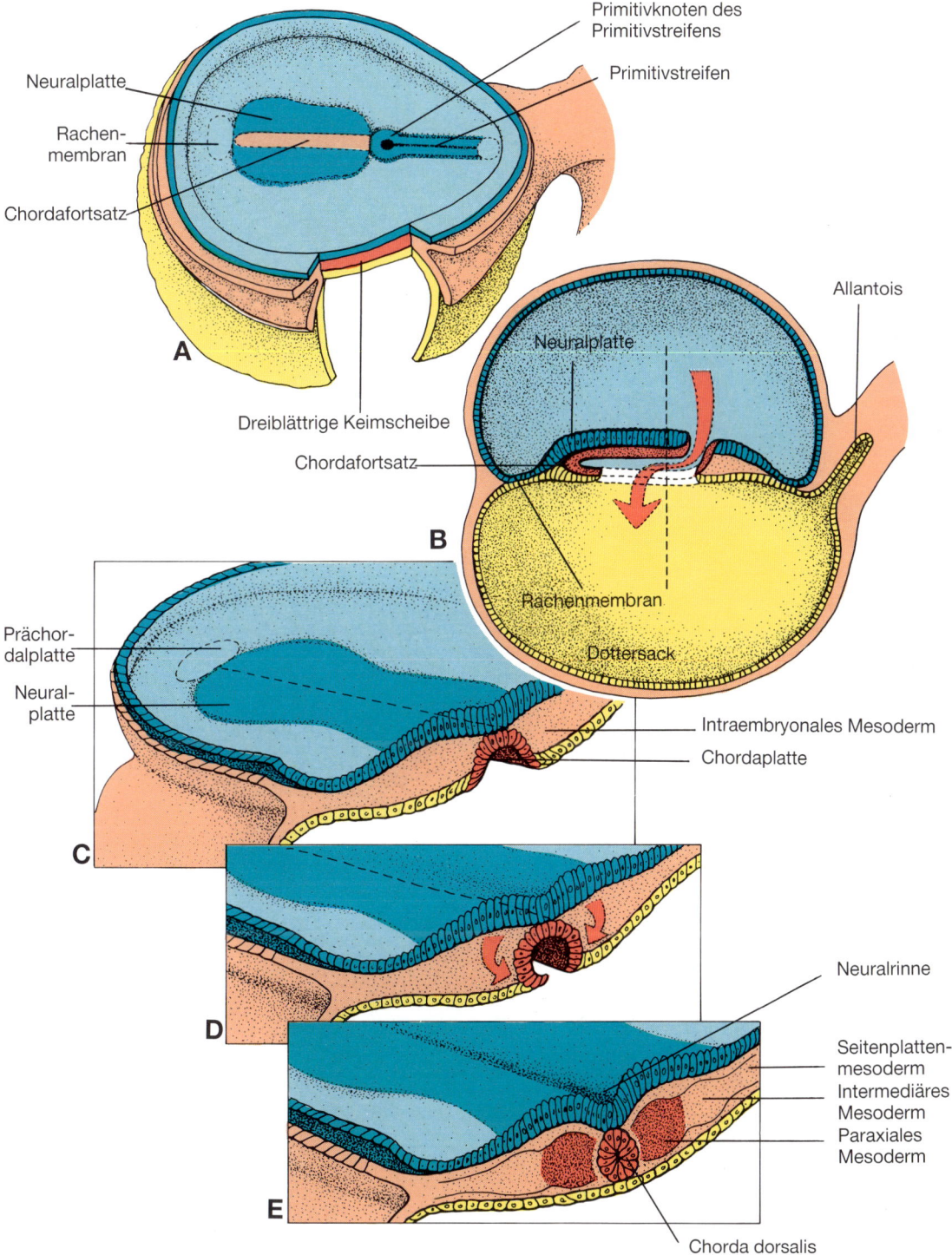

Abb. 3.2 Schematische Darstellung der Keimscheibe und ihrer Eihäute um die Mitte der 3. Woche. **A**. Der Chordafortsatz und das assoziierte Mesenchym haben das darüber liegende Ektoderm induziert, die Neuralplatte zu bilden. **B**. Längsschnitt der Keimscheibe, der zeigt, daß die ventrale Wand des Chordafortsatzes degeneriert ist. **C**. Schematischer Querschnitt der Keimscheibe in der in **B** eingezeichneten Ebene, zur Darstellung der Chordaplatte. **D**. Die Pfeile deuten die Entfaltung der Chordaplatte an, die die Chorda dorsalis bilden wird. **D**. Die Chorda dorsalis ist jetzt gebildet, das Entoderm hat sich vervollständigt und das embryonale Mesoderm hat sich in drei Bereiche differenziert.

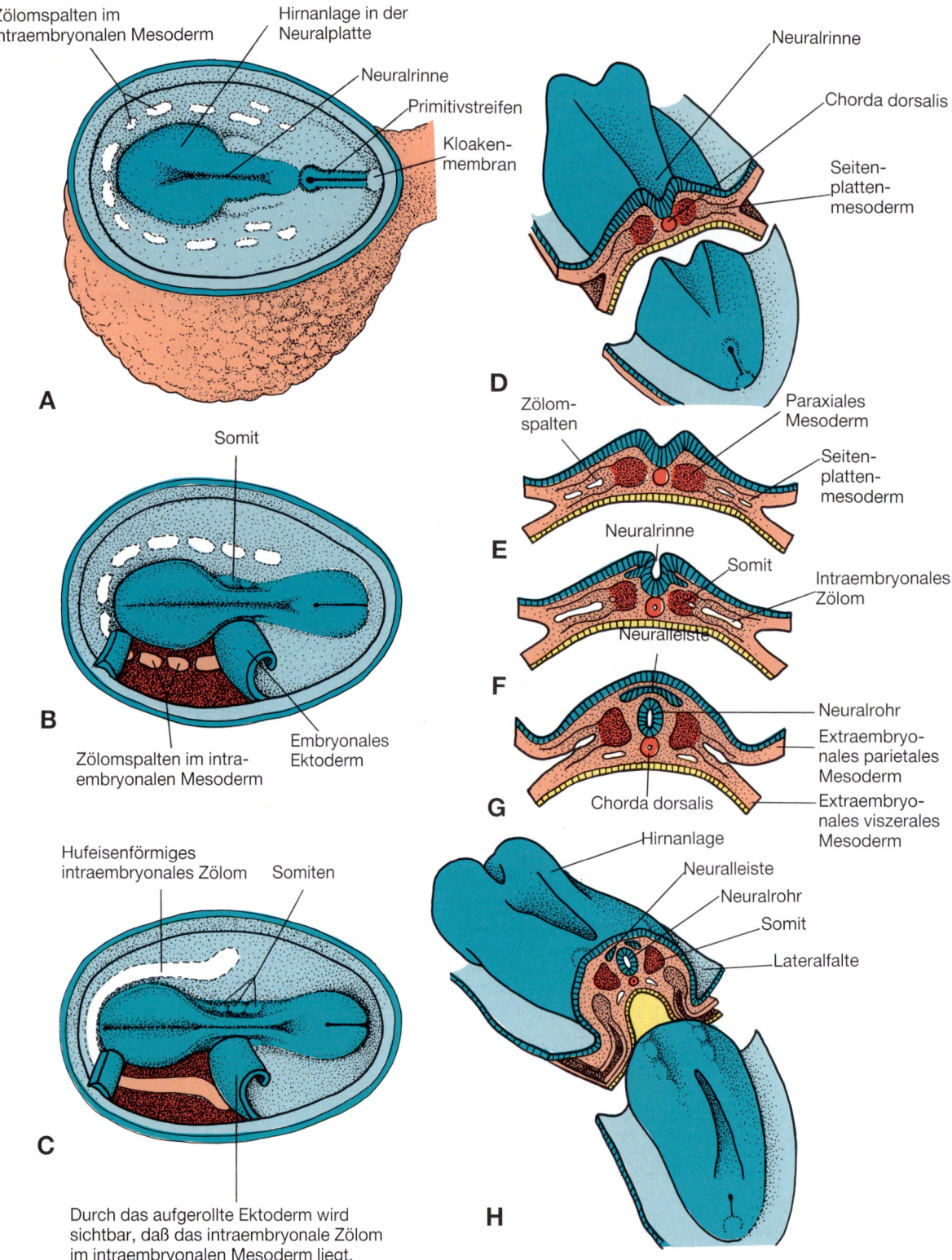

Abb. 3.3 Schematische Darstellung des menschlichen Embryos während der 3. und 4. Woche. Linke Seite: Dorsalansichten des wachsenden Embryos zeigen die frühe Bildung des Gehirns, des intraembryonalen Zöloms und der Somiten. Rechte Seite: Schematische Querschnittte, die die Bildung der Neuralleiste, des Neuralrohres, des intraembryonalen Zöloms und der Somiten darstellen.

Neurulation

Der Vorgang der Bildung von Neuralplatte, Neuralfalten und Neuralrohr wird als Neurulation bezeichnet (siehe Abb. 3.2 und 3.3).

Die Neuralplatte

Während die Chorda dorsalis entsteht, verdickt sich das embryonale Ektoderm über der Chorda dorsalis und dem benachbarten Mesenchym und bildet so die Neuralplatte (siehe Abb. 3.2A und B). Das oberflächliche embryonale Ektoderm wird von der Chorda dorsalis und dem benachbarten Mesoderm zur Bildung der Neuralplatte induziert. Diese stellt die Anlage des Zentralnervensystems (Gehirn und Rückenmark) dar.

Die Neuralplatte erscheint zunächst in der Nähe des Primitivknotens. Mit Verlängerung des Chordafortsatzes und Bildung der Chorda dorsalis vergrößert sich die Neuralplatte und senkt sich entlang ihrer zentralen Achse ab. Dadurch bildet sie die Neuralrinne, die auf beiden Seiten von Neuralfalten begrenzt wird (siehe Abb. 3.2 und 3.3).

Das Neuralrohr

Am Ende der dritten Woche haben sich die Neuralfalten in der Medianebene angenähert und sind dann miteinander verschmolzen. Dadurch wird die Neuralplatte zum Neuralrohr umgebildet (siehe Abb. 3.3F und G). Die Bildung des Neuralrohres beginnt nahe der Mitte des Embryos und schreitet von dort in Richtung auf das kraniale und das kaudale Ende fort.

Die Neuralleiste

Während die Neuralfalten miteinander verschmelzen und das Neuralrohr bilden, wandern einige neuroektodermale Zellen, die auf dem Grat der Falte liegen, auf jeder Seite des Neuralrohres nach ventrolateral (siehe Abb. 3.3G). Anfänglich bilden diese Zellen eine unregelmäßige langgestreckte Masse, die als Neuralleiste bezeichnet wird und zwischen dem Neuralrohr und dem darüberliegenden Oberflächenektoderm liegt. Die Neuralleiste teilt sich bald in rechte und linke Anteile, die zum dorsolateralen Randbereich des Neuralrohres wandern (siehe Abb. 3.3H).

Die **Neuralleistenzellen** wandern über weite Bereiche innerhalb des Embryos und bilden die Spinalganglien (Hinterwurzelganglien) und die Ganglien des autonomen Nervensystems. Sie beteiligen sich außerdem an der Bildung der Ganglien einiger Hirnnerven und bilden die Hüllen der peripheren Nerven. Aus den Neuralleistenzellen entstehen die Meningen des Gehirns und des Rückenmarkes, die Pigmentzellen, das Nebennierenmark und einige Muskeln und Skeletteile im Kopfbereich.

Die Entwicklung der Somiten

Während die Chorda dorsalis und das Neuralrohr gebildet werden, entstehen im benachbarten Mesoderm longitudinal ausgerichtete Säulen von Gewebe, die als paraxiales Mesoderm bezeichnet werden (siehe Abb. 3.2E und 3.3E). Diese Säulen teilen sich in paarig angelegte würfelförmige Körper, die Somiten (siehe Abb. 3.3B und C). Am Ende der dritten Woche entsteht das erste Somitenpaar unmittelbar kaudal des kranialen Endes der Chorda dorsalis. Die folgenden Paare bilden sich in einer kraniokaudalen Reihenfolge. Während der Somitenperiode der Entwicklung (Tag 20–30) werden die Somiten als ein Kriterium herangezogen, um das Embryonalalter zu bestimmen.

Die Somiten bilden deutlich abgesetzte Erhebungen der Oberfläche des Embryos und sind auf Transversalschnitten ungefähr dreieckig (siehe Abb. 3.3H). Mesenchymale Zellen, die aus den Somiten entstehen, bilden den größten Teil des Axialskelettes (Wirbelsäule, Rippen, Sternum und Schädel) und die mit ihm assoziierte Muskulatur, außerdem die Dermis in der benachbarten Haut.

Entwicklung des intraembryonalen Zöloms

Das intraembryonale Zölom (die primitive embryonale Körperhöhle) erscheint zunächst als eine Ansammlung schmaler Zölomräume oder Höhlen im Bereich des lateralen Mesoderms (siehe Abb. 3.3B und F) sowie im Bereich des Mesoderms, das die Herzanlage bilden wird (kardiogenes Mesoderm). Diese Zölomräume fließen bald zusammen und bilden eine hufeisenförmige Höhle, die als intraembryonales Zölom bezeichnet wird (siehe Abb. 3.3C).

Das intraembryonale Zölom teilt das laterale Mesoderm in zwei Schichten, eine somatische oder parietale Schicht, die sich in den Teil des extraembryonalen Mesoderms fortsetzt, der das Amnion bedeckt, und eine splanchnische oder viszerale Schicht, die sich in den Teil des extraembryonalen Mesoderms fortsetzt, der den Dottersack bedeckt (siehe Abb. 3.3G). Während des zweiten Monats wird das intraembryonale Zölom in drei Körperhöhlen unterteilt: 1. die Perikardhöhle um das Herz, 2. die Pleurahöhlen um die Lungen, und 3. die Peritonealhöhle um die Bauch- und Beckenorgane.

Das primitive Herzkreislaufsystem

Die Bildung von Blutgefäßen, die Angiogenese, beginnt am Anfang der dritten Woche im extraembryonalen Mesoderm des Dottersackes, des Haftstiels und des Chorions. Innerhalb des Embryos beginnen sich Blutgefäße ungefähr zwei Tage später zu bilden (Abb. 3.4A).

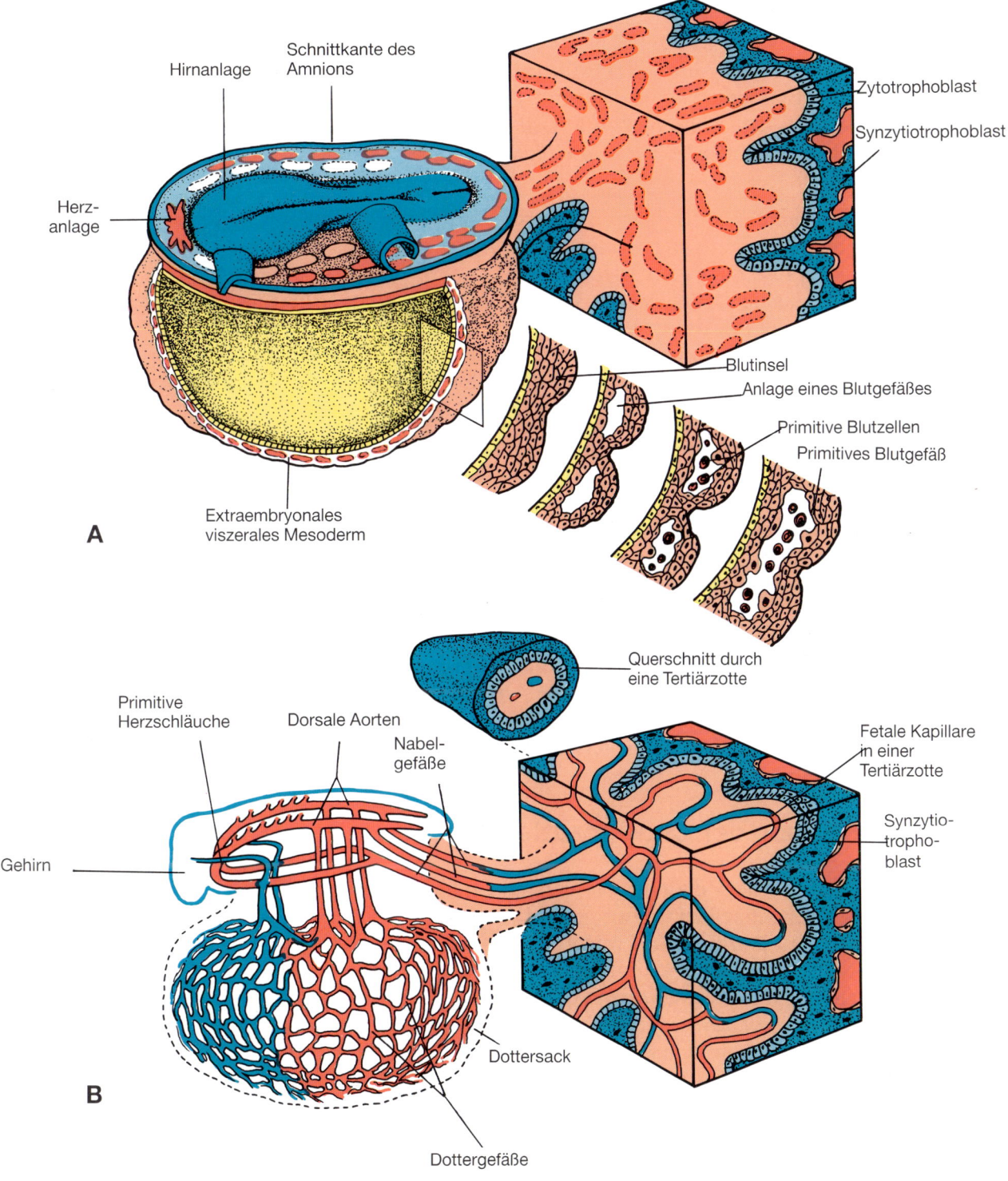

Abb. 3.4 Schematische Darstellung des Embryos und seiner extraembryonalen Eihäute gegen Ende der 3. Woche. Die Bildung der Blutzellen und Blutgefäße ist besonders hervorgehoben. **A**. Dorsalansicht des Embryos nach Entfernung des Amnions. Die weißen Räume sind die Anlagen des intraembryonalen Zöloms, während die roten Räume die Anlagen der embryonalen Blutgefäße darstellen. Ein Teil des Dottersackes ist ebenfalls entfernt worden, um die Bildung der Blutgefäße im Mesoderm seiner Wand darzustellen und die sich daraus entwickelnden primitiven Blutzellen und Blutgefäße zu zeigen. **B**. Schematische Darstellung des primitiven Herzkreislaufsystems am Ende der 3. Woche mit seiner Beziehung zur Plazenta und zum Dottersack.

Die frühe Bildung des kardiovaskulären Systems hängt wahrscheinlich damit zusammen, daß der menschliche Embryo nicht über eine nennenswerte Menge Dotter verfügt. Am Ende der zweiten Woche erfolgt die embryonale Ernährung aus dem mütterlichen Blut über Diffusion durch den Trophoblasten (siehe Abb. 2.2B). Die Nährstoffe gelangen dann über das extraembryonale Zölom und den Dottersack zum Embryo. Wenn sich der Embryo in der dritten Woche sehr viel schneller zu entwickeln beginnt, entsteht ein dringender Bedarf an Blutgefäßen, um Nährstoffe und Sauerstoff aus dem mütterlichen Kreislauf zum Embryo zu bringen.

Die Bildung der Blutgefäße kann folgendermaßen zusammengefaßt werden (siehe Abb. 3.4A):

1. Mesenchymale Zellen, die Angioblasten, aggregieren und bilden isolierte Anhäufungen und Stränge, die Blutinseln;
2. in diesen Inseln entstehen Hohlräume;
3. mesenchymale Zellen lagern sich um diese Höhlungen herum und bilden das Endothel der primitiven Blutgefäße,
4. die primitiven endothelialen Gefäße verschmelzen und bilden Netzwerke;
5. Blutgefäße verlängern sich in benachbarte Regionen und verschmelzen mit anderen Gefäßen.

Primitives Plasma und **Blutzellen** entstehen während der dritten Woche aus den Endothelzellen der Blutgefäße in der Wand des Dottersacks und der Allantois. Die Bildung von Blut im Embryo beginnt nicht vor der fünften Woche.

Das **primitive Herz** ist eine schlauchförmige Struktur, das wie ein großes Blutgefäß von mesenchymalen Zellen in der kardiogenen Region gebildet wird (siehe Seite 128). Die paarig angelegten endokardialen Herzschläuche entstehen vor dem Ende der dritten Woche und beginnen dann durch Verschmelzung die primitive Herzanlage zu bilden. Am Ende der dritten Woche sind die Herzschläuche mit Blutgefäßen im Embryo, im Haftstiel, im Chorion und im Dottersack verbunden und bilden so ein primitives Herzkreislaufsystem (siehe Abb. 3.4B). Die Blutzirkulation beginnt am Ende der dritten Woche, wenn der Herzschlauch zu schlagen beginnt.

Das Herzkreislaufsystem ist das erste Organsystem, das funktionell aktiv wird.

Entwicklung der Chorionzotten

Die primären Chorionzotten, die sich am Ende der zweiten Woche gebildet haben, beginnen sich schnell zu verzweigen. In der dritten Woche wächst Mesenchym in die primären Chorionzotten und bildet einen Kern von lockerem Bindegewebe. In diesem Stadium werden die Zotten als sekundäre Chorionzotten bezeichnet. Bald beginnen einige der mesenchymalen Zellen im Kern der Zotten sich zu Blutkapillaren zu differenzieren (siehe Abb. 3.4A), die schnell arterio-kapillär-venöse Netzwerke bilden. Sobald sich Blutgefäße in den Zotten gebildet haben, werden diese als tertiäre Chorionzotten bezeichnet (siehe Abb. 3.4B).

Die Gefäße in den Chorionzotten gewinnen bald über Blutgefäße, die sich im Mesenchym des Chorion und des Verbindungsstiels differenzieren, Anschluß an das embryonale Herz. Am Ende der dritten Woche beginnt embryonales Blut durch die Kapillaren der Chorionzotten zu zirkulieren.

Sauerstoff und Nährstoffe im mütterlichen Blut der intervillösen Räume diffundieren durch die Wand der Zotten und gelangen so in die fetalen Kapillaren.

Kohlendioxid und ausscheidungspflichtige Stoffwechselprodukte diffundieren aus dem Blut in den fetalen Kapillaren durch die Wände der Zotten in das mütterliche Blut in den intervillösen Räumen.

Während die tertiären Chorionzotten entstehen, proliferieren einige ihrer Zytotrophoblastzellen und durchdringen den Synzytiotrophoblasten. Sie verbinden sich miteinander und bilden so eine äußere Zytotrophoblastschale um den Chorionsack (siehe Abb. Abb. 3.4A und Seite 46).

Diese Schale heftet den Chorionsack an das Endometrium (Auskleidung des Uterus). Zotten, die sich über die Zytotrophoblastschale an das mütterliche Gewebe anheften, werden als Stammzotten oder Haftzotten bezeichnet. Am Ende der dritten Woche hat sich die primitive Plazenta gebildet, an der die gesamte Oberfläche des Chorionsacks und des benachbarten Endometriums beteiligt ist.

4

Die vierte bis achte Woche der menschlichen Entwicklung

Die vierte bis achte Woche der menschlichen Entwicklung

Die vierte bis achte Woche der menschlichen Entwicklung umfaßt eine sehr wichtige Periode der Embryonalentwicklung, weil die Anlagen aller wichtigen äußeren und inneren Strukturen in diesen fünf Wochen gebildet werden. Am Ende der achten Woche haben alle Hauptorgansysteme ihre Entwicklung begonnen, aber die Funktion der meisten Organe ist noch minimal.

Während der vierten Woche entsteht durch Faltung des Embryos in der medianen und horizontalen Ebene aus der flachen dreiblättrigen Keimscheibe ein C-förmiger zylindrischer Embryo (Abb. 4.1). Die Bildung von Kopf, Schwanz und seitlichen Falten ist eine kontinuierliche Reihenfolge von Vorgängen, die zu einer Einschnürung zwischen Embryo und Dottersack führen.

Während dieser Abfaltung wird der dorsale Teil des Dottersackes als primitiver Darm in den Embryo miteinbezogen (siehe Abb. Abb. 4.1E–G).

Wenn sich die Kopfregion des Embryos nach ventral abfaltet, wird ein Teil des Dottersackes in die sich entwickelnde Kopfregion als **Vorderdarm** miteinbezogen (siehe Abb. 4.1E–G). Als Ergebnis der Faltung der Kopfregion werden die oropharyngeale Membran und das Herz nach ventral verlagert. Dadurch wird das sich entwickelnde Gehirn der kranialste Teil des Embryos.

Wenn sich die Schwanzregion des Embryos nach ventral abfaltet, wird ein Teil des Dottersackes in die sich entwickelnde kaudale Region als **Hinterdarm** einbezogen. Der Endabschnitt des Hinterdarms erweitert sich bald und bildet die **Kloake** (siehe Abb. 4.1G). Durch die Abfaltung der Schwanzregion werden die Kloakalmembran, die Allantois und der Haftstiel nach ventral verlagert (siehe Abb. 4.1E–G).

Die vierte bis achte Woche der menschlichen Entwicklung

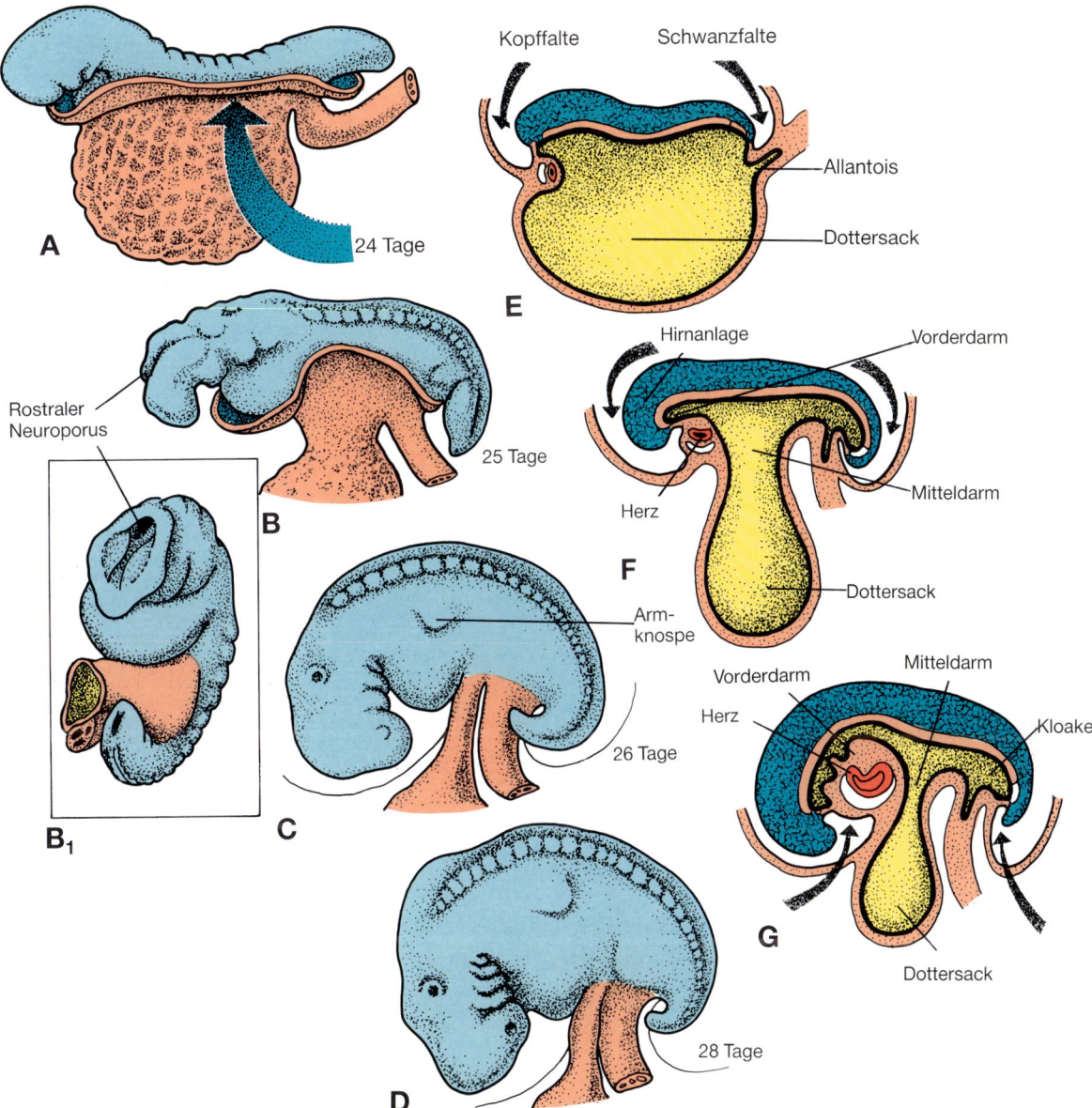

Abb. 4.1 Schematische Darstellungen von Embryonen während der 4. Entwicklungswoche, die die Faltung der Kopf- und Schwanzregion zeigen. B₁ zeigt den offenen rostralen Neuroporus, der noch am 25. Tag vorhanden ist. In Längsschnitten (**E** bis **G**) wird deutlich, wie der dorsale Teil des Dottersackes in den Embryo inkorporiert wird und dadurch den primitiven Darm bildet (Vorderdarm, Mitteldarm und Enddarm).

Die Abfaltung des Embryos in der Horizontalebene führt zur Einbeziehung eines Teils des Dottersacks in den Embryo als **Mitteldarm** (siehe Abb. 4.1G und 4.2F). Der Dottersack bleibt am Mitteldarm über einen engen **Dottergang** (Ductus omphaloentericus) angeheftet (siehe Abb. 4.2G). Die Abfaltung in der Horizontalebene bewirkt außerdem die Bildung der seitlichen und ventralen Körperwand (siehe Abb. 4.2D).

Während der vierten bis achten Woche differenzieren sich die **drei Keimblätter**, die während der dritten Woche aus der inneren Zellmasse entstanden sind, in die verschiedenen Gewebe und Organe. Die äußere Erscheinung des Embryos ist vor allem geprägt durch die Bildung von Gehirn, Herz, Leber, Somiten, Extremitäten, Ohren, Nase und Augen. Mit der Entwicklung dieser Strukturen verändert sich das Erscheinungsbild des Embryos, und diese Charakteristika führen bald zum unverkennbar menschlichen Aussehen des Embryos (siehe Abb. 4.3)

Weil die Hauptorgane und Systeme während der vierten bis achten Woche gebildet werden, ist dieser Entwicklungszeitraum die kritischste Periode der embryonalen Entwicklung. Störungen der Entwicklung in diesem Zeitraum können zu schweren angeborenen Fehlbildungen des Embryos Anlaß geben.

Die wichtigsten Entwicklungsschritte der vierten bis achten Woche

Die folgende Beschreibung faßt die Hauptentwicklungsvorgänge und die Veränderungen der äußeren Form zusammen, die während dieser 5wöchigen Periode stattfinden.

Die vierte Woche

Am Beginn der vierten Woche ist der Embryo fast gerade, und die **Somiten** bilden auffällige Erhebungen der Oberfläche (siehe Abb. 4.2E). Zu diesem Zeitpunkt wird das **Neuralrohr** in der Mitte des Embryos gebildet, es ist allerdings noch am rostralen und kaudalen **Neuroporus** weit offen. Die paarigen ersten und zweiten **Kiemenbögen** werden sichtbar, und die Ohrplakoden (Anlagen des inneren Ohrs) sind erkennbar (siehe Abb. 4.2F und G).

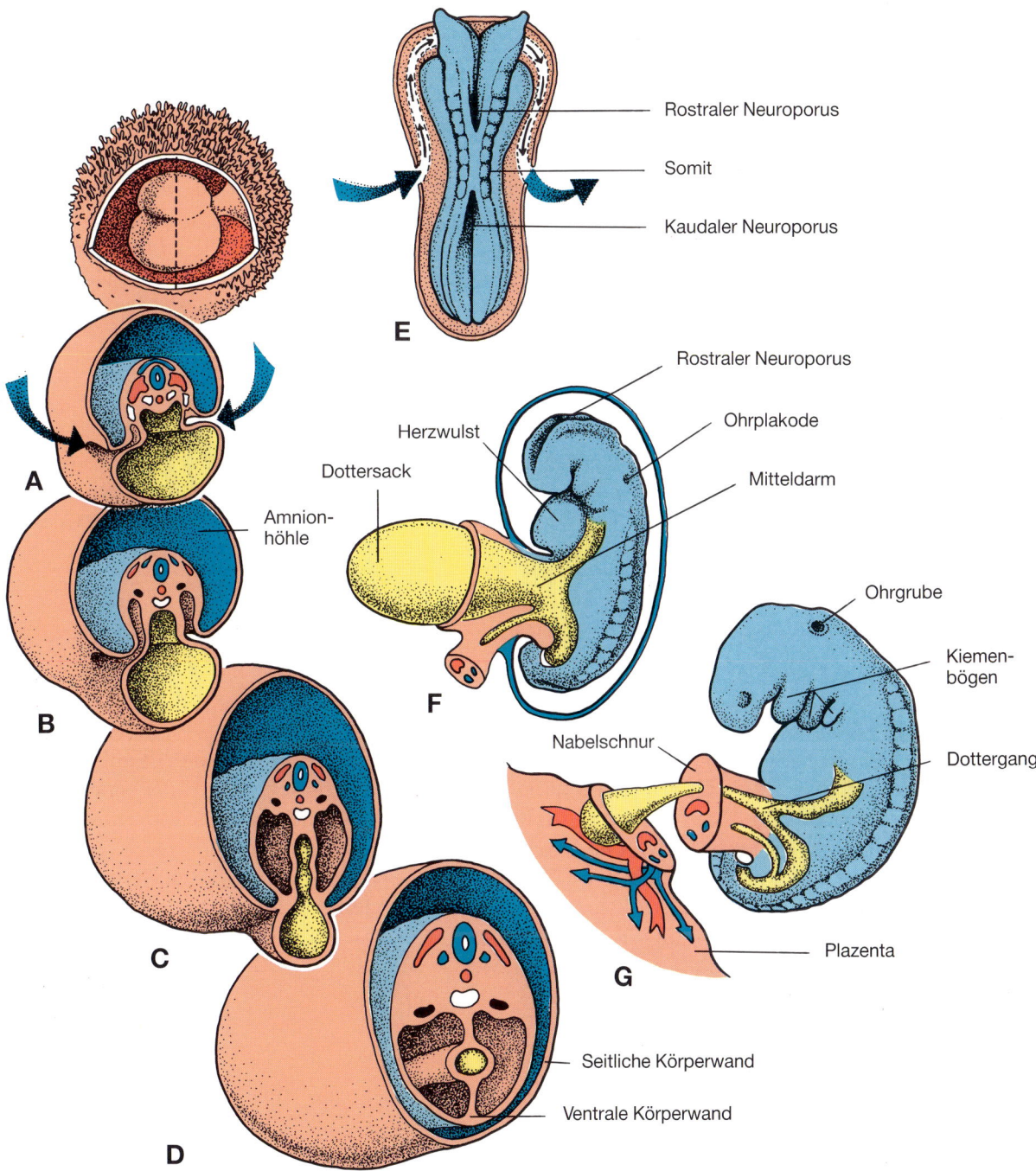

Abb. 4.2 Schematische Darstellung von Embryonen während der 4. Entwicklungswoche. **A** bis **D**. Dreidimensionale Querschnitte in der Ebene, die in der Zeichnung oben links dargestellt ist. Der dorsale Teil des Dottersackes wird in dieser Region des Embryos als Mitteldarm inkorporiert. **E**. An diesem Embryo (ungefähr 22. Tag) sieht man die Neuroporen und die Kommunikation zwischen dem extra- und intraembryonalen Zölom (Pfeile). F. Der rostrale Neuroporus dieses Embryos ist noch geöffnet (25. Tag), und der Dottersack wird in den Embryo inkorporiert. **G**. Der rostrale Neuroporus dieses Embryos ist verschlossen (27. Tag), und der Dottersack ist sehr viel kleiner.

In der Mitte der vierten Woche ist der Embryo zylindrisch und durch die Abfaltung in der medianen und horizontalen Ebene gebogen (siehe Abb. 4.1C und 4.2F). Der rostrale Neuroporus verschließt sich zu diesem Zeitpunkt, und die **Armknospen** erscheinen als kleine Schwellungen an der lateralen Körperwand (siehe Abb. 4.1C). Drei Paare von Kiemenbögen sind ebenfalls sichtbar (siehe Abb. 4.2G), und das Herz bildet eine deutliche Vorwölbung auf der ventralen Oberfläche des Embryos. Die Eindellung der Ohrplakoden hat zur Bildung der **Ohrgruben** geführt.

Am Ende der vierten Woche hat sich der kaudale Neuroporus ebenfalls verschlossen, der Embryo sieht nun C-förmig aus (siehe Abb. 4.1D und 4.2G). Die oberen Extremitätenknospen haben ein flossenförmiges Aussehen, und die **unteren Extremitätenknospen** erscheinen als kleine Schwellungen auf der seitlichen Körperwand (Abb. 4.3). Vier Paare von Kiemenbögen und die Linsenplakoden (Anlagen der Augenlinsen) sind entstanden. Ein ausgezogener Schwanz ist als deutliches Merkmal des Embryos am Ende der vierten Woche vorhanden (siehe Abb. 4.3).

Die fünfte Woche

Während dieser Woche wird besonders das Wachstum des Kopfes durch die schnelle Entwicklung des Gehirns deutlich. Während des ersten Teils der fünften Woche werden die oberen Extremitäten paddelförmig (siehe Abb. 4.3). Der **Sinus cervicalis** wird nun sichtbar. Diese Einsenkung resultiert aus dem Wachstum des zweiten Kiemenbogens über den dritten und vierten Kiemenbogen.

Die sechste Woche

Besonders die oberen Extremitäten zeigen nun eine erhebliche regionale Entwicklung (siehe Abb. 4.3). Die Ellenbogen- und Handgelenksregion sind erkennbar, und die paddelförmigen Handplatten haben nun Leisten gebildet, die als **Fingerstrahlen** bezeichnet werden und die zukünftigen Finger und Daumen bereits andeuten.

Am Ende der sechsten Woche sind die **Fußplatten** erschienen, und die Fußgelenksregion ist erkennbar. Die Anlagen des äußeren Gehörganges und der **äußeren Ohren** sind vorhanden. Diese Strukturen werden durch kleine Schwellungen angedeutet, die als Ohrhöckerchen um die erste Kiemenfurche zwischen dem ersten und zweiten Kiemenbogen entstehen (siehe Abb. 4.3).

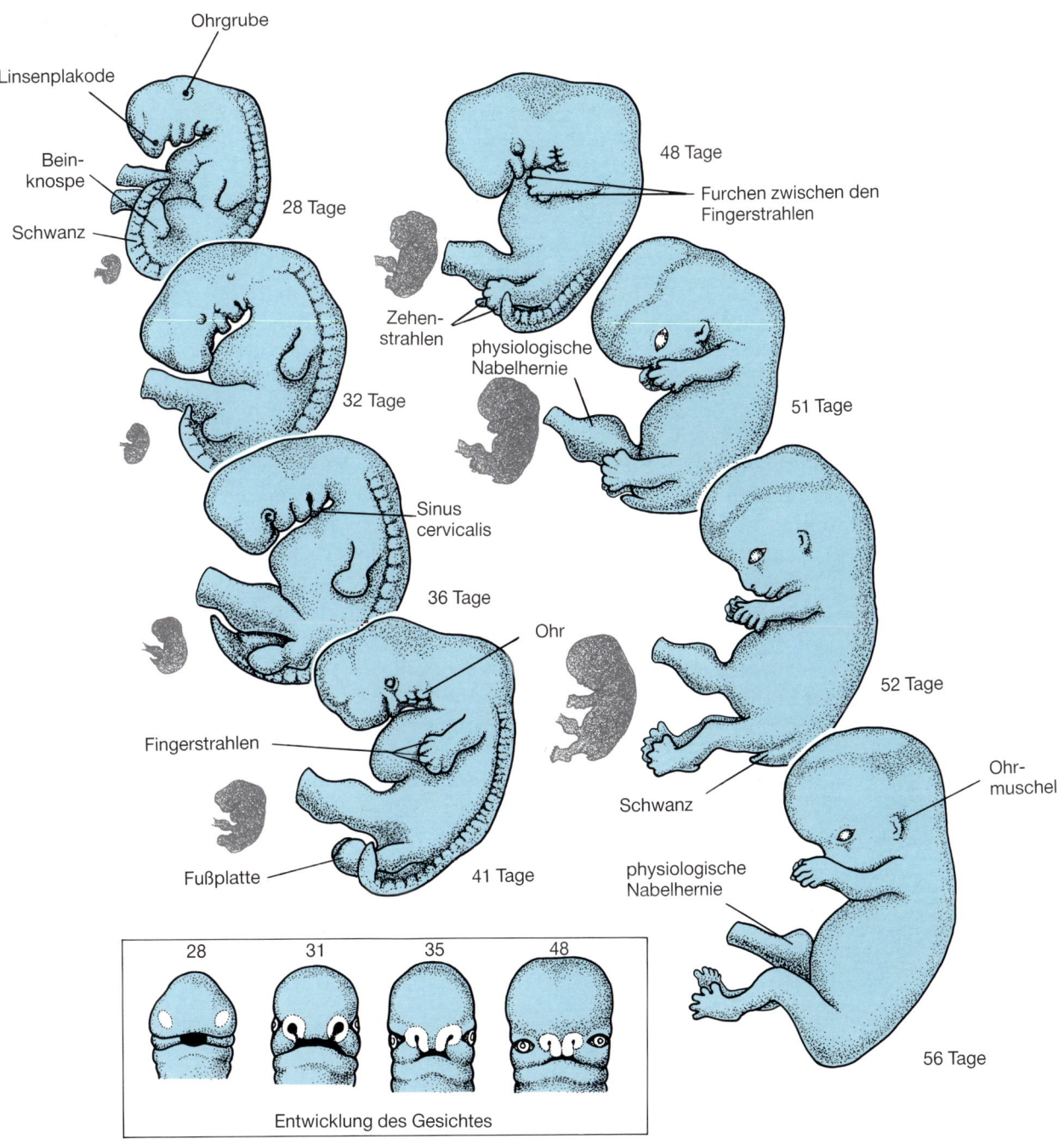

Abb. 4.3 Schematische Darstellung von Embryonen während der Embryonalperiode. Die kleinen Zeichnungen (grau) zeigen ihre tatsächliche Größe. Die Entwicklung des Gesichtes ist ebenfalls dargestellt (unten links). Am Ende der 8. Woche (56 Tage) hat der Embryo unverwechselbare menschliche Züge. Die Finger und Zehen sind getrennt, und der Schwanz ist verschwunden.

Die siebte Woche

Zwischen den Fingerstrahlen der Handplatten entstehen Furchen, die die zukünftigen Finger eindeutig abgrenzen (siehe Abb. 4.3). Zehenstrahlen erscheinen in den Fußanlagen. Die **physiologische Nabelhernie** ist sehr auffällig. Die unverhältnismäßige Größe des Kopfes ist augenscheinlich.

Am Ende der siebten Woche sind die oberen Extremitäten im Bereich der Ellenbogen gebogen und die Finger und Daumen sind deutlich erkennbar, nach wie vor aber miteinander verbunden. Zu diesem Zeitpunkt sind Furchen zwischen den Zehenstrahlen der Füße entstanden.

Die achte Woche

Am Beginn der achten Woche sind die Finger der Hand kurz und nach wie vor miteinander verbunden (siehe Abb. Abb. 4.3). Deutliche Furchen sind zwischen den Zehenstrahlen der Füße sichtbar. Ein kurzer Schwanz ist während des ersten Teils der achten Woche nach wie vor vorhanden, aber er verschwindet einige Tage später. Am Ende der achten Woche sind die verschiedenen Regionen der Extremitäten sichtbar, und die Finger und Zehen sind nun voneinander getrennt.

Am Ende der achten Woche hat der Embryo unverkennbar menschliche Merkmale (siehe Abb. 4.3). Das Abdomen ist nach wie vor vorgewölbt, weil die Eingeweide in den proximalen Teil der Nabelschnur ausgelagert sind (physiologische Nabelhernie). Die Augen sind während des größten Teils der achten Woche geöffnet. Gegen Ende dieser Woche nähern sich die Augenlider einander und können miteinander verschmelzen. Die äußeren Ohren beginnen ihre endgültige Gestalt anzunehmen, aber sie sind nach wie vor sehr niedrig am Kopf angesetzt. Obwohl die äußeren Genitalien ihre Differenzierung begonnen haben, sind Geschlechtsunterschiede noch nicht deutlich.

Die neunte bis achtunddreißigste Woche der menschlichen Entwicklung

Die neunte bis achtunddreißigste Woche der menschlichen Entwicklung

Der Zeitraum vom Beginn der neunten Woche bis zum Ende des intrauterinen Lebens wird als **Fetalperiode** bezeichnet. Der Übergang vom Embryo zum Feten ist weder abrupt noch spektakulär, aber die Veränderung der Bezeichnung wird gewählt, um hervorzuheben, daß der Embryo unverkennbar menschliche Merkmale angenommen hat.

Die Entwicklung in der Fetalperiode besteht vorwiegend aus dem Wachstum des Körpers sowie Wachstum und Differenzierung der Gewebe und Organe, die während der Embryonalperiode angelegt wurden. Die auffälligste Veränderung, die in der Fetalperiode erfolgt, ist die relative Abnahme des Wachstums des Kopfes im Vergleich zum restlichen Körper (Abb. 5.1 und 5.2).

Die wichtigsten Entwicklungsschritte der Fetalperiode

Obwohl es kein einheitliches System zur Einteilung der Fetalperiode in verschiedene Stadien gibt, ist es hilfreich, die wichtigsten Veränderungen in vier- oder fünfwöchigen Abschnitten zu betrachten.

9. bis 12. Woche

Am Beginn der 9. Woche nimmt der Kopf fast die Hälfte der gesamten Scheitelsteißlänge des Feten ein (siehe Abb. Abb. 5.1). In der Folge beschleunigt sich das Wachstum der Körperlänge sehr schnell, so daß sich am Ende der 12. Woche die Scheitelsteißlänge mehr als verdoppelt hat.

Im Skelett erscheinen am Ende dieser Periode **primäre Ossifikationszentren**, besonders im Schädel und in den langen Röhrenknochen (siehe Abb. 5.1).

In der 9. Woche ist das Gesicht breit, die Augen stehen weit auseinander, die Ohren sitzen sehr niedrig an dem großen Kopf, und die Augenlider sind miteinander verschmolzen (physiologisches Symblepharon, siehe Abb. 5.1). Die Beine sind kurz, die Oberschenkel dabei relativ lang. Am Ende der 12. Woche haben die oberen Extremitäten fast ihre endgültige relative Länge erreicht, während die unteren Extremitäten in ihrer Entwicklung weniger weit fortgeschritten und im Vergleich zu ihrer endgültigen relativen Länge noch zu kurz sind. Der Fetus beginnt sich während der 9. bis 12. Woche zu bewegen, aber diese Bewegungen werden von der Mutter noch nicht wahrgenommen.

Die äußeren Genitalien männlicher und weiblicher Feten sind während der 9. Woche relativ ähnlich; ihre reife fetale Gestalt wird am Ende der 12. Woche erreicht. In der 9. Woche sind noch Darmschlingen sichtbar (physiologischer Nabelbruch), sie haben sich aber am Beginn der 11. Woche in das Abdomen zurückgezogen.

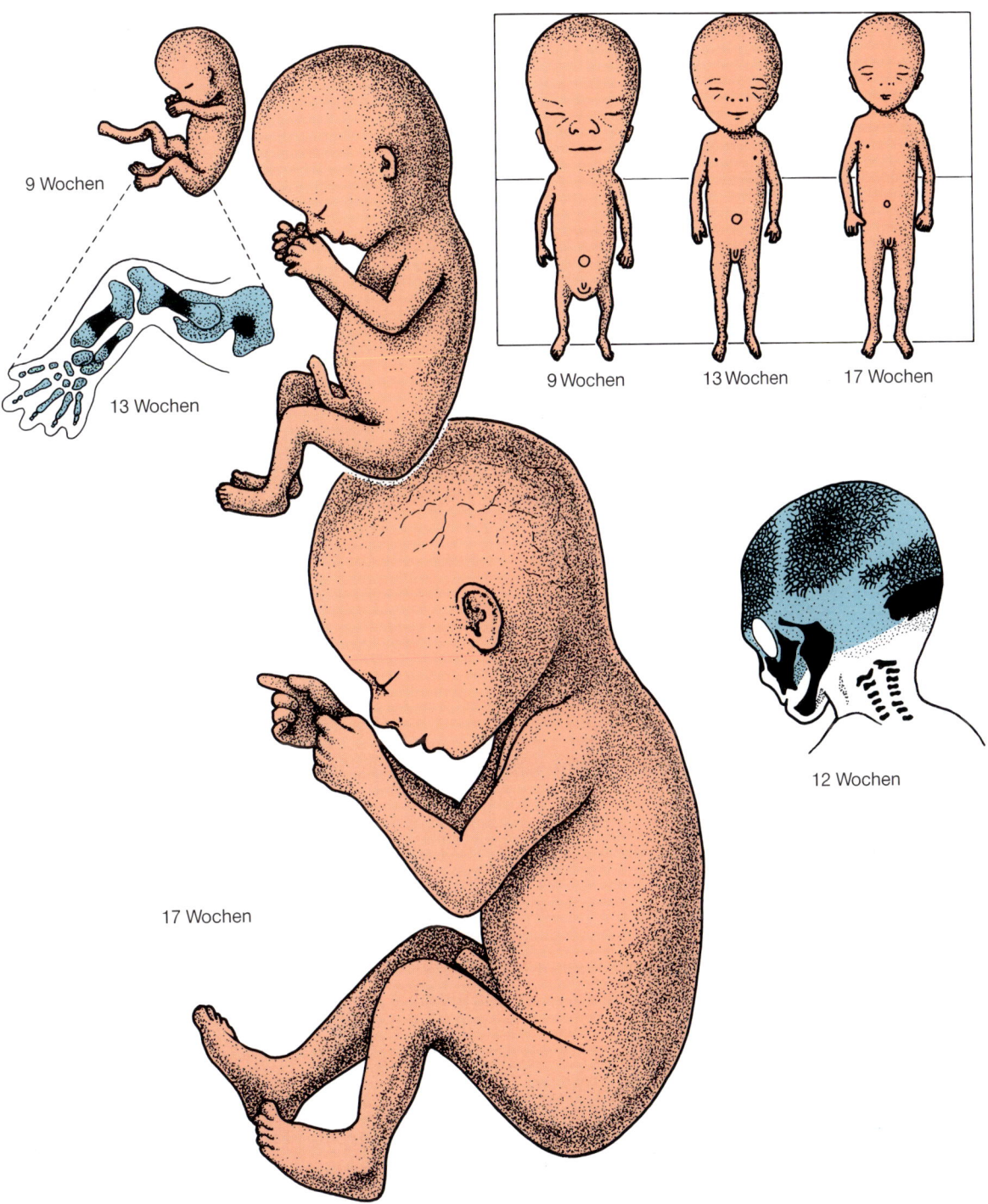

Abb. 5.1 Schematische Darstellung von Feten 9, 13 und 17 Wochen nach der Befruchtung. Die sich ausbreitenden Gebiete der desmalen Ossifikation (schwarz) in den platten Schädelknochen sind während der 12. Woche gezeigt. Die membranösen Anteile sind blau dargestellt, die sich entwickelnden Knochen des Gesichts und der Okzipitalregion schwarz. Obwohl die erste Anlage der Mandibula knorpelig ist, entwickelt sich der hier dargestellte Knochen durch desmale Ossifikation des Mesenchyms, das den Meckelschen Knorpel des ersten Kiemenbogens umgibt (siehe Kapitel 9). Oben rechts sind die sich verändernden Proportionen des Körpers während der Fetalperiode dargestellt.

In der 9. Woche ist die Leber die Hauptstätte der **Erythropoese** (Bildung roter Blutzellen). Gegen Ende der 12. Woche nimmt diese Aktivität in der Leber ab und beginnt in der Milz.

Die Bildung von Urin beginnt zwischen der 9. und 12. Woche. Er wird in die Amnionflüssigkeit ausgeschieden. Der Fetus verschluckt und reabsorbiert einen Teil dieser Flüssigkeit. Die Stoffwechselendprodukte in der geschluckten Flüssigkeit werden über die Plazenta in die mütterliche Zirkulation abgegeben.

13. bis 16. Woche

Während dieser Periode verläuft das Wachstum des Körpers sehr schnell (siehe Abb. 5.1 und 5.2). In der 16. Woche ist der Kopf im Vergleich zum 12 Wochen alten Fetus relativ klein, die unteren Gliedmaßen sind nun gut entwickelt und haben sich beträchtlich verlängert.

Die **Verknöcherung des Skeletts** läuft sehr schnell ab, am Ende dieser Periode kann man viele Teile des Skeletts deutlich auf Röntgenbildern des mütterlichen Abdomens sehen.

Am Ende der 16. Woche haben sich die Ovarien entwickelt, und zahlreiche Primordialfollikel mit darin enthaltenen Oogonien (primitive Oozyten oder Eizellen) sind sichtbar. Am Ende dieses Abschnittes gleicht das Erscheinungsbild des Feten noch mehr dem späteren menschlichen Aussehen: seine Augen sind nun nach vorne gerichtet und zeigen nicht mehr nach anterolateral, und auch die Ohrmuscheln des äußeren Ohres haben nun fast ihre definitive Position an der Seite des Kopfes erreicht.

17. bis. 20. Woche

Obwohl sich das Wachstum des Feten während dieser Periode verlangsamt, setzt sich das schnelle Wachstum der Gliedmaßen fort, bis sie ihre endgültigen Proportionen erreicht haben (siehe Abb. 5.1 und 5.2). Starke kindliche Bewegungen werden in der Regel von der Mutter am Anfang dieses Zeitraums wahrgenommen.

Am Ende dieser Periode ist die Haut von einer käseartigen Schicht überzogen, der **Vernix caseosa**. Sie besteht aus einer Mischung der fetthaltigen Sekrete aus den fetalen Talgdrüsen und abgeschilferten Hautzellen. Die Vernix caseosa schützt die Haut des Feten vor Rissen, Abschürfungen und Verhärtungen, wie sie durch den Kontakt mit der kontaminierten Amnionflüssigkeit entstehen könnten.

Die Körper zwanzig Wochen alter Feten sind gewöhnlich vollständig mit feinem weichen Lanugohaar (Flaumhaar) bedeckt, das möglicherweise dazu beiträgt, die Vernix caseosa auf der Haut zu binden.

Augenbrauen und **Kopfhaar** sind ebenfalls in der 20. Woche sichtbar (siehe Abb. 5.2). Braunes Fett bildet sich während der 17. bis 20. Woche. Dieses besondere Fett ist auf die Wärmeproduktion, besonders beim Neugeborenen, spezialisiert.

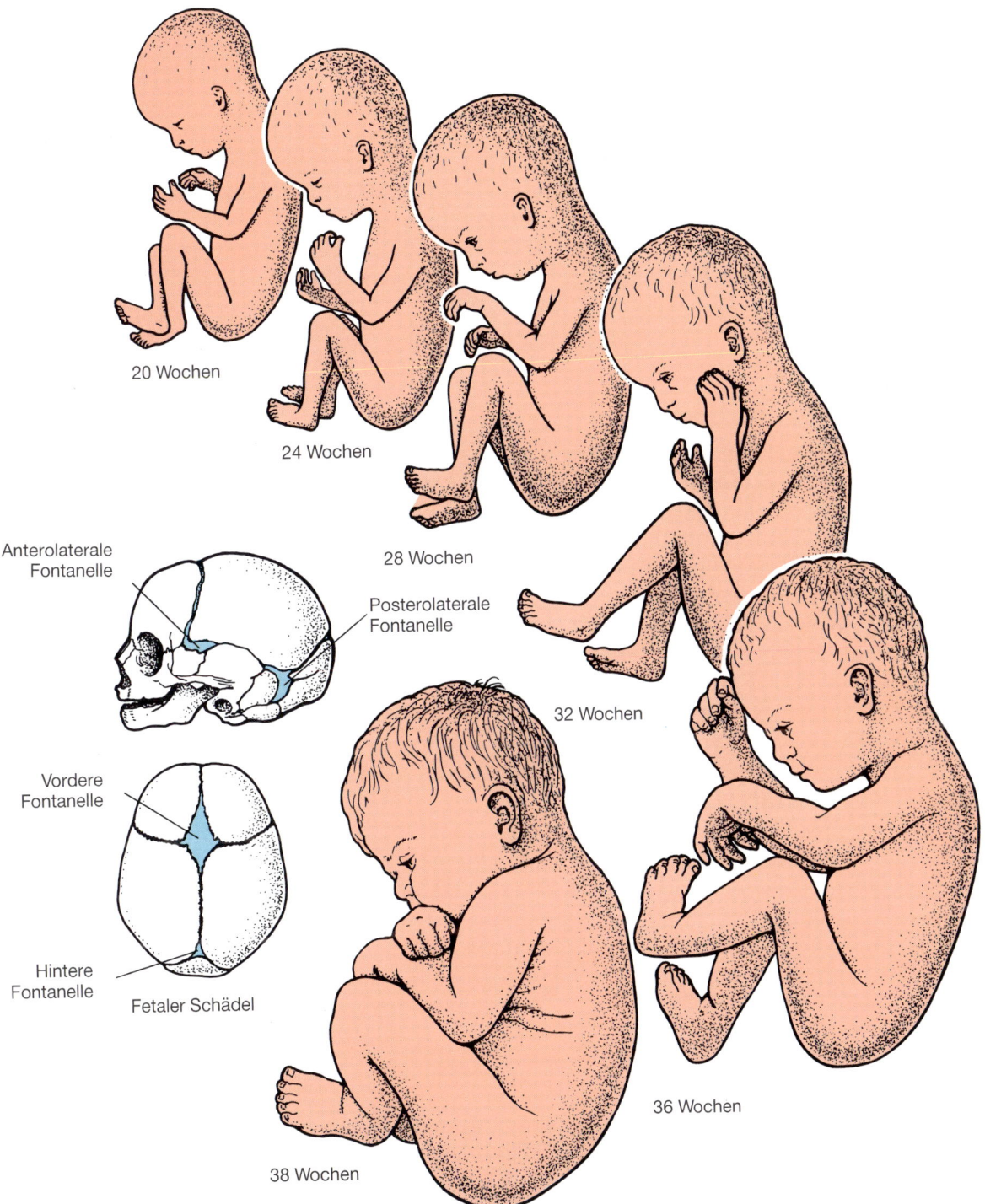

Abb. 5.2 Zeichnungen von Feten der entsprechend ausgewiesenen Altersstufen. In der 20. Woche sind erste Haare vorhanden, in der 28. Woche sind die Augen geöffnet. Feten, die nach der 32. Woche geboren werden, haben eine gute Überlebenschance. Die flachen Knochen des fetalen Schädels sind durch Suturen (blau) voneinander getrennt. In Bereichen, in denen mehr als zwei Knochen aufeinander treffen, werden die ausgeweiteten Suturen als Fontanellen bezeichnet.

21. bis 25. Woche

Während dieser Periode findet eine erhebliche Gewichtszunahme statt (siehe Abb. 5.1 und 5.2). Obwohl immer noch etwas mager, gewinnt der Körper des Feten nun bessere Proportionen. Die Haut ist gewöhnlich sehr faltig und rosa bis rot, weil das Blut in den Kapillaren durch die sehr dünne Haut sichtbar ist. Die Fingernägel sind am Ende dieser Periode gut entwickelt, und die Zehennägel haben mit ihrer Entwicklung begonnen.

In der 24. Woche beginnen die sekretorischen epithelialen Zellen (Typ II-Pneumozyten) in den Interalveolarsepten der Lunge mit der Sekretion des **Surfactant**. Diese Substanz erleichtert die Ausdehnung der heranreifenden Lungenalveolen. Ein vorzeitig geborener, 22 bis 25 Wochen alter Fetus kann daher überleben, wenn er intensiv versorgt wird, in der Regel stirbt er jedoch, weil seine Lungen nach wie vor zu unreif sind.

26. bis 29. Woche

Zahlreiche Feten, die in dieser Periode vorzeitig geboren werden, überleben, wenn man sie intensivmedizinisch behandelt, weil ihre Lungen zur Luftatmung fähig sind. Die primitiven Alveolen und die Lungengefäße haben sich soweit entwickelt, daß ein ausreichender Gasaustausch möglich ist. Auch das Zentralnervensystem ist ausreichend herangereift, um die rhythmischen Atembewegungen zu steuern und die Körpertemperatur zu kontrollieren.

Am Beginn dieses Abschnittes öffnen sich die Augen (siehe Abb. 5.2). Unter der Haut bilden sich erhebliche Fettdepots, mit der Folge, daß der Fetus nicht mehr so faltig erscheint. Die Erythropoese in der Milz endet in der 28. Woche und beginnt nun im Knochenmark. Die Zehennägel sind am Ende dieser Periode gut entwickelt.

30. bis 34. Woche

In der 30. Woche können Pupillenreflexe ausgelöst werden. Am Ende dieses Zeitraumes ist die Haut rosa und glatt, und die oberen und unteren Extremitäten haben ein rundliches Aussehen.

32 Wochen alte und ältere Feten überleben gewöhnlich, wenn sie vorzeitig geboren werden (siehe Abb. 5.2).

35. bis 38. Woche

35 Wochen alte Feten haben einen kräftigen Griff und zeigen eine spontane Hinwendung zum Licht. In dieser **Endphase der Fetalentwicklung** sind die meisten Feten von rundlicher Gestalt (siehe Abb. 5.2). In der 36. Woche sind der Umfang des Kopfes und des Abdomens ungefähr gleich. Am Ende dieser Periode kann der Umfang des Abdomens sogar größer als der des Kopfes sein.

Die Geburt findet gewöhnlich 266 Tage oder 38 Wochen nach der Befruchtung statt. In der geburtshilflichen Praxis wird das Geburtsdatum auf 280 Tage oder 40 Wochen nach der letzten Menstruation berechnet.

Faktoren, die das Wachstum des Feten beeinflussen

Länge und Gewicht des Feten variieren erheblich. Die meisten Faktoren, die das fetale Wachstum beeinflussen, sind genetisch determiniert, aber auch Umweltfaktoren können eine wichtige Rolle spielen. Es ist bekannt, daß die folgenden mütterlichen Faktoren eine **Verzögerung des intrauterinen Wachstums** hervorrufen können:

1. schwere Unterernährung;
2. Alkohol- und Drogenabusus;
3. starkes Rauchen;
4. Plazentainsuffizienz, die zu einer Beeinträchtigung der Durchblutung und der Sauerstoffversorgung des Feten führt.

Pränatale Untersuchung des Feten

Es gibt eine Reihe spezieller Techniken, mit denen man den Entwicklungsstatus des Feten untersuchen kann:

1. **Amniozentese.** Entnahme von Amnionflüssigkeit aus der Amnionhöhle. Die Amnionflüssigkeit kann auf das Vorkommen von Alpha-Fetoprotein und Acetylcholinesterase untersucht werden, die in hoher Konzentration in der Amnionflüssigkeit vorkommen, wenn der Fetus schwere Schäden des Neuralrohres wie z. B. eine Spina bifida cystica oder eine Meroanenzephalie (Fehlen des größten Teils des Gehirns) aufweist. Die Zellkerne von Zellen, die aus der Amnionflüssigkeit gewonnen und in vitro kultiviert werden, können auch auf **chromosomale Anomalien** untersucht werden (z. B. Trisomie 21, welche das Down-Syndrom hervorruft).

2. **Chorionzottenanalyse.** Es ist möglich, Chorionzotten aus der kindlichen Plazenta für eine Chromosomenanalyse zu gewinnen. Diese Technik kann bereits während der 7. oder 8. Woche nach der Befruchtung durchgeführt werden, mehrere Wochen, bevor eine Amniozentese möglich ist.

3. Mit Hilfe der **Ultraschalluntersuchungen (Sonographie)** kann man den Feten und seine Plazenta darstellen und so Wachstum und Entwicklung des Feten überwachen, besonders bei Risikoschwangerschaften. Schwere kongenitale Fehlbildungen wie z. B. Hydrozephalus und Meroanenzephalus kann man ebenfalls mit Hilfe des Ultraschalls erkennen.

Die Mehrzahl dieser Techniken zur Ermittlung des pränatalen Status des Feten werden in der Regel bei Risikoschwangerschaften eingesetzt, die einen oder mehrere der folgenden Faktoren aufweisen: hohes mütterliches Alter, Neuralrohrdefekte in der Familienanamnese oder die vorhergehende Geburt eines Kindes mit einer schweren chromosomalen Anomalie (z. B. Trisomie 13, die zu schweren Fehlbildungen und Tod des Feten führt).

Altersbestimmung

Eine exakte Altersbestimmung des Feten ist in vielen Fällen nicht möglich, da der Konzeptionstermin nicht genau bekannt ist. In der heutigen geburtshilflichen Vorsorge kann man jedoch mit Hilfe von **Ultraschalluntersuchungen** über das Vermessen verschiedener Körperteile des Feten das Alter relativ gut abschätzen. Dabei werden vorwiegend die frontookzipitalen und biparietalen Schädeldurchmesser sowie der Thoraxdurchmesser und die Länge des Femurs zur Altersbestimmung herangezogen. Bei geborenen oder abortierten Feten können Altersbestimmungen über die Messung der **Scheitel-Steißlänge** (SSL) durchgeführt werden, welche das verläßlichste Maß des fetalen Alters darstellt. Ein anderer Parameter ist die **Scheitel-Fersen-Länge** (SFL), die jedoch schwerer zu ermitteln ist, da das Bein ganz durchgestreckt sein muß. Auch die **Fußlänge** ist gut mit der Scheitel-Steißlänge korreliert. Das Gewicht der Feten ist nur in begrenztem Maße zur Altersbestimmung heranzuziehen, da es aufgrund der intrauterinen Vorgeschichte erheblich schwanken kann (Dystrophie, Diabetes mellitus der Mutter, andere Stoffwechselerkrankungen der Mutter).

Reifezeichen des Neugeborenen

Bei der Geburt wiegen normal entwickelte Kinder zwischen 3200 und 3400 g. Ein erheblicher Anteil der Neugeborenen liegt allerdings auch deutlich über oder unter diesem Gewicht. Die durchschnittliche Körperlänge liegt bei 50 cm, der Kopfumfang bei 34 cm. Die Kinder zeigen in diesem Entwicklungsstadium einen ausgeprägten Thorax sowie einen betonten Rumpf. Die Brüste sind leicht vorgewölbt, bei männlichen Kindern sind die Hoden im Skrotum oder im Leistenkanal tastbar. Die Fingernägel ragen über die Kuppen hinaus, die Zehennägel reichen bis zu den Kuppen.

6

Plazenta und Eihäute

Plazenta und Eihäute

Die **primitive Plazenta** bildet sich während der 2. Woche (siehe S. 10). Wenn die Wände der mütterlichen Arteriolen und Venolen vom schnell proliferierenden Synzytiotrophoblasten der Blastozyste arrodiert werden, sickert mütterliches Blut in das **lakunäre Netzwerk** des Synzytiotrophoblasten (siehe Abb. 2.2). Gegen Ende der 2. Woche wandern Stränge von Zytotrophoblastzellen in die fingerartigen Fortsätze des Synzytiotrophoblasten und bilden so die **primären Chorionzotten** (siehe Abb. 2.2C).

Während der 3. Woche wandert extraembryonales Mesoderm des **Chorion** in die zytotrophoblastischen Zentren der Primärzotten ein (siehe S. 24) und bildet dadurch die **sekundären Chorionzotten**. Am Ende der 3. Woche differenzieren sich einige mesenchymale Zellen im Kern einer jeden Zotte zu Blutgefäßen, dadurch entstehen die **tertiären Chorionzotten** (siehe Abb. 6.1A$_1$ und 6.2D). Diese Gefäße verbinden sich rasch und bilden ein arterio-kapillär-venöses Netzwerk (siehe Abb. 3.4B). Die Arterien und Venen in den Chorionzotten verbinden sich mit Blutgefäßen in Chorion, Haftstiel (der späteren Nabelschnur) und Embryo (siehe Abb. 6.1A$_1$).

Das Endometrium (Auskleidung des Uterus) der schwangeren Frau wird als **Dezidua** bezeichnet (lat. deciduus = abgefallen, weggeworfen), weil sie zusammen mit der Plazenta nach der Geburt abgestoßen wird. Man unterscheidet drei Regionen der Dezidua (siehe Abb. 6.1B): 1. **Decidua basalis**, die Region zwischen der Blastozyste und dem Myometrium; 2. **Decidua capsularis**, das Endometrium, das die implantierte Blastozyste bedeckt und von der Uterushöhle trennt; und 3. **Decidua parietalis**, das übrige Endometrium (siehe Abb. 6.1A).

Durch die Vergrößerung des Embryos und seiner umgebenden Häute wird die Decidua capsularis dünn ausgezogen. Dadurch atrophieren die Chorionzotten auf den assoziierten Teilen des Chorionsackes und verschwinden (siehe Abb. 6.1A–C). Dieser zottenfreie Teil des Chorionsacks wird als das **glatte Chorion** (Chorion laeve) bezeichnet. In der Zwischenzeit haben die Chorionzotten im Bereich der Decidua basalis schnell an Größe und komplexer Verzweigung zugenommen (siehe Abb. 6.1C). Dieser Teil des Chorionsacks wird als das buschige oder **Zottenchorion** (Chorion frondosum) bezeichnet.

Struktur der Plazenta

Die Plazenta ist ein **fetomaternales Organ**, weil es von fetalen und mütterlichen Geweben gebildet wird. Am Beginn der zwölften Woche sind zwei verschiedene Komponenten der Plazenta erkennbar: 1. ein **fetaler Anteil**, der vom buschigen oder Zottenchorion und 2. ein **mütterlicher Anteil**, der von der Decidua basalis gebildet wird (siehe Abb. 6.2C).

Plazenta und Eihäute 45

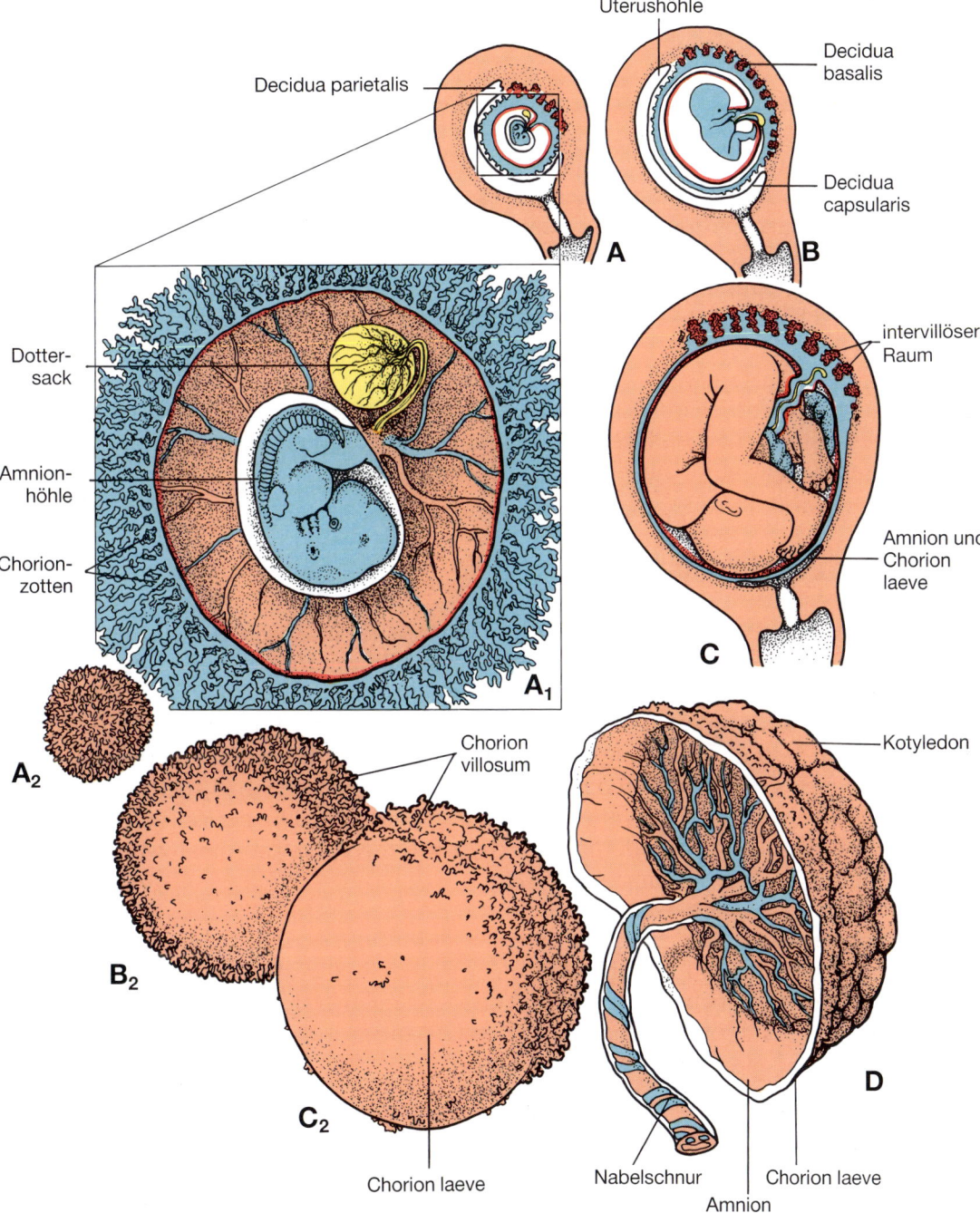

Abb. 6.1 Darstellung der Beziehung des Embryo bzw. Feten und seiner Eihäute zur Dezidua, wie die Uterusschleimhaut während der Schwangerschaft genannt wird. **A**. bis **C**. Schematische Darstellung von Sagittalschnitten durch den Uterus zwischen der 4. und 22. Woche, die die sich verändernden Beziehungen der Eihäute zur Dezidua darstellen. **A₂**. Bis zur 8. Woche bedecken Chorionzotten die gesamte Oberfläche des Chorionsacks. **B₂**. Nach der 8. Woche degenerieren die Chorionzotten auf dem Teil des Chorionsacks, der zur Decidua capsularis Beziehung hat. Dieser glatt aussehende Teil wird als glattes Chorion (Chorion laeve) bezeichnet (**C₂**). Der Teil des Chorions, der die Chorionzotten behält, wird als Chorion villosum bezeichnet und bildet den fetalen Teil der Plazenta. **D**. Eine geborene Plazenta. Das Amnion bedeckt die fetale Oberfläche der Plazenta und bildet den epithelialen Überzug der Nabelschnur. Durch die Kotyledonen (Gruppen von Hauptstämmen der Chorionzotten) erhält die mütterliche Oberfläche der Plazenta ein plastersteinartiges Aussehen.

Die beiden Teile der Plazenta werden von **Stammzotten** zusammengehalten, die häufig auch als **Anker-** oder **Haftzotten** bezeichnet werden (siehe Abb. 6.2C), weil sie in der Decidua basalis über die **Zytotrophoblastenschale** verankert sind (siehe Abb. 6.2D). Bei der Arrosion der Decidua basalis durch den Synzytiotrophoblasten werden große Bereiche des dezidualen Gewebes ausgehöhlt und bilden so unregelmäßige **intervillöse Räume** (siehe Abb. 6.2C). Bei dieser Arrosion der Decidua basalis bleiben Teile der Dezidua als solide Gewebsbrücken erhalten, die man als **Plazentasepten** bezeichnet. Diese Septen erstrecken sich in die intervillösen Räume und unterteilen die Plazenta in eine Anzahl von Kompartimenten. Jedes Kompartiment umfaßt ein **Kotyledon** (siehe Abb. 6.1D und 6.2B), das aus mehreren Stammzotten und ihren zahlreichen Zweigen besteht (siehe Abb. 6.2C).

Die **Plazentarmembran** (Plazentaschranke). Diese dünne fetale Membran trennt das fetale Blut in den Kapillaren der Chorionzotten vom mütterlichen Blut in den intervillösen Räumen (siehe Abb. 6.2B–D). Während der frühen Monate der Schwangerschaft besteht die Plazentarmembran aus vier Schichten: 1. Dem fetalen Kapillarendothel, 2. Bindegewebe, 3. Zytotrophoblast und 4. Synzytiotrophoblast. Während der späten Stadien der Schwangerschaft verschwindet der Zytotrophoblast, der Synzytiotrophoblast wird sehr dünn und das Bindegewebe wird stark reduziert. Als Folge wird die Plazentarmembran, die den fetalen und mütterlichen Blutstrom trennt, sehr dünn ausgezogen (ca. 1 Mikrometer).

Der Plazentakreislauf

Der mütterliche Plazentakreislauf. Sauerstoffreiches mütterliches Blut tritt aus den arrodierten Enden der **Spiralarterien** in die intervillösen Räume in der Decidua basalis ein (siehe Abb. 6.2B und C). Der Blutdruck ist groß genug, um das Blut in Richtung auf die **Chorionplatte** zu lenken und es über die Zweige der Chorionzotten herabfließen zu lassen. Das sauerstoffarme mütterliche Blut verläßt die intervillösen Räume durch Öffnungen in der Zytotrophoblastenschale und tritt in zahlreiche dünnwandige **endometriale Venen** ein (siehe Abb. 6.2C). Die periodischen Kontraktionen des Uterus drücken die intervillösen Räume zusammen und zwingen so das Blut in diese Zweige der uterinen Venen.

Der fetale Plazentakreislauf. Sauerstoffarmes fetales Blut verläßt den Feten durch zwei **Nabelarterien**, die durch die Nabelschnur ziehen (siehe Abb. 6.2B). An der fetalen Oberfläche der Plazenta verzweigen sich diese Gefäße in zahlreiche Äste, die in die Chorionzotten eintreten (siehe Abb. 6.2C). Sauerstoffreiches Blut fließt über die fetalen Venolen und Venen in den Chorionzotten zurück. Diese vereinigen sich und bilden die **Nabelvene** der Nabelschnur (siehe Abb. 6.2C).

Funktionen der Plazenta

Es gibt sechs Hauptfunktionen der Plazenta:

1. **Atmung.** Sauerstoff im mütterlichen Blut gelangt durch einfache Diffusion über die Plazentarmembran in das fetale Blut. Kohlendioxid nimmt den umgekehrten Weg. Die Plazenta arbeitet also als „die Lunge des Feten".
2. **Ernährung.** Wasser, anorganische Salze, Kohlenhydrate, Fette, Proteine und Vitamine gelangen aus dem mütterlichen Blut durch die Plazentarmembran in das fetale Blut.

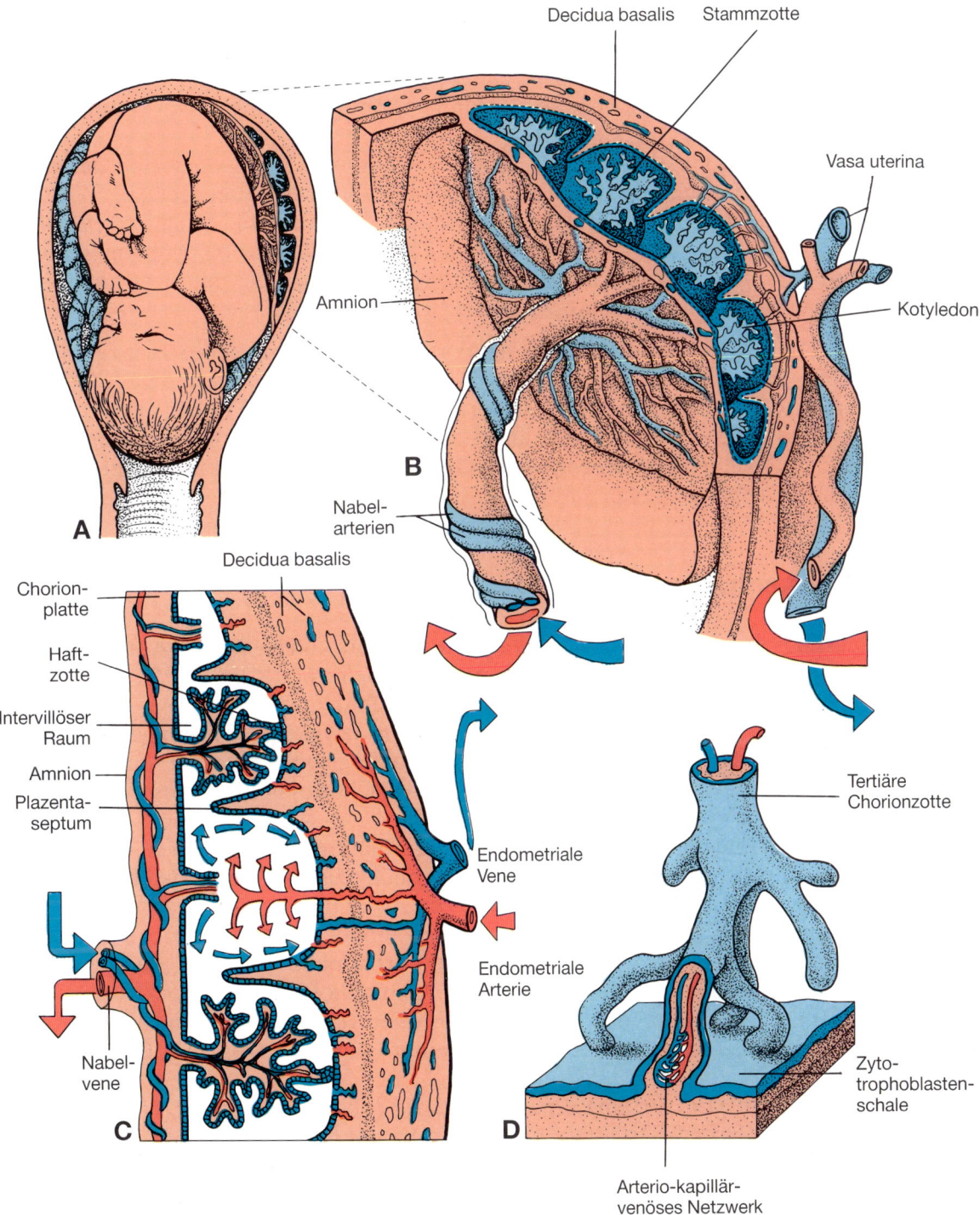

Abb. 6.2 Schematische Darstellung der Versorgung des Feten mit Sauerstoff und Nährstoffen und des Abtransports von fetalen Stoffwechselendprodukten über die Plazenta. Sauerstoffarmes Blut (blau) verläßt den Fetus über die Nabelarterien und wird in der Plazenta oxygeniert. Sauerstoffreiches Blut (rot) gelangt über die Nabelvene in der Nabelschnur zurück zum Feten.

3. **Exkretion**. Stoffwechselendprodukte überqueren die Plazentarmembran vom fetalen Blut und gelangen in das mütterliche Blut. Sie werden von den mütterlichen Nieren ausgeschieden.
4. **Schutz**. Die meisten Mikroorganismen sind nicht in der Lage, die Plazentarmembran zu überqueren (z. B. Bakterien), nur wenigen gelingt dies (z. B. Toxoplasma gondii, ein intrazellulärer Parasit; einige Viren). Außerdem verhindert die Plazentarmembran eine nennenswerte Durchmischung von mütterlichem und fetalem Blut.
5. **Speicherung**. Kohlenhydrate, Proteine, Kalzium und Eisen werden in der Plazenta gespeichert und nach Bedarf in die fetale Zirkulation abgegeben.
6. **Hormonproduktion**. Die folgenden Hormone werden vom Synzytiotrophoblasten der Plazenta gebildet: menschliches Choriongonadotropin (humanes Choriongonadotropin, HCG), Östrogene, Progesteron und menschliches Chorionsomatomammotropin (humanes plazentares Lactogen, HPL).

Obwohl die Plazentarmembran oft als Plazentabarriere bezeichnet wird, schützt sie den Feten nicht vor zahlreichen schädlichen Agentien wie z. B. Drogen, Giften, Kohlenmonoxid und bestimmten Viren (z. B. Rötelnviren). Einmal in den Fetus gelangt, können diese Substanzen angeborene Fehlbildungen hervorrufen (z. B. bewirkt das Rötelnvirus **kongenitale Katarakte**). Derartige Agentien werden als **Teratogene** bezeichnet (siehe S. 59).

Mehrlingsschwangerschaften

Bei Mehrlingsschwangerschaften variieren die Plazenta und Eihäute in Abhängigkeit von 1. der Abstammung der Embryonen und ihrer Membranen und 2. dem Zeitpunkt, zu dem die Trennung der Blastomeren stattfindet.

Der häufigste Typ von Zwillingen sind **dizygote (zweieiige) Zwillinge**. Wie das Adjektiv dizygot bereits andeutet, stammen diese Feten von zwei Zygoten ab (Abb. 6.3A). Entsprechend haben sie zwei Amnien, zwei Chorionhöhlen und zwei Plazenten, die miteinander verschmolzen sein können.

Monozygote (eineiige) Zwillinge sind weniger häufig und machen ungefähr ein Drittel aller Zwillinge aus. Wie das Adjektiv monozygot andeutet, entstehen sie aus einer Zygote (siehe Abb. 6.3B). Dieser Typ von Zwillingen hat häufig zwei Amnien, eine Chorionhöhle und eine Plazenta. Einige monozygote Zwillinge haben ein Amnion, ein Chorion und eine Plazenta. Diese Verhältnisse entstehen, wenn sich die embryonale Keimscheibe teilt, nachdem die Amnionhöhle am Beginn der zweiten Woche bereits gebildet worden ist. Andere Formen von Mehrlingsschwangerschaften (Drillinge, Vierlinge usw.) können von einer oder mehreren Zygoten abstammen.

Die Häufigkeit von Zwillingsschwangerschaften beträgt ungefähr 1:85. Mehrlingsschwangerschaften (Drillinge, Vierlinge usw.) sind sehr viel seltener. Drillinge z. B. kommen in einer Häufigkeit von 1:7600 vor. Bei einer unvollständigen Teilung der Keimscheibe entstehen sogenannte Siamesische Zwillinge, die an verschiedenen Stellen des Körpers miteinander verwachsen sein können.

Plazenta und Eihäute 49

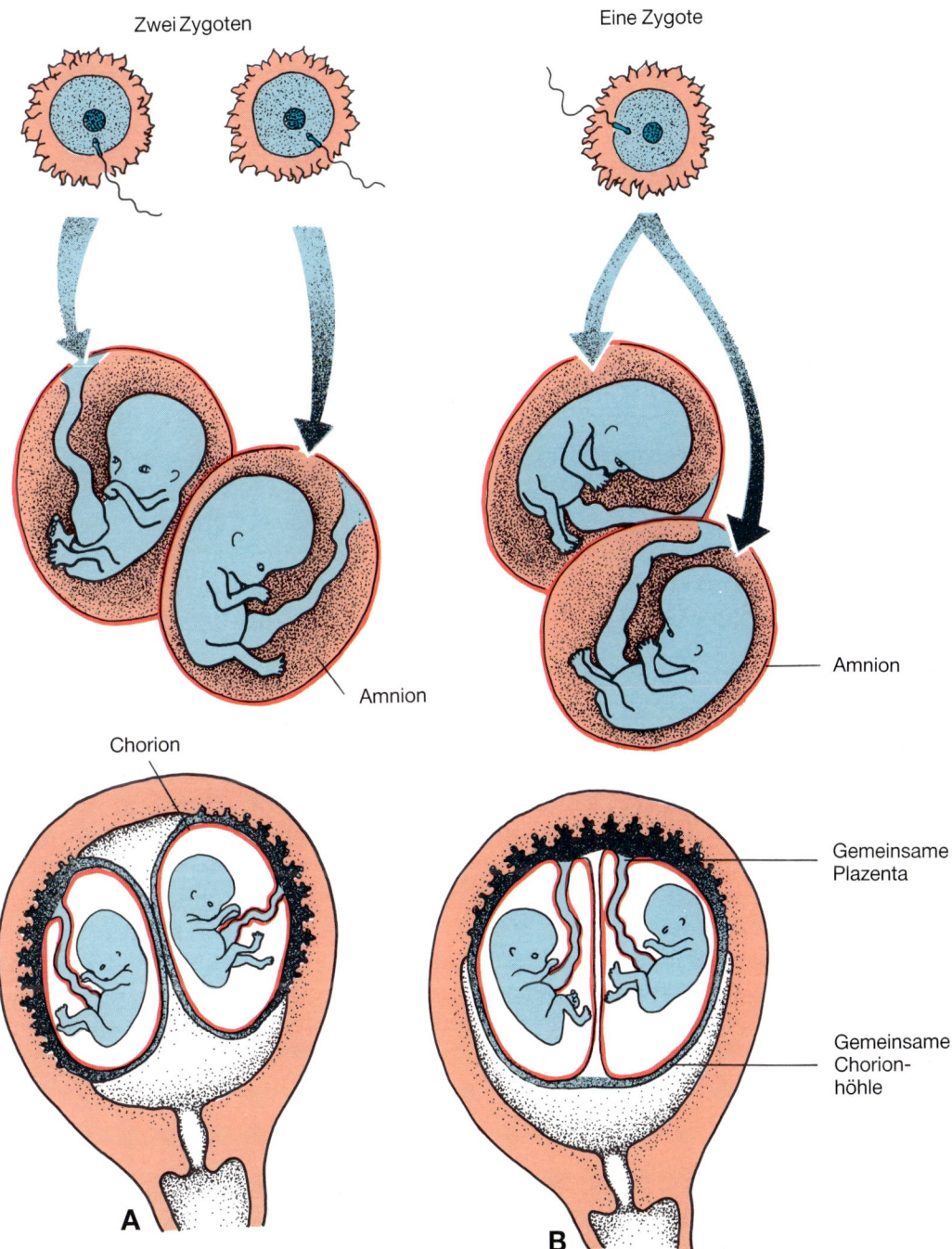

Abb. 6.3 Diese Zeichnungen stellen die Entwicklung von Zwillingen dar. Zwillinge können aus zwei Zygoten bestehen (**A**). In diesem Fall handelt es sich um zweieiige (dizygote) Zwillinge. Zwillinge können auch aus einer Zygote (**B**) abstammen und werden dann als eineiige oder monozygote Zwillinge bezeichnet. Zweieiige Zwillinge können dasselbe Geschlecht oder unterschiedliche Geschlechter haben. Sie haben meist zwei Amnionhöhlen und zwei Choria, aber die Plazenten können verschmolzen sein. Eineiige Zwillinge haben dasselbe Geschlecht, haben gewöhnlich geteilte Amnia und liegen innerhalb desselben Chorionsackes.

Der Dottersack und die Allantois

Der Dottersack und die Allantois menschlicher Embryonen sind rückgebildete Strukturen. Sie sind allerdings essentiell für die normale Embryonalentwicklung, weil in ihnen die frühe Phase der Blutbildung abläuft. Außerdem wird der basale Teil des Dottersackes als **primitiver Darm** während der vierten Woche in den Embryo einbezogen. Auch die **primordialen Keimzellen** werden in der Wand des Dottersackes gebildet. Sie wandern in den Embryo hinein, suchen die Gonaden (Geschlechtsdrüsen) auf und differenzieren sich zu den Keimzellen.

Die **Allantois** ist eine fingerförmige Ausstülpung des dorsalen Dottersackes in den Haftstiel. Bei Sauropsiden (Reptilien und Vögeln) übernimmt die Allantois respiratorische Funktionen und dient als Sammelbecken für den Harn. Beim menschlichen Embryo ist sie, wie der Dottersack, eine nur vorübergehend angelegte Struktur.

Der Amnionsack und die Amnionflüssigkeit

Das Amnion bildet einen Sack, der den Embryo einschließt (siehe Abb. 6.3). Es enthält Amnionflüssigkeit und bildet den epithelialen Überzug der Nabelschnur. Der größte Teil der Amnionflüssigkeit stammt anfänglich aus dem mütterlichen Blut. Sie gelangt aus der Decidua parietalis und den intervillösen Räumen der Plazenta durch Diffusion über das Amnion in die Amnionhöhle. Später beteiligt sich der Fet durch die Ausscheidung von Urin in die Amnionhöhle an der Bildung der Amnionflüssigkeit.

Zirkulation der Amnionflüssigkeit. Der Wasseranteil der Amnionflüssigkeit wird alle drei Stunden ausgetauscht. Große Mengen der Amnionflüssigkeit gelangen durch das Amnion in das mütterliche Blut, besonders dort, wo das Amnion an der fetalen Oberfläche der Plazenta angeheftet ist (siehe Abb. 6.2B). Amnionflüssigkeit wird außerdem vom Feten geschluckt und im fetalen Darmtrakt resorbiert. Die Flüssigkeit gelangt in den fetalen Blutstrom, und die in ihm enthaltenen Stoffwechselendprodukte durchqueren die Plazentarmembran in das mütterliche Blut. Überflüssiges Wasser im fetalen Blut wird über die fetalen Nieren ausgeschieden und so in die Amnionhöhle rezirkuliert.

Die Amnionflüssigkeit hat drei Hauptfunktionen: Sie dient als schützender Puffer für den Embryo/Feten; sie stellt Raum für die fetalen Bewegungen zur Verfügung; und sie hilft bei der Regulation der fetalen Körpertemperatur.

Die Geburt

Bei der Geburt werden Fetus, fetale Eihäute und Plazenta aus dem mütterlichen Genitaltrakt ausgestoßen. Normalerweise findet die Geburt ungefähr 38 Wochen nach der Befruchtung statt. Man unterteilt die Geburt in drei Stadien: Das erste Stadium (Eröffnungsstadium) endet mit der kompletten Eröffnung des Muttermundes (Cervix uteri); die zweite Phase (Austreibungsphase) endet mit der Geburt des Kindes; und das dritte Stadium (plazentares Stadium) endet, wenn Plazenta und Eihäute nach der Geburt ausgestoßen sind.

Die reife Plazenta

Die aus dem Uterus nach der Geburt des Kindes ausgestoßene Plazenta hat gewöhnlich eine diskusförmige Gestalt, einen Durchmesser von 15 bis 20 cm, eine Dicke von 2 bis 3 cm und ein Gewicht von 500 bis 600 g. Die Ränder der Plazenta gehen kontinuierlich in die rupturierten Amnion- und Chorionsäcke über (siehe Abb. 6.1D).

Die mütterliche Oberfläche der Plazenta. Die charakteristische „Pflasterstein"-Gestalt dieser Oberfläche wird durch die **Kotyledonen** hervorgerufen (siehe Abb. 6.1D), die aus mehreren Stammzotten und ihren Zweigen zusammengesetzt sind (siehe Abb. 6.2B). Die mütterliche Oberfläche ist von einer dünnen Schicht der Decidua basalis bedeckt. Allerdings verbleibt der größte Teil des mütterlichen Anteils der Plazenta im Uterus und wird erst mit den folgenden Blutungen ausgestoßen.

Die fetale Oberfläche der Plazenta. Die Nabelschnur ist an dieser Oberfläche angeheftet, häufig in der Nähe ihres Zentrums (siehe Abb. 6.1D und 6.2B und C). Das Amnion bedeckt die fetale Oberfläche und erstreckt sich als epithelialer Überzug auf die Nabelschnur. Die Blutgefäße, die von der Nabelschnur in die Chorionzotten und von den Zotten in die Nabelschnur ziehen, sind durch das durchsichtige Amnion sichtbar.

Die Nabelschnur. Die Nabelschnur enthält gewöhnlich zwei Arterien und eine Vene (siehe Abb. 6.1D und 6.2B). Sie sind von gallertigem Bindegewebe umgeben (Whartonsche Sulze). Der Durchmesser der Nabelschnur beträgt gewöhnlich 1 bis 2 cm, ihre Länge 30 bis 90 cm (Durchschnitt 55 cm). Außergewöhnlich lange oder kurze Nabelschnüre können mit angeborenen Fehlbildungen vergesellschaftet sein.

Angeborene Fehlbildungen des Menschen

Angeborene Fehlbildungen des Menschen

Angeborene Fehlbildungen (Geburtsfehler) sind anatomische oder strukturelle Defekte, die zum Zeitpunkt der Geburt nachweisbar sind (lat. congenitus, angeboren). Die Morphogenese, d.h. die Differenzierung von Zellen und Geweben, die die Organe und Teile des Embryos bilden, ist ein komplexer Vorgang, und es ist deshalb nicht überraschend, daß Fehlbildungen entstehen, die aus einer Dysmorphogenese resultieren (griech. dys, anomal).

Ungefähr drei Prozent aller lebend geborenen Kinder haben eine erkennbare schwerere Fehlbildung. Am Ende des ersten Jahres hat sich diese Zahl dadurch auf ungefähr sechs Prozent verdoppelt, daß bei weiteren drei Prozent der Kinder Fehlbildungen erkannt werden, die bei Geburt noch nicht sichtbar waren. Kongenitale Fehlbildungen können einzeln oder mehrfach auftreten und von geringerer oder größerer klinischer Bedeutung sein.

Einzelne geringfügige Fehlbildungen sind bei ungefähr 14% der Neugeborenen vorhanden. Diese Fehlbildungen (z.B. eine Affenfalte in der Handfläche, Abb. 7.1C, oder Hautlappen im Bereich des Ohres) haben keine funktionelle Bedeutung, aber sie machen den Kliniker auf das mögliche Vorhandensein von gleichzeitig vorhandenen schwereren Fehlbildungen aufmerksam.

90% der Neugeborenen mit multiplen geringeren Fehlbildungen haben eine oder mehrere assoziierte schwerere Fehlbildungen. Von den drei Prozent Neugeborenen mit einer schwereren kongenitalen Fehlbildung haben 0,7% multiple schwerere Fehlbildungen (siehe Abb. 7.1 und Tabellen 7.1, 7.3 und 7.4).

Schwerere Fehlbildungen sind häufiger bei frühen Embryonen (10–15%) als bei Neugeborenen (3–6%). Dieser Unterschied erklärt sich dadurch, daß die am schwersten fehlgebildeten Embryonen spontan während der ersten 6 bis 8 Wochen der Schwangerschaft ausgestoßen werden.

Tabelle 7.1 Trisomie von Autosomen

Chromosomale Aberration	Häufigkeit (Inzidenz)	typische Merkmale
Trisomie 21-Syndrom (siehe Abb. 7.1)	1:700	geistige Retardierung, Brachyzephalie (kurzer Kopf), flacher Nasenrücken; Epikantus, mongoloide Lidachse, vergrößerte Zunge, Vierfingerfurche, Klinodaktylie des 5. Fingers, kongenitale Herzfehler
Trisomie 18-Syndrom	1:3000	geistige Retardierung, Kleinwuchs, ausgeprägter Hinterkopf, kurzes Sternum, Ventrikelseptumdefekt des Herzens, Mikrognathie, tiefangesetzte fehlgebildete Ohren, gebeugte Finger, hypoplastische Nägel, Fußfehlbildungen
Trisomie 13-Syndrom	1:5000	schwere Fehlbildungen des Zentralnervensystems, geistige Retardierung, fliehende Stirn, fehlgebildete Ohren, Kopfhautdefekte, Mikrophthalmie, bilaterale Lippen- und/oder Gaumenspalten, Polydaktylie, nach hinten ausladende Fersen

Tabelle 7.2 Häufigkeit des Down-Syndroms bei Neugeborenen

Alter der Mutter*	Häufigkeit
20–24	1/1550
25–29	1/1050
30–34	1/700
35	1/350
37	1/225
39	1/150
41	1/85
43	1/50
45 und mehr	1/25

* Nach *Hoock, E.B.:* Rates of chromosome abnormalities at different maternal ages. Obstet. Gynecol. 1981; 58: 282.

Ursachen kongenitaler Fehlbildungen

Die Kenntnis der Ursachen kongenitaler Fehlbildungen ist von großer klinischer Bedeutung, weil ungefähr 20% der perinatalen Todesfälle auf schwerere Entwicklungsanomalien zurückzuführen sind. Die Ätiologie und die Untersuchung der anomalen Entwicklung und ihrer Ursachen werden als **Teratologie** bezeichnet

Die Ursachen menschlicher kongenitaler Fehlbildungen sind in Abbildung 7.2 dargestellt: 1. **genetische Faktoren** (chromosomale Aberrationen und Einzelgendefekte); 2. **exogene Faktoren** (Pharmaka, Chemikalien, Infektionen und mütterliche Erkrankungen); 3. **multifaktorielle Vererbung** (Interaktion von multiplen Genen an verschiedenen Loci mit einem oder mehreren Umweltfaktoren). In Abb. 7.2 fällt auf, daß die Ursachen von 54% aller kongenitalen Fehlbildungen unbekannt sind.

Genetische Ursachen kongenitaler Fehlbildungen

Es wird geschätzt, daß genetische Faktoren bei über einem Drittel aller schwereren kongenitalen Fehlbildungen beteiligt sind (siehe Abb. 7.2) und nahezu 85% aller derjenigen hervorrufen, deren Ursache unbekannt ist.

Numerische Chromosomenanomalien

Wenn chromosomale Aberrationen bereits in der Zygote vorhanden sind, entwickeln sich fast immer Fehlbildungen im Embryo. Sie sind gewöhnlich schwer und führen oft zum Tod und der spontanen Ausstoßung des Embryos während der Frühschwangerschaft.

Numerische Aberrationen oder Anomalien von Chromosomen sind ursächlich beteiligt an ungefähr 6% der Fehlbildungen, die bei lebend geborenen Kindern beobachtet werden (siehe Abb. 7.2). Gewöhnlich resultieren diese Defekte aus Fehlern bei der Zellteilung, die als **Nondisjunction** bezeichnet werden. Während dieses Vorganges gelingt es den zwei Teilen eines Chromosomenpaares nicht, sich während der Anaphase der Zellteilung zu „entflechten", so daß beide Chromosomen in dieselbe Tochterzelle gelangen. Die Nondisjunction kann sowohl während der Mitose als auch in der ersten oder zweiten meiotischen Teilung während der **Gametogenese** (Oogenese oder Spermatogenese) entstehen.

Kinder mit numerischen chromosomalen Anomalien haben gewöhnlich charakteristische Phänotypen (beobachtbare physische Charakteristika) (siehe Abb. 7.1 und Tabellen 7.1 und 7.3).

Trisomie von Autosomen. Eine Trisomie von Autosomen führt zu verschiedenen Syndromen, die im folgenden beschrieben werden (siehe Tabelle 7.1).

Trisomie 21-Syndrom. Kinder mit dieser chromosomalen Aberration haben ein **zusätzliches Chromosom 21** (siehe Abb. 7.1D). Die Inzidenz von Trisomie 21 (**Down-Syndrom**) liegt bei einem auf 700 neugeborenen Kindern, die Frequenz variiert jedoch mit dem Alter der Mutter (siehe Tabelle 7.2). Die Inzidenz von Trisomie 21 bei der Befruchtung ist größer als bei der Geburt, aber ca. 60% der entstehenden Embryonen werden spontan ausgestoßen und wenigstens 20% der Feten werden tot geboren. Die häufigsten physischen Charakteristika oder Stigmata von Patienten mit Down-Syndrom werden in Abbildung 7.1 gezeigt und in Tabelle 7.1 beschrieben.

Eine schwere geistige Retardierung ist die schwerste Folge der Trisomie 21. Der IQ ist gewöhnlich geringer als 50. Herzfehlbildungen sind in ca. 40% der Fälle vorhanden. Ungefähr 1% der Patienten mit Trisomie 21 sind **Mosaike**, gewöhnlich 46/47, d.h., sie haben eine Mischung von normalen Zellen mit 46 Chromosomen und anomalen Zellen mit 47 Chromosomen. Diese Individuen haben milde Stigmata des Down-Syndrom und sind weniger retardiert als solche mit reiner Trisomie 21.

Trisomie 18-Syndrom. Individuen mit der in Tabelle 7.1 dargestellten Konstellation von Symptomen haben ein **zusätzliches Chromosom 18** (siehe Abb. 7.1D). Diese numerische Chromosomenanomalie bewirkt den spontanen Abort der meisten betroffenen Embryonen. Ihre Inzidenz liegt bei ungefähr einem auf 3000 neugeborene Kinder. Die mittlere Überlebensdauer der lebend Geborenen ist nur 2 Monate. Wie bein Down-Syndrom resultiert die Trisomie 18 gewöhnlich aus der Nondisjunction.

Trisomie 13-Syndrom. Diese schwere chromosomale Aberration, an der ein **zusätzliches Chromosom 13** beteiligt ist (siehe Abb. 7.1D), ist mit mehreren schweren kongenitalen Fehlbildungen vergesellschaftet (siehe Tabelle 7.1). Ihre Inzidenz liegt bei ungefähr einem auf 5000 neugeborenen Kinder. Der Zustand führt bei ca. der Hälfte der Kinder während des ersten Monats zum Tod. Der Tod der anderen erfolgt gewöhnlich während der nächsten sechs Monate. Die meisten Fälle von Trisomie 13 resultieren aus der Nondisjunction, aber die Ursache von ungefähr 20% dieser chromosomalen Aberration ist eine **Translokation** (der Transfer von einem Segment eines Chromosoms auf ein anderes).

Trisomie von Geschlechtschromosomen. Die Inzidenz der häufigen geschlechtschromosomalen Anomalien beträgt ungefähr eins auf 1000 (siehe Tabelle 7.3). Wie die anderen Trisomien resultieren die meisten dieser Aberrationen aus Nondisjunctionen.

Das Klinefelter-Syndrom (47, XXY). Personen mit diesem Chromosomensatz, einem zusätzlichen X-Chromosom, weisen charakteristischerweise kleine Hoden auf, die auf die Hyalinisierung der Tubuli seminiferi zurückzuführen sind (siehe Tabelle 7.3). Diese Männer sind unfruchtbar. Die anomalen Hoden sind nicht in der Lage, normale Mengen von Testosteron zu produzieren, was zur geringen Entwicklung der sekundären Geschlechtsmerkmale und zur Gynäkomastie oder übermäßigen Entwicklung der männlichen Milchdrüsen (in ca. 40% der Fälle) führt.

Viele dieser Männer sind groß und eunuchoid. Wie beim Down-Syndrom ist das mütterliche Alter bei diesen Fällen fortgeschritten. Ca. 15% der Männer mit Klinefelter-Syndrom sind **Mosaike** (46, XY/47,XXY). Mosaike können fruchtbar sein.

Angeborene Fehlbildungen des Menschen 57

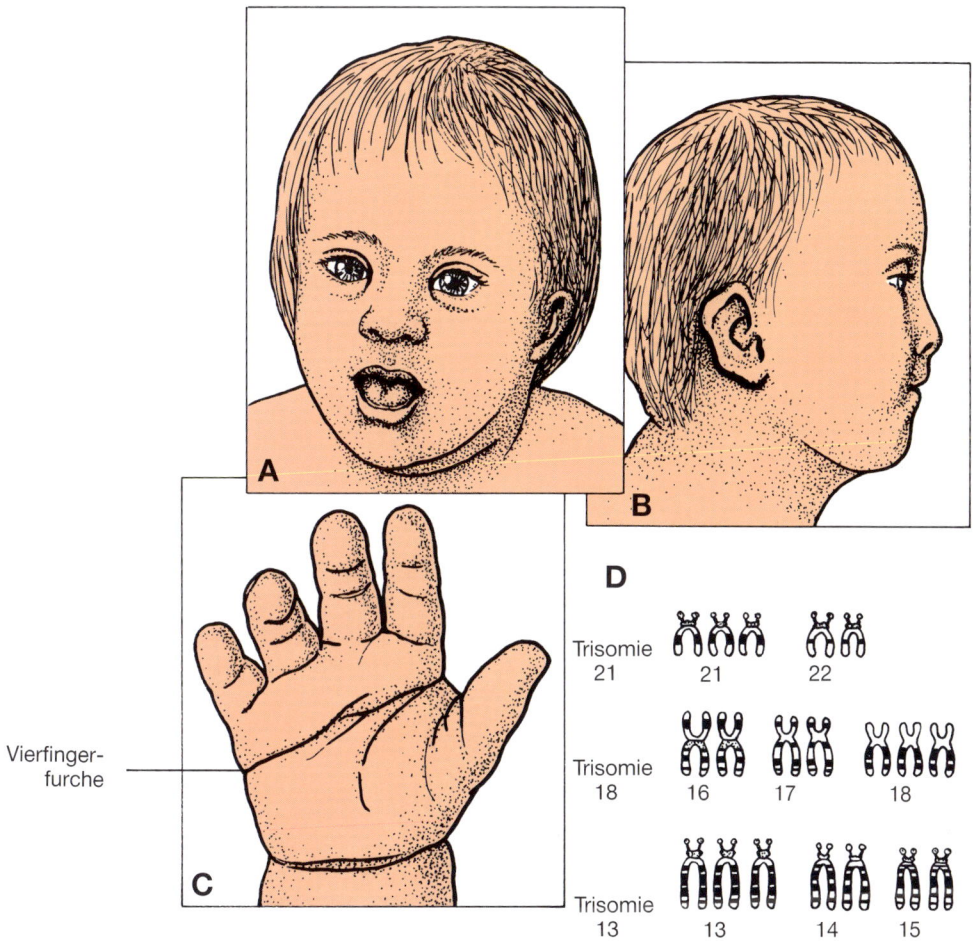

Abb. 7.1 **A**. und **B**. Die Darstellung eines jungen Mädchens gibt den typischen Gesichtsausdruck eines Kindes mit Down-Syndrom (Trisomie 21) wieder. Auffällig sind das flache breite Gesicht, der schräge Verlauf der Lidachsen und die große Zunge. **C**. Zeichnung der typischen kurzen breiten Hand mit Klinodaktylie (seitliche Abweichung des 4. Fingers) und Vierfingerfurche (Affenfalte), die in vielen Fällen vorhanden ist. Ca. 1% normaler Individuen haben ebenfalls eine Vierfingerfurche. **D**. Zeichnung einiger Chromosomen in den Karyotypen (Darstellung der Chromosomen) von Patienten mit Trisomie 21 (3 Chromosomen 21), Trisomie 18 (3 Chromosomen 18) und Trisomie 13 (3 Chromosomen 13).

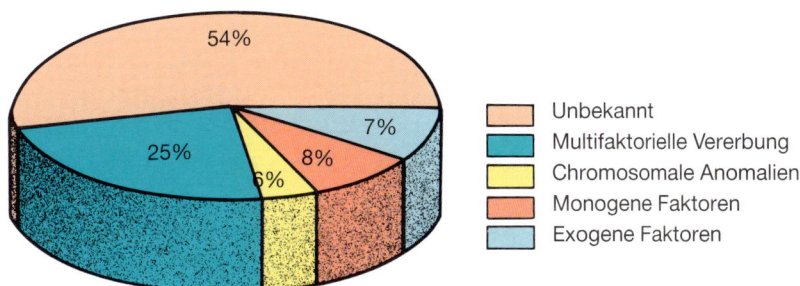

Abb. 7.2 Graphische Darstellung der Ursachen der häufigsten kongenitalen Fehlbildungen. Es fällt auf, daß die Ursachen der meisten Fehlbildungen bisher unbekannt sind, und daß zahlreiche Fehlbildungen durch genetische Faktoren hervorgerufen sind (numerische und strukturelle chromosomale Anomalien und Mutationen von Genen).

Tabelle 7.3 Trisomie der Geschlechtschromosomen

Chromosomensatz*	Geschlecht	Häufigkeit	Krankheitsmerkmale
47,XXX	weiblich	1:1000	Normales Aussehen, gewöhnlich fortpflanzungsfähig, 15 bis 25% sind geringgradig geistig zurückgeblieben
47,XXY	männlich	1:1000	Klinefelter Syndrom: kleine Hoden, Hyalinisierung der Tubuli seminiferi, Aspermatogenese, oft groß mit unverhältnismäßig langen Beinen, die Intelligenz ist geringer als bei normalen Geschwistern
47,XYY	männlich	1:1000	normales Aussehen, häufig groß, häufig vermehrt aggressives Verhalten.

* Die Zahlen bezeichnen die Gesamtzahl der Chromosomen inklusive der Geschlechtschromosomen, die hinter dem Komma dargestellt sind.

Das XYY-Syndrom. Die meisten Männer mit dieser chromosomalen Anomalie, einem zusätzlichen Y-Chromosom, sind nicht von normalen Männern zu unterscheiden (siehe Tabelle 7.3). Einige von ihnen zeigen aggressives oder kriminelles Verhalten, und ihre Intelligenz ist geringer als die ihrer normalen Geschwister. Die Chromosomenanomalie beim XYY-Syndrom resultiert aus einer Nondisjunction während der zweiten meiotischen Teilung der Spermatogenese. Dies führt zur Bildung von YY enthaltenden Spermien. Es scheint keine Beziehung zum Alter des Vaters zu bestehen.

Das XXX-Syndrom. Frauen mit dieser chromosomalen Anomalie, einem zusätzlichen X-Chromosom, sehen in der Regel unauffällig aus. Einige von ihnen sind jedoch geringgradig geistig zurückgeblieben (siehe Tabelle 7.3). Für ihre Größe sind sie untergewichtig, und sie haben häufig relativ lange untere Extremitäten.

Die meisten dieser Frauen sind fruchtbar, und ihre Kinder sind gewöhnlich normal. Eine Nondisjunction während der ersten meiotischen Teilung der Oogenese oder während der zweiten meiotischen Teilung der Spermatogenese ist die Ursache der XXX chromosomalen Aberration.

Das Turner-Syndrom (45,X oder Monosomie X). Diese Frauen, denen ein X-Chromosom fehlt, zeigen die folgenden Charakteristika: geringe Körpergröße (125 bis 150 cm), Flügelfell im Nacken (überflüssige Nackenhaut), breiter Thorax mit weit auseinander stehenden Brustwarzen und Cubitus valgus.

Die Inzidenz der Monosomie X (Turner-Syndrom) liegt bei einem auf 2500 neugeborene Kinder, die Frequenz bei Embryonen ist jedoch viel höher: ca. 97% der betroffenen Embryonen werden spontan abortiert. Die äußeren Genitalien sind juvenil. Die inneren Geschlechtsorgane sind weiblich, aber die Ovarien bestehen häufig nur aus Streifen von Bindegewebe. Achsel- und Schamhaar sind gewöhnlich vorhanden, aber spärlich.

Monosomie X (Turner-Syndrom) resultiert aus einer Nondisjunction während der Gametogenese bei einem der beiden Elternteile. Ca. 40% der Frauen mit einem Turner-Syndrom sind Mosaike (z. B. 45,X/46,XX). Ihre für das Syndrom typischen Merkmale sind geringer ausgeprägt als bei den üblichen Fällen, und ihre Intelligenz ist normal oder nur wenig verringert.

Tabelle 7.4 Menschliche Teratogene: exogene Faktoren, die kongenitale Fehlbildungen hervorrufen

Teratogen	angeborene Fehlbildungen
Pharmaka	
Alkohol	körperliche und geistige Retardierung, Mikrozephalie und Gesichtsanomalien
Aminopterin und Methotrexat (führen zu Folsäuremangel)	Hydrozephalus, körperliche und geistige Retardierung
Androgene und hohe Dosen maskulinisierender Progestagene	Maskulinisierung der äußeren Genitalien weiblicher Feten
Hydantoin	Wachstumsretardierung, Mikrozephalie und geistige Retardierung
Lithiumkarbonat	Herzfehler
Retinsäure und hohe Dosen von Vitamin A	Gesichts- und Schädelanomalien und Neuralrohrdefekte (Meroanenzephalie und Spina bifida)
Tetrazykline	Verfärbung der Zähne, Schmelzhypoplasie
Thalidomid	Amelie und Meromelie sowie andere Extremitätenfehlbildungen
Trimethadion	Entwicklungsverzögerung, V-förmige Augenbrauen, tiefsitzende Ohren, Lippen- und/oder Gaumenspalten
Warfarin	Hypoplasie des Nasenknorpels, Defekte des Zentralnervensystems
Chemikalien	
Methylquecksilber	Zerebrale Atrophie, Spastizität, Krampfanfälle und geistige Retardierung
polychlorierte Biphenyle	Wachstumsverzögerung, Hautverfärbungen
Infektionserreger	
Zytomegalieviren	körperliche und geistige Retardierung, Hörverlust
Herpes simplex-Viren	Mikrozephalie, Mikrophthalmie und retinale Dysplasie
Rötelnviren	Katarakt, Taubheit und Herzfehler
Toxoplasma gondii	Blindheit, geistige Retardierung und Mikrozephalie
Treponema pallidum (Syphilis)	Anomale Zähne und Knochen, Mikrozephalie und geistige Retardierung
Varizellenviren (Windpocken)	Hautnarben, Muskelatrophie und geistige Retardierung
Erreger der Venezolanischen Pferdeenzephalitis	Katarakt, Zerstörung des Gehirns
Andere Faktoren	
Jodmangel	Kropf, geistige und körperliche Retardierung
Radioaktive Strahlung (hohe Dosen)	Mikrozephalie, geistige Retardierung und Skelettfehlbildungen
Mütterliche Phenylketonurie	Mikrozephalie, geistige Retardierung

Zusammengestellt aus *Sever, J.L., R.L. Brent* Hrsg.), Teratogen update: environmentally induced birth defect risks, Alan R. Liss, New York 1986, und *Moore, K.L.* The developing human. Clinically oriented embryology. W.B. Saunders, 4. Aufl. Philadelphia 1988.

Strukturelle Chromosomenanomalien

Aberrationen der Chromosomenstruktur entstehen durch Chromosomenbrüche, denen eine Rekonstitution zu einer anomalen Kombination folgt. Chromosomenbrüche können durch eine Vielzahl von Agentien induziert werden, wie z. B. ionisierende Strahlung, virale Infektionen, Drogen und Chemikalien. Obwohl viele strukturelle Chromosomenanomalien bekannt sind, resultieren die einzigen, die mit hoher Wahrscheinlichkeit vom Elternteil auf das Kind übertragen werden, aus der sogenannten **Inversion** (eine chromosomale Aberration, bei der ein Segment eines Chromosoms End-zu-End ausgetauscht wird) und aus einer **Translokation** (dem Transfer eines Segmentes eines Chromosoms auf ein anderes Chromosom). Der Transfer führt in der Regel zu keinem Verlust von DNA, daher ist das Individuum gewöhnlich normal. Es kann jedoch vorkommen, daß die Kinder dieser ausbalancierten Träger einer derartigen chromosomalen Aberration anomal sein können.

Der Verlust eines Teils eines Chromosoms nach einem Chromosomenbruch wird als **Deletion** bezeichnet. Dem daraus resultierenden strukturell anomalen Chromosom fehlt die genetische Information, die in dem verloren gegangenen Fragment enthalten ist. Ein relativ häufiges Beispiel einer derartigen Chromosomendeletion beim Menschen ist der Verlust des kurzen Armes vom Chromosom 5. Daraus resultiert das **Cri du chat-Syndrom**. Ihm wurde dieser Name gegeben wegen der Ähnlichkeit des Schreiens der betroffenen Kinder mit dem Miauen einer Katze. Diese Kinder haben eine Mikrozephalie (kleiner Kopf), Gesichtsanomalien und eine schwere geistige Retardierung.

Durch mutierte Gene hervorgerufene Fehlbildungen

Bei monogenen oder Einzelgen-Erkrankungen wird die kongenitale Fehlbildung durch einen einzigen größeren Fehler in der genetischen Konstitution (Genotyp) hervorgerufen. Neue hereditäre Variationen entstehen durch **Mutationen**. Das neue Gen oder die Person, die es trägt, wird als **Mutante** bezeichnet.

Eine Mutation ist ein Fehler in der Replikation der DNA, der einen Verlust oder eine Veränderung in der Funktion eines Gens zur Folge hat. Die Mehrzahl der Mutationen sind schädlich, einige sind lethal. Wahrscheinlich 8% der kongenitalen Fehlbildungen werden durch monogene oder Einzelgendefekte hervorgerufen (siehe Abb. 7.2).

Die Rate der Genmutation wird durch eine Reihe von Umweltagentien erhöht (z. B. hohe Dosen von ionisierender Strahlung und Chemikalien, besonders Karzinogene, d.h. krebsinduzierende Substanzen).

Beispiele für dominant vererbte kongenitale Fehlbildungen sind **Achondroplasie** (kleine Gestalt mit kurzen Gliedmaßen und großem Kopf) und **Polydaktylie** (zusätzliche Finger und/oder Zehen). Achondroplasie ist eine autosomal dominante Störung, der oft eine Neumutation zugrundeliegt.

Exogene Ursachen kongenitaler Fehlbildungen

Ca. 7% der kongenitalen Fehlbildungen werden durch Umweltfaktoren hervorgerufen, die als **Teratogene** bezeichnet werden (siehe Abb. 7.2 und Tabelle 7.4).

Angeborene Fehlbildungen des Menschen 61

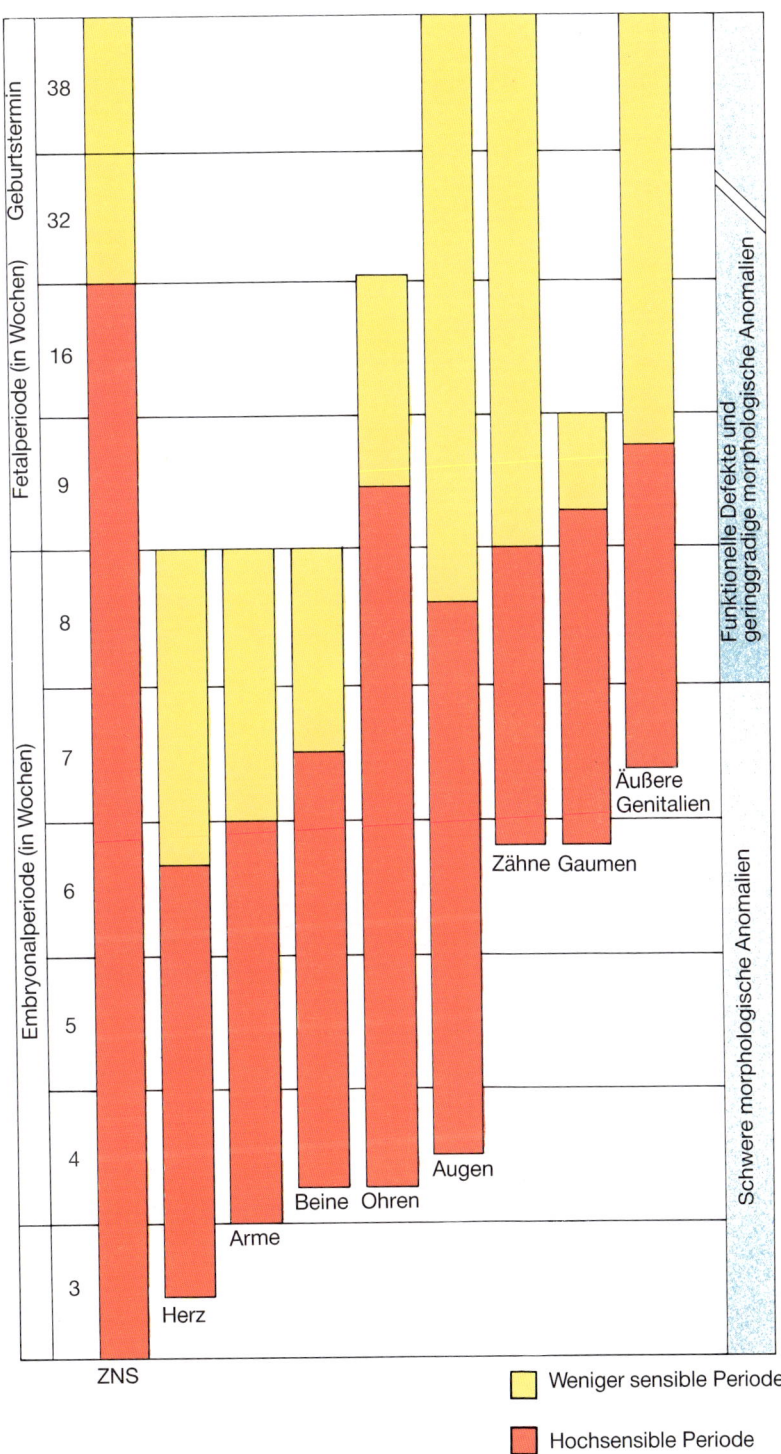

Abb. 7.3 Schematische Darstellung der kritischen Perioden der menschlichen Entwicklung. Beachte, daß jedes Organ oder jeder Teil des Embryos eine spezifische kritische Periode hat (rot), während der seine Entwicklung gestört werden kann. Danach folgt eine Periode (gelb), in der funktionelle und geringgradige morphologische Fehlbildungen hervorgerufen werden können. Z.B. ist das Zentralnervensystem (ZNS) bis zum Ende der 16. Woche gegenüber teratogenen Substanzen empfindlich (Nach *Moore, K.L.:* The developing human. Clinically oriented embryology. 4th ed. Philadelphia: W.B. Saunders 1988).

Menschliche Teratogene sind Umweltstoffe, die kongenitale Fehlbildungen hervorrufen oder ihre Inzidenz steigern. Die Organe und Teile eines Embryos reagieren am empfindlichsten auf teratogene Faktoren während der Perioden ihrer schnellen Differenzierung (siehe Abb. 7.3).

Bekannte menschliche Teratogene (siehe Tabelle 7.4) sind Medikamente (z. B. Thalidomid), Chemikalien (z. B. Methylquecksilber), infektiöse Agentien (z. B. Rötelnvirus) und hohe Dosen von ionisierender Strahlung (z. B. bei atomaren Unfällen).

Während der ersten zwei Entwicklungswochen haben Teratogene entweder keine teratogene Wirkung, oder ihre Effekte sind so schwerwiegend, daß sie den Tod und den spontanen Abort des Embryos hervorrufen.

Das Entwicklungsstadium des Embryos oder Feten determiniert seine Anfälligkeit für ein bestimmtes Teratogen (siehe Abb. 7.3). Wenn die Teile und Organe des Embryos angelegt werden (das ist während der **organogenetischen Periode**, besonders zwischen dem 15. und 60. Tag), können teratogene Stoffe besonders starke kongenitale Fehlbildungen hervorrufen (siehe Abb. 7.3 und Tabelle 7.4). Die kritische Periode für Wachstum und Entwicklung des Gehirns liegt zwischen der 3. und 16. Woche. Die geistige Entwicklung kann jedoch auch noch in der Perinatalperiode schwerwiegend durch Teratogene wie z. B. den Zytomegalievirus oder große Dosen ionisierender Strahlung beeinträchtigt werden. Der Zeitraum der größten Empfindlichkeit des Gehirns auf Bestrahlungsschäden, die zu schwerwiegender geistiger Retardierung führen, reicht von der 8. bis zur 16. Woche nach der Befruchtung.
Das bekannteste und eines der wirkungsvollsten Teratogene ist Thalidomid. Dieses Pharmakon ruft schwere Gliedmaßenfehlbildungen und zahlreiche andere Anomalien bei Kindern hervor, deren Mütter das Medikament während der kritischen Periode der Entwicklung ihrer Embryonen genommen haben (siehe Abb. 7.3), besonders 24 bis 36 Tage nach der Befruchtung. Andere bekannte menschliche Teratogene sind in Tabelle 7.4 aufgeführt. Hier sind die häufigen kongenitalen Fehlbildungen aufgelistet, die von diesen teratogenen Agentien hervorgerufen werden.

Während der **Fetalperiode** können Teratogene geringere morphologische Defekte hervorrufen (z. B. geringe Vergrößerung der Klitoris) sowie milde bis schwere funktionelle Anomalien, besonders von Gehirn und Auge (z. B. geistige Behinderung und Blindheit). Hohe Dosen ionisierender Strahlung und schwerer Alkoholabusus während der Fetalperiode bringen mit größter Wahrscheinlichkeit geistige Retardierung mit sich. Tetracycline, Androgene und infektiöse Agentien können in der Fetalperiode ebenfalls zu angeborenen Fehlbildungen führen (siehe Tabelle 7.4).

Multifaktorielle Ursachen kongenitaler Fehlbildungen

Die Mehrzahl der kongenitalen Fehlbildungen mit bekannten Ursachen kommt durch multifaktorielle Vererbung zustande (siehe Abb. 7.2). Zahlreiche häufig vorkommende kongenitale Fehlbildungen (Lippenspalten mit oder ohne Gaumenspalten) treten in familiären Verteilungen auf, die auf eine multifaktorielle Vererbung hinweisen. Diese Fehlbildungen resultieren aus den kombinierten Effekten genetischer und exogener Faktoren. Fehlbildungen, die durch multifaktorielle Vererbung hervorgerufen werden, sind in der Regel einzelne größere Anomalien wie z. B. **Lippenspalten, Gaumenspalten, Neuralrohrdefekte** (z. B. Meroanenzephalie = partielles Fehlen des Gehirns oder Anenzephalie = komplettes Fehlen des Gehirns sowie Spina bifida = unvollständiger Schluß des Wirbelbogens, durch den sich die Meningen oder das Rückenmark oder beides vorwölben) und **kongenitale Herzfehler** (z. B. Vorhof-Septumdefekt oder Ventrikel-Septumdefekt).

8

Embryonale Körperhöhlen, primitive Mesenterien und Zwerchfell

Embryonale Körperhöhlen, primitive Mesenterien und Zwerchfell

Die embryonalen Körperhöhlen, die Perikardhöhle, die Pleurahöhle und die Peritonealhöhle, werden durch Unterteilung des **primitiven intraembryonalen Zöloms** gebildet. Das intraembryonale Zölom beginnt sich während der dritten Woche im Seitenplatten- und kardiogenen Mesoderm zu entwickeln (siehe S. 22). Am Anfang der 4. Woche verschmilzt das bilateral angelegte intraembryonale Zölom kranial der oropharyngealen Membran und bildet so eine hufeisenförmige Höhle (Abb. 8.1A). Der Teil des Zöloms, der kranial liegt, wird als perikardiales Zölom bezeichnet und wird später die **Perikardhöhle** um das Herz bilden. Aus den Armen des hufeisenförmigen intraembryonalen Zöloms entstehen die **Pleura-** und **Peritonealhöhle** um die Lungen bzw. die abdominopelvinen Organe (Abb. 8.1C).

Faltung des Embryos

Mit der Abfaltung des Kopfes nach ventral am Beginn der vierten Woche kommt die zukünftige Perikardhöhle ventral zum sich entwickelnden Darm zu liegen (siehe Abb. 8.1B). Ein Teil des embryonalen Mesoderms, der ursprünglich kranial zur sich entwickelnden Perikardhöhle lag, wird so verlagert, daß er kaudal zur Perikardhöhle und ventral zum sich entwickelnden Darm liegt. Dieser Teil des Mesoderms, der als **Septum transversum** bezeichnet wird, ist der Ursprung des Centrum tendineum des Zwerchfells (Abb. 8.2E).

Anfänglich geht das intraembryonale Zölom kontinuierlich auf jeder Seite des Embryos in das extraembryonale Zölom über (siehe Abb. 8.1A). Diese Kommunikation ist wichtig, weil der Mitteldarm in dieser Region wegen der geringen Größe der Abdominalhöhle während der Embryonalperiode (siehe S. 34) in die Nabelschnur verlagert werden muß. Der Mitteldarm entwickelt sich in der Nabelschnur zum Dünndarm und zu einem Teil des Dickdarms. Nachdem der Darm während der 10. Woche in das Abdomen zurückgekehrt ist, wird die Verbindung zwischen intra- und extraembryonalem Zölom verschlossen.

Bei der Abfaltung des Embryos in der Horizontalebene (siehe Abb. 4.2 und 8.1C) werden die Arme des hufeisenförmigen intraembryonalen Zöloms auf der ventralen Oberfläche des Embryos zusammengeführt. Anfänglich ist die embryonale Körperhöhle noch zusammenhängend, aber die Lage ihrer zukünftigen drei Abschnitte ist bereits erkennbar: 1. eine große Perikardhöhle; 2. zwei relativ kleine perikardioperitoneale Kanäle, die die Perikard- und Peritonealhöhlen verbinden; und 3. eine große Peritonealhöhle.

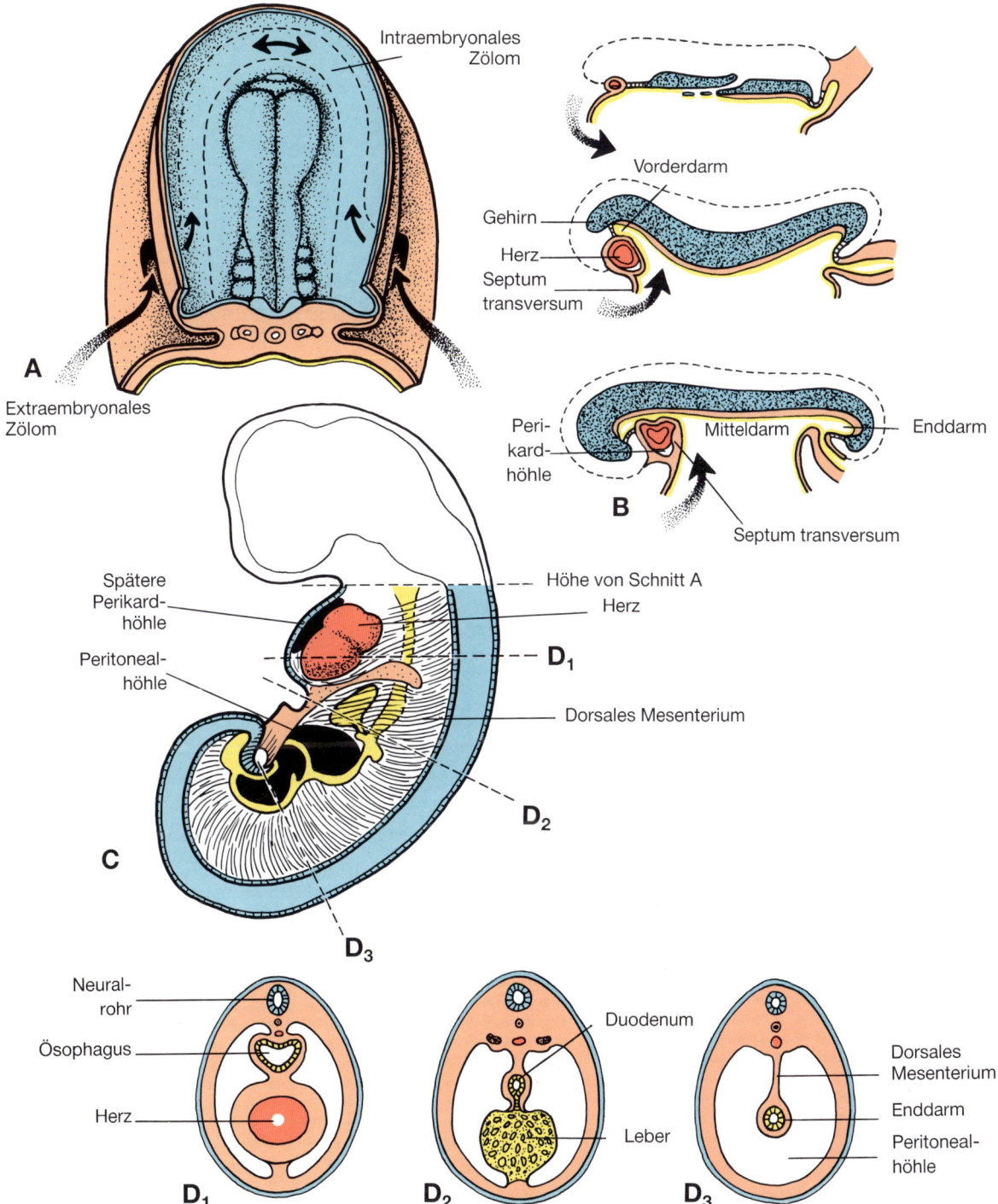

Abb. 8.1 **A**. Schematische Darstellung eines 21 Tage alten Embryos, die die Beziehung des intraembryonalen zum extraembryonalen Zöloms zeigt. Die Pfeile zeigen die Kommunikationsstellen dieser Teile des Zöloms. **B**. Skizzen von Sagittalschnitten durch Embryonen, die die Faltung der Kopf- und Schwanzregion während der 4. Woche darstellen. Herz und Septum transversum werden bei der Abfaltung des Kopfes nach ventral verlagert. Während dieses Vorganges wird ein Teil des Dottersacks in den Embryo als primitiver Darm inkorporiert. **C**. Die primitiven Mesenterien des Embryos aus einer linken Seitenansicht. **D₁** bis **D₃**. Diagrammatische Querschnitte des Embryos auf Höhe der Schnittebenen, die in **C** eingezeichnet sind.

Anfänglich unterteilen die dorsalen und ventralen Mesenterien die Peritonealhöhle in eine rechte und eine linke Hälfte (Abb. 8.1D$_1$ und D$_2$), aber das ventrale Mesenterium verschwindet bald (siehe Abb. 8.1C und D$_3$) bis auf den Teil, der an den kaudalen Teil des Vorderdarms (Anlage des Magens und des ersten Teils des Duodenums) angeheftet ist. Nach dem Verschwinden des ventralen Mesenteriums wird die Peritonealhöhle zu einem einzigen großen Raum (siehe Abb. 8.1D$_2$).

Teilung des intraembryonalen Zöloms in die Körperhöhlen

Wenn sich die **Lungenknospen** (Anlagen der Lungen) zu entwickeln beginnen, wachsen sie in die perikardioperitonealen Kanäle (siehe Abb. 8.2B). Gleichzeitig werden zwei Paare membranöser Falten in den Seitenwänden jedes Kanals gebildet (siehe Abb. 8.2A). Die kranialen Falten, die **pleuroperikardialen Membranen**, liegen oberhalb der sich entwickelnden Lungen. Die kaudalen Falten, die **pleuroperitonealen Membranen**, liegen unterhalb. Durch die Vergrößerung der pleuroperikardialen Membranen wird die Perikardhöhle allmählich von den Pleurahöhlen getrennt.

Die pleuroperikardialen Membranen (siehe Abb. 8.2A). Diese Membranen enthalten die **Kardinalvenen**, die in das embryonale Herz eintreten. Anfänglich ragen die pleuroperikardialen Membranen in die kranialen Abschnitte der perikardioperitonealen Kanäle hinein. Mit dem weiteren Wachstum der Kardinalvenen, dem relativen Abstieg des Herzens und der Erweiterung der Pleurahöhlen werden die pleuroperikardialen Membranen zu Meso-artigen Falten, die sich von der Seitenwand des Thorax in die Medianebene erstrecken. In der 7. Woche verbinden sich die pleuroperikardialen Membranen mit dem ventral des Ösophagus gelegenen Mesoderm. Diese Fusion trennt die Perikardhöhle von den Pleurahöhlen.

Die pleuroperitonealen Membranen (siehe Abb. 8.2A bis E). Mit der Vergrößerung dieser in den kaudalen Abschnitten der perikardioperitonealen Kanälen gelegenen membranösen Falten kommt es zu einer allmählichen Trennung der Pleurahöhlen von der Peritonealhöhle. Sie vergrößern sich, wenn die sich schnell entwickelnden Lungen und Pleurahöhlen in die Körperwand vorwachsen. Während der 6. Woche verlängern sich die pleuroperitonealen Membranen nach medial, bis ihre freien Enden mit dem dorsalen Mesenterium des Ösophagus und dem Septum transversum verschmelzen (siehe Abb. 8.2B). Dadurch werden die Pleurahöhlen von der Peritonealhöhle getrennt. Der Verschluß der pleuroperitonealen Öffnungen wird durch das Einwachsen primitiver Muskelzellen aus der Körperwand in die pleuroperitonealen Membranen abgeschlossen (siehe Abb. 8.2E).

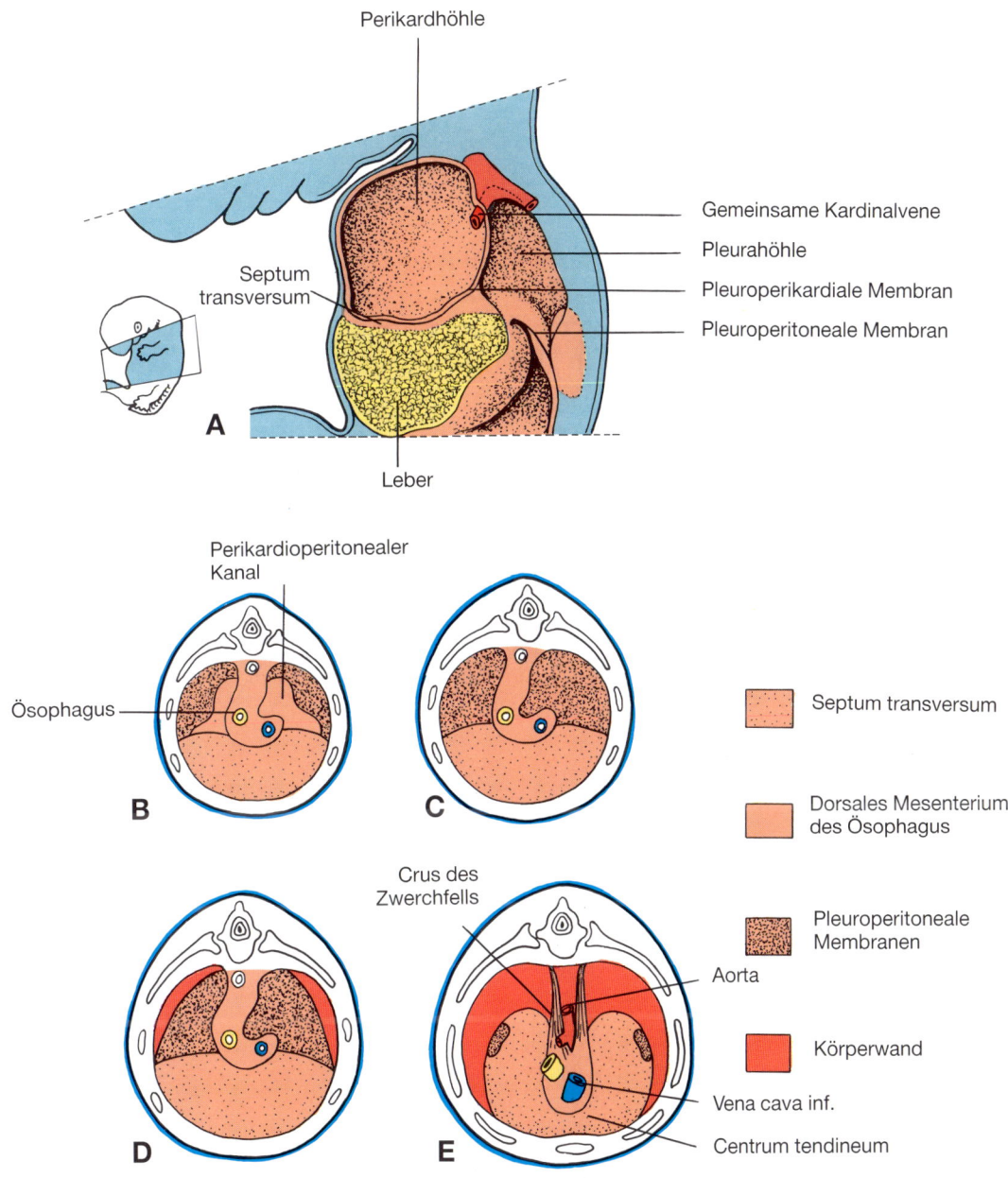

Abb. 8.2 Sagittalschnitt des Teils des Embryos, der in der Skizze zur Linken hervorgehoben ist. Herz und Lungen sind entfernt worden. Zu achten ist auf die pleuroperikardialen und pleuroperitonalen Membranen, die die embryonalen Körperhöhlen trennen. **B** bis **E**. Diagrammatische Querschnitte durch Embryonen während der 5. bis 8. Woche, die die Entwicklung des Zwerchfells darstellen. Das Diaphragma entwickelt sich aus vier Strukturen: Septum transversum, Mesenterium des Ösophagus, pleuroperiotoneale Membranen und Körperwand.

Entwicklung des Zwerchfells (Diaphragma thoracoabdominalis)

Wie der Name andeutet, teilt das Diaphragma die Thorax- von der Abdominalhöhle. Das Diaphragma entwickelt sich aus den folgenden vier Strukturen:

1. **Das Septum transversum** (siehe Abb. 8.1B und 8.2). Das aus Mesoderm bestehende Septum transversum bildet das Centrum tendineum des Zwerchfells. Es verbindet sich mit dem ventral des Ösophagus gelegenen Mesenchym und mit den pleuroperitonealen Membranen.
2. **Die pleuroperitonealen Membranen** (siehe Abb. 8.2). Diese membranösen Falten verbinden sich mit dem dorsalen Mesenterium des Ösophagus und dem Septum transversum und vollenden so die Trennung zwischen Thorax und Abdominalhöhle und die Bildung des primitiven Diaphragma. Obwohl die pleuroperitonealen Membranen große Teile des primitiven Zwerchfells bilden, repräsentieren sie im endgültigen Zwerchfell nur relativ kleine Anteile (siehe Abb. 8.2D).
3. **Das dorsale Mesenterium des Ösophagus** (siehe Abb. 8.2B). Diese doppelte Lage von Peritoneum bildet den mittleren Teil des Diaphragma. Die Schenkel des definitiven Zwerchfells entwickeln sich aus Muskelfasern, die während der 9. bis 12. Woche in das dorsale Mesenterium des Ösophagus einwachsen (siehe Abb. 8.2E).
4. **Die Körperwand** (siehe Abb. 8.2D). Die Lungen und Pleurahöhlen vergrößern sich und wachsen gegen die Körperwand vor. Während dieses Vorganges wird das Gewebe in zwei Lagen unterteilt: eine äußere, aus der die Körperwand entsteht, und eine innere, die die peripheren Teile des Zwerchfells bildet.

Lageveränderungen des Zwerchfells

Während der 4. Woche liegt das Septum transversum, die erste Anlage des Diaphragma, gegenüber den 3., 4. und 5. zervikalen Somiten. Während der 5. Woche wandern Myoblasten (sich entwickelnde Muskelzellen) aus diesen Somiten in das sich entwickelnde Zwerchfell, wobei sie ihre aus der Zervikalregion stammenden Nerven mitnehmen. Dies erklärt, warum der das Zwerchfell versorgende N. phrenicus aus den zervikalen Segmenten 3, 4 und 5 hervorgeht. Die Wurzeln dieser Segmente verbinden sich auf jeder Seite und bilden den **N. phrenicus**. Aufgrund des embryonalen Ursprungs des N. phrenicus hat der endgültige Nerv einen sehr langen Verlauf durch den Thorax (ungefähr 30 cm), bevor er das Zwerchfell innerviert.

Das sich anschließende ungleichmäßige Wachstum des dorsalen Teils des embryonalen Körpers führt zu der augenscheinlichen Wanderung oder dem „Abstieg" des Zwerchfells. In der 6. Woche liegt das sich entwickelnde Zwerchfell auf Höhe der thorakalen Somiten; der N. phrenicus hat nun einen absteigenden Verlauf. Durch die weitere kaudale Verlagerung des Diaphragma werden die Nerven entsprechend verlängert. Am Beginn der 8. Woche liegt der dorsale Teil des Diaphragma auf Höhe des 1. Lumbalwirbels.

Der entwicklungsgeschichtliche Ursprung des Diaphragma erklärt seine Nervenversorgung. Die Nn. phrenici stellen die gesamte motorische und den größten Teil der sensiblen Innervation des Diaphragma. Die peripheren Anteile des Zwerchfells, die aus der Körperwand entstehen (siehe Abb. 8.2E), empfangen sensible Nerven von den unteren 6 oder 7 Interkostalnerven.

Angeborene Zwerchfellhernien

Ein **posterolateraler Defekt des Zwerchfells** (Abb. 8.3A) ist die einzige relativ häufige angeborene Fehlbildung des Zwerchfells. Sie findet sich bei einem auf 2000 neugeborenen Kindern. Durch den großen Defekt im Diaphragma kommt es zur Herniation von Baucheingeweiden in die Thoraxhöhle (siehe Abb. 8.3B).

Der angeborene posterolaterale Defekt des Diaphragma resultiert aus der fehlerhaften Bildung und/oder Fusion der pleuroperitonealen Membranen mit dem dorsalen Mesenterium des Ösophagus und dem Septum transversum (siehe Abb. 8.2B bis E). Der Defekt, der gewöhnlich einseitig vorkommt, besteht aus einer großen Öffnung in der posterolateralen Region des Diaphragma (siehe Abb. 8.3A).

Er findet sich fünfmal häufiger auf der linken als auf der rechten Seite. Das ist wahrscheinlich darauf zurückzuführen, daß die rechte pleuroperitoneale Öffnung sich wegen des Vorhandenseins der großen embryonalen Leber früher verschließt (siehe S. 102).

Normalerweise vereinigen sich die pleuroperitonealen Membranen am Anfang der 7. Woche mit den anderen Bestandteilen des Diaphragma (siehe Abb. 8.2E). Ist eine pleuroperitoneale Membran jedoch noch nicht verschmolzen, wenn der Darm während der 10. Woche aus der Nabelschnur in das Abdomen zurückkehrt, verlagern sich Darmschlingen, oft auch Magen und Milz, in den Thorax. In ungewöhnlichen Fällen können auch Leber und Nieren in die Thoraxhöhle verlagert werden, wobei sie wiederum Lungen und Herz verdrängen. Die im Thorax gelegenen Teile der Eingeweide erweitern sich in der Regel nach der Geburt durch verschluckte Luft und schränken die Funktion von Herz und Lungen ein.

Falls bei der Geburt Baucheingeweide in der Thoraxhöhle vorhanden sind, wird der Beginn der Atmung gestört. Da die Abdominalorgane am häufigsten in der linken Hälfte des Thorax liegen, werden Herz und Mediastinum in der Regel nach rechts verlagert. Die Lungen sind häufig hypoplastisch und stark verkleinert. Ihr zurückgebliebenes Wachstum ist durch Platzmangel hervorgerufen, da sie sich nicht normal erweitern können. Wenn die Hernie operativ zurückverlagert (reponiert) wird, wird die betroffene Lunge belüftet und erreicht später ihre normale Größe. Nach Reposition der Hernie verschließt sich auch der Defekt im Diaphragma.

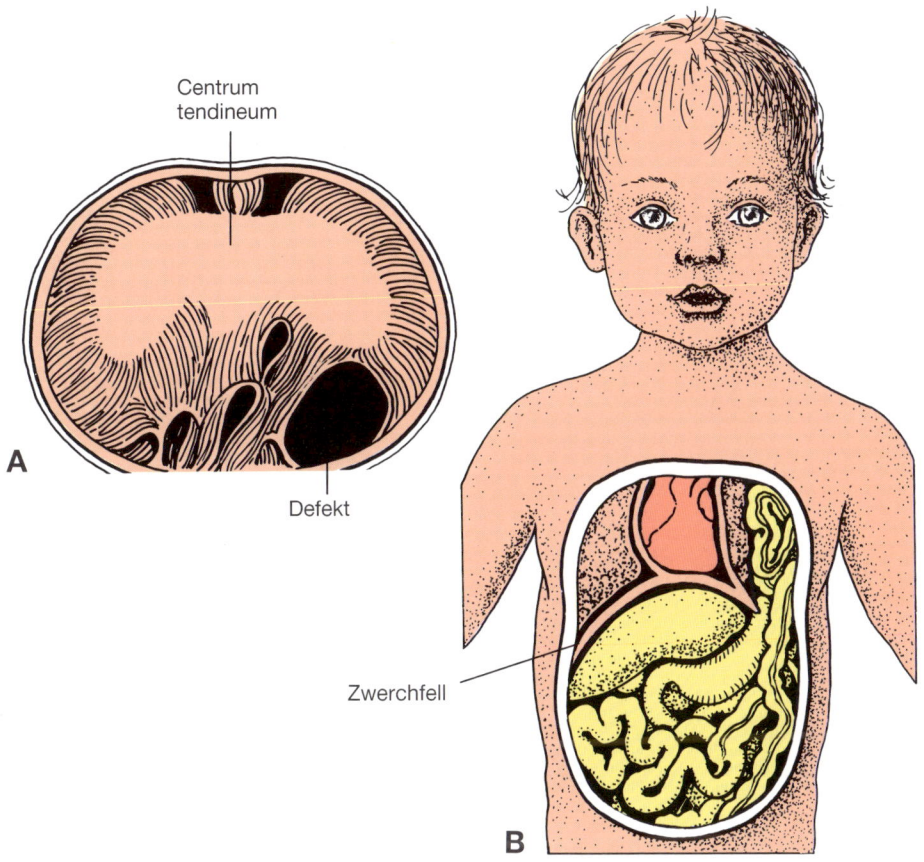

Abb. 8.3 **A**. Zwerchfell mit einem großen posterolateral gelegenen Defekt, der aus einer anomalen Bildung und/oder Verschmelzung der pleuroperitonealen Membranen auf der linken Seite mit dem Mesenterium des Ösophagus und dem Septum transversum resultiert. **B**. Ein „Fenster" auf Thorax und Abdomen zeigt die Herniation der Eingeweide in den Thorax durch den postolateralen Defekt auf der linken Seite des Zwerchfells, wie er in **A** dargestellt ist. Auffällig sind die Verlagerung des Herzens nach rechts und die Kompression der linken Lunge.

9

Das Kiemensystem und branchiogene Organe

Das Kiemensystem und branchiogene Organe

Während der frühen Embryonalperiode hat der menschliche Embryo nur wenig Ähnlichkeit mit einem menschlichen Wesen. Das ist auf das Vorhandensein des **Kiemensystems** zurückzuführen, das aus folgenden Teilen besteht: 1. den **Kiemenbögen** (Schlundbögen, Branchialbögen), 2. den **Kiemen- oder Schlundtaschen**, 3. den **Kiemenfurchen** (Schlundfurchen) und 4. den **Kiemenmembranen** (Verschlußmembranen). Das Adjektiv „branchial" leitet sich von dem griechischen Wort *branchia* her, das „Kiemen" bedeutet. Obwohl der menschliche Embryo niemals selbst Kiemen entwickelt, besitzt er doch ein stammesgeschichtlich zu erklärendes Branchialsystem (Abb. 9.1). Am Ende der Embryonalperiode werden diese primitiven Strukturen entweder neu angeordnet und an neue Funktionen angepaßt, oder sie verschwinden.

Das Kiemensystem

Entwicklung der Kiemenbögen

Die charakteristischen äußeren Merkmale der Kopf- und Halsregion eines 4 Wochen alten Embryos sind eine Serie von Kiemenbögen, die mehr oder weniger dorsoventral angeordnet und durch Kiemenfurchen voneinander getrennt sind.

Vier Kiemenbögen sind auf der Oberfläche sichtbar (siehe Abb. 9.1A) und werden von kranial nach kaudal durchnumeriert. Der fünfte und sechste Kiemenbogen sind klein und nicht auf der Oberfläche sichtbar.

Der **1. Kiemenbogen**, häufig als **Mandibularbogen** bezeichnet, ist groß. Von seinem dorsalen Ende wächst der Maxillarfortsatz unterhalb des sich entwickelnden Auges nach kranial. Er ist wichtig für die Entwicklung des Gesichtes (siehe Abb. 9.1B und 9.4). Ein anderer Fortsatz des ersten Kiemenbogens, der Mandibularfortsatz, ist ebenfalls an der Entwicklung des Gesichtes beteiligt, besonders an der Bildung der Unterlippe und der Unterkieferregion.

Oberflächenektoderm stülpt sich von außen zwischen benachbarte Kiemenbögen und bildet so die Kiemenfurchen (siehe Abb. 9.1D). Im Inneren stülpt sich das Entoderm des primitiven Schlundes zwischen die Kiemenbögen und bildet so die Schlundtaschen (Abb. 9.1C). Die Kiemenbögen unterstützen die Seitenwände des kranialen Teils des Vorderdarms, der als **primitiver Pharynx** bezeichnet wird und von dem sich die Schlundtaschen ausstülpen. Das Ektoderm der Kiemenfurchen und das Entoderm der Schlundtaschen nähern sich zwischen den Kiemenbögen einander an und bilden die **Branchialmembranen** (Kiemen-, Verschlußmembranen) (siehe Abb. 9.1D).

Der primitive Mund erscheint anfänglich als eine flache Eindellung auf der Oberfläche des Ektoderms, die als **Stomodaeum** bezeichnet wird (siehe Abb. 9.1A). Zuerst wird das Stomodaeum vom primitiven Pharynx durch eine zweischichtige Membran getrennt, die **oropharyngeale Membran** (Rachenmembran, Membrana

Das Kiemensystem und branchiogene Organe 75

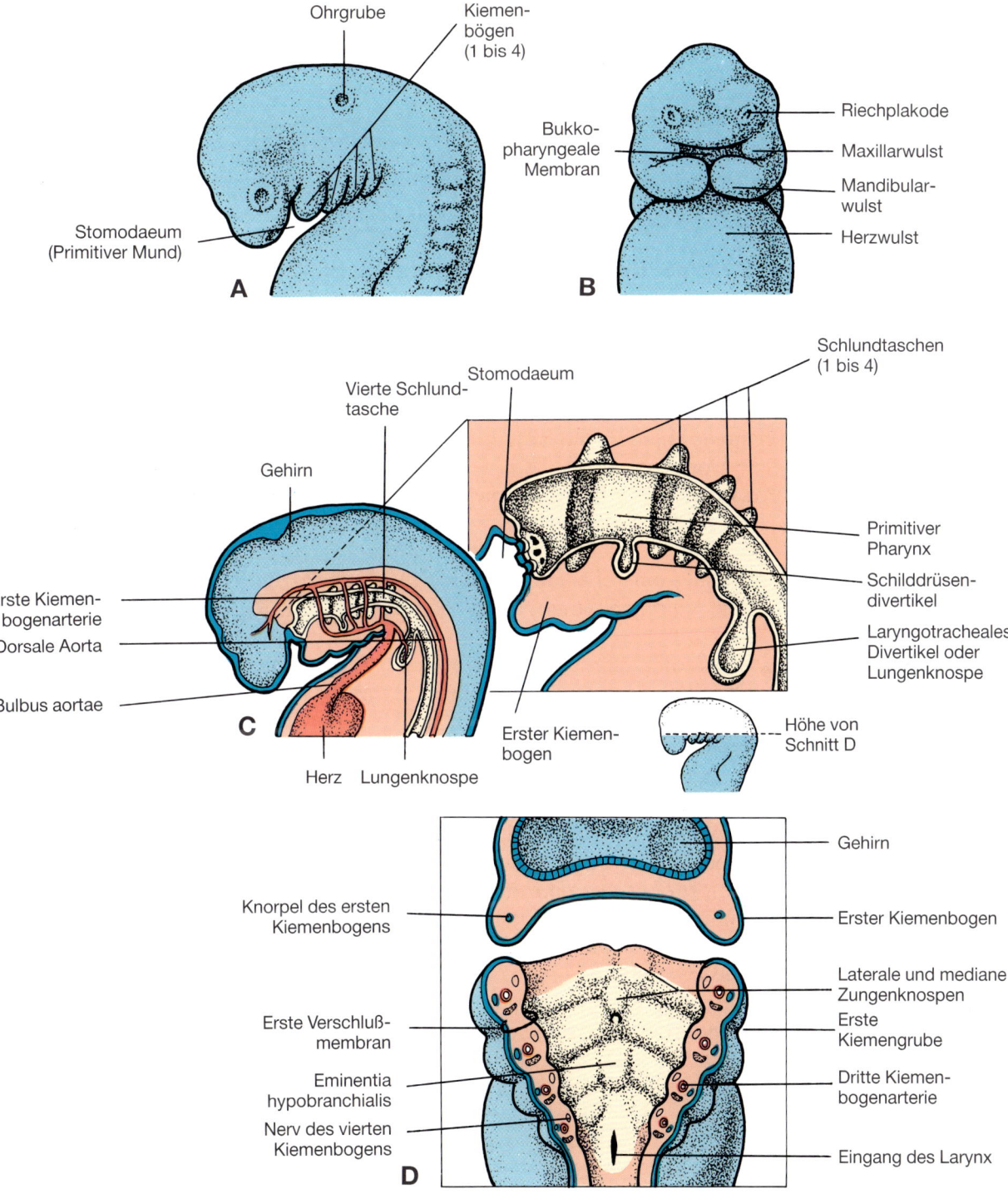

Abb. 9.1 Schematische Darstellungen des Branchialsystems menschlicher Embryonen während der 4. Woche. **A**. Seitenansicht am 28. Tag. **B**. Frontalansicht am 24. Tag. **C**. Schematische Lateralansicht eines Sagittalschnittes durch einen 4 Wochen alten Embryo, die die Schlundtaschen, die Kiemenbogenarterien und das primitive Herz darstellt. **D**. Horizontalschnitt durch das kraniale Ende des in **C** dargestellten Embryos. Die Zusammensetzung des Branchialsystems aus Kiemenbögen, Kiemenfurchen, Kiemenmembranen und Schlundtaschen wird hier deutlich.

76 Das Kiemensystem und branchiogene Organe

buccopharyngea) (siehe Abb. 9.1B). Sie besteht aus dem äußeren Ektoderm und dem innen gelegenen Entoderm. Diese Membran zerreißt zwischen dem 24. und 26. Tag und stellt so die freie Kommunikation zwischen dem primitiven Darm (Anlage des Verdauungstraktes) und der Amnionhöhle her (siehe Abb. 9.4A).

Bestandteile der Kiemenbögen

Jeder Kiemenbogen besteht aus Mesenchym, das aus dem Seitenplattenmesoderm und der Neuralleiste entsteht (siehe S. 21). Aus diesem Mesenchym entstehen Muskeln, Knorpel, Knochen und Blutgefäße. Die Nerven wachsen aus dem Gehirn in die Bögen ein.

Die Skelettbestandteile der Kiemenbögen (Abb. 9.2A). Einige Mesenchymzellen in jedem Kiemenbogen aggregieren und bilden lang ausgezogene Zellansammlungen, die zu den charakteristischen Kiemenbogenknorpeln umgebildet werden (siehe Abb. 9.1D und 9.2A).

Der Knorpel des 1. Kiemenbogens (Meckelscher Knorpel) deutet die Lage der zukünftigen Mandibula an. Zwei kleine Gehörknöchelchen (Mittelohrknochen), der Malleus (Hammer) und der Incus (Amboß), entwickeln sich durch enchondrale Ossifikation am dorsalen Ende des ersten Kiemenbogenknorpels. Ein bandförmiges Überbleibsel des Knorpels bildet beim Erwachsenen das **Lig. sphenomandibulare** (siehe Abb. 9.2B). Der restliche Teil des 1. Kiemenbogenknorpels verschwindet fast vollständig.

Die definitive Mandibula entsteht hauptsächlich durch desmale Ossifikation um die Knorpel des ersten Kiemenbogens, wenn letztere verschwinden (siehe Abb. 9.2B).

Der Knorpel des 2. Kiemenbogens wird als Reichertscher Knorpel bezeichnet. Durch enchondrale Ossifikation entsteht an seinem dorsalen Ende der **Steigbügel**, das dritte Mittelohrknöchelchen (siehe Abb. 9.2B). Auch der **Processus styloideus** entwickelt sich aus dem 2. Kiemenbogenknorpel, ebenso das Lig. stylohyoideum sowie das kleine Horn und der obere Teil des Körpers des Zungenbeins (siehe Abb. 9.2B).

Der überwiegende Teil der knorpeligen Bestandteile der anderen Kiemenbögen verschwindet, einige kleine Teile verbleiben jedoch. Die ventralen Enden des 3. Paares der Kiemenbogenknorpel bilden den unteren Teil des Körpers und die großen Hörner des Os hyoideum. Die 4. und 6. Kiemenbögen bilden die Knorpel des Kehlkopfes mit Ausnahme der Epiglottis (siehe Abb. 9.2B).

Die Kiemenbogenmuskulatur (siehe Abb. 9.2C). Das Mesenchym der Kiemenbögen bildet außerdem die quergestreifte Muskulatur. Die sich entwickelnden Muskelzellen (Myoblasten) wandern aus den Kiemenbögen in verschiedene Regionen des Kopfes und des Halses und bilden die Kaumuskulatur und die mimische Muskulatur (Abb. 9.2D). Sie behalten jedoch ihre ursprüngliche Nervenversorgung bei (Tabelle 9.1).

Die Kiemenbogenarterien (siehe Abb. 9.1C). Jeder Kiemenbogen enthält eine Arterie, die als Arterienbogen bezeichnet wird und ventral mit dem Truncus arteriosus des primitiven Herzens und dorsal mit der anfangs paarigen Aorta dorsalis verbunden ist.

Die Arterienbögen sind nicht alle zur selben Zeit vorhanden. Die ersten beiden Paare der Arterienbögen z. B. sind bereits wieder degeneriert, wenn das sechste Paar entwickelt ist. Die einzigen Arterienbögen, die in einer veränderten Form bis in das erwachsene Stadium erhalten bleiben, sind der 3., 4. und 6. (Abb. 13.2).

Das Kiemensystem und branchiogene Organe

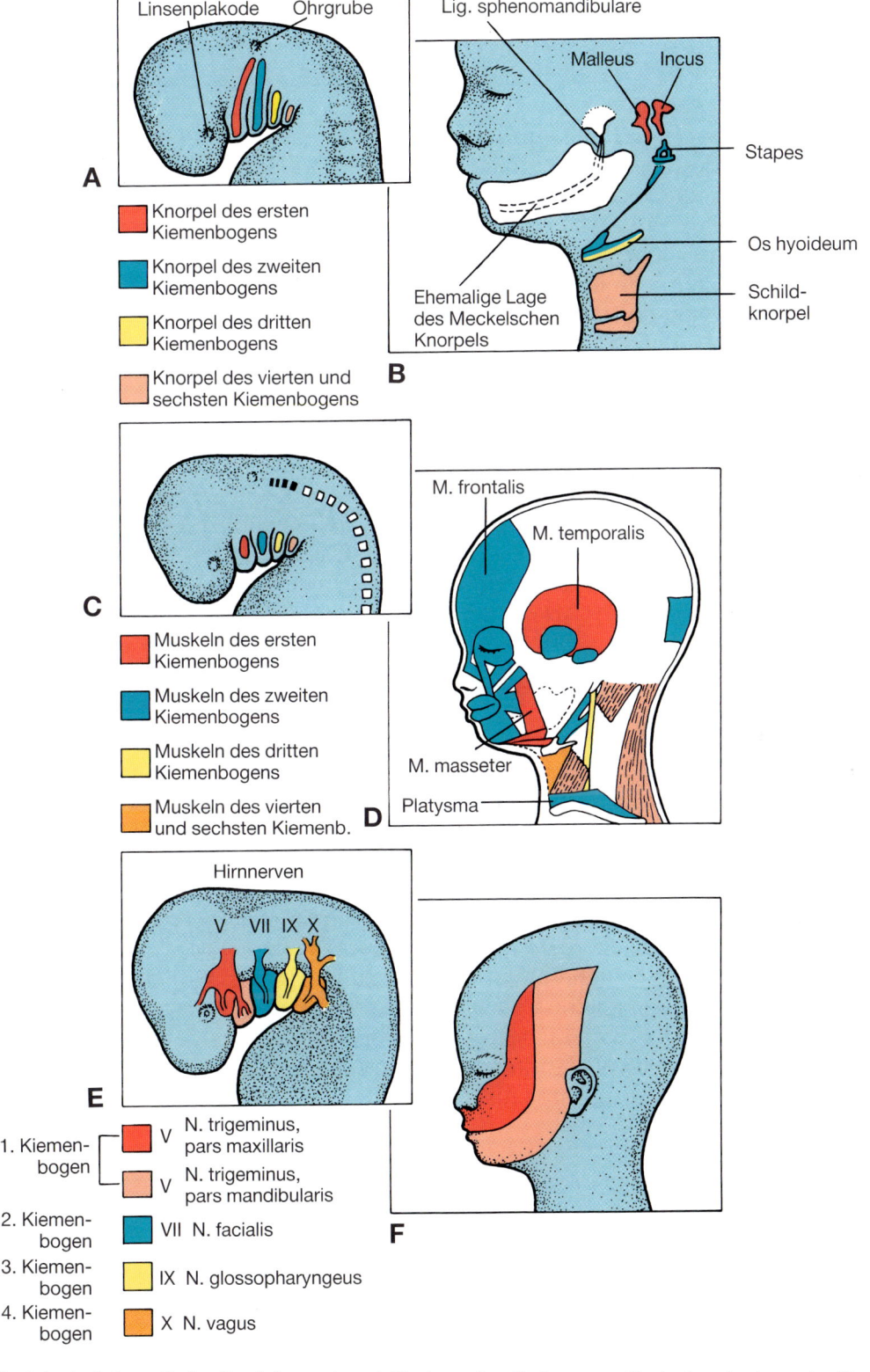

Abb. 9.2 A. Schematische Darstellung eines 4 Wochen alten Embryos zur Illustration der Lage der Kiemenbogenknorpel. **B**. Schematische Darstellung eines 20 Wochen alten Feten, die die knöchernen und knorpeligen Abkömmlinge der Kiemenbögen zeigt. **C**. Schematische Darstellung des Kopfes eines 4 Wochen alten Embryos, die die Muskulatur der Kiemenbögen darstellt. **D**. Schematische Skizze eines Kopfes eines 20 Wochen alten Feten, die die Muskulatur darstellt, die sich aus den Muskelanlagen der Kiemenbögen entwickelt hat. **E**. Skizze eines 4 Wochen alten Embryos zur Darstellung der Kiemenbogennerven. **F**. Skizze des Kopfes eines 20 Wochen alten Feten in Lateralansicht. Dargestellt ist das Versorgungsgebiet der zwei kaudalen Äste des ersten Kiemenbogennerven (N. trigeminus).

Die Kiemenbogennerven (siehe Abb. 9.1D und 9.2E). Die Nerven, die die Kiemenbögen versorgen, haben nur eine kurze Entfernung aus dem Gehirn zurückzulegen.

Der V. Hirnnerv (**N. trigeminus**) versorgt die Haut über den Teilen des Gesichtes, die sich aus dem 1. Kiemenbogen ableiten, über seine maxillären und mandibulären Äste (siehe Abb. 9.2D). Der VII. Hirnnerv (**N. facialis**) versorgt die vom 2. Kiemenbogen abstammenden Muskeln (siehe Tabelle 9.1). Der Nerv des 3. Kiemenbogens ist der IX. Hirnnerv (**N. glossopharyngeus**). Er versorgt den M. stylopharyngeus (siehe Abb. 9.2B, Tabelle 9.1) und den Pharynx. Zwei Äste des X. Hirnnerven (**N. vagus**) versorgen die verbleibenden Kiemenbögen. Der N. laryngeus superior versorgt Abkömmlinge des 4. Kiemenbogens und der N. laryngeus recurrens Abkömmlinge des 6. Kiemenbogens (siehe Tabelle 9.1).

Weitere Abkömmlinge der Kiemenbögen (siehe Abb. 9.2F und 9.3 bis 9.5). Die Kiemenbögen, insbesondere der 1. und der 2., beteiligen sich ausgiebig an der Bildung des Gesichts, der äußeren Ohren, des Halses, des Mundes, der Nasenhöhlen, des Larynx, des Gaumens und des Pharynx. 6 kleine Erhebungen entwickeln sich am dorsalen Ende des 1. und 2. Kiemenbogens um die Öffnung der ersten Kiemenfurche. Diese Erhebungen (Ohrhöckerchen) verschmelzen allmählich miteinander und bilden die Aurikula (Ohrmuschel) des äußeren Ohres (siehe Abb. 9.4B). Sie umgibt den Meatus acusticus externus, einen Abkömmling der ersten Kiemenfurche (Abb. 9.3C).

Während der 5. Woche vergrößern sich die 2. Kiemenbögen und wachsen nach kaudal über die 3. und 4. Kiemenbögen hinweg. Sie erzeugen dadurch beidseitig eine ektodermale Tasche, die als **Sinus cervicalis** bezeichnet wird (siehe Abb. 9.4B). Dieser Sinus verschwindet später, wenn die Bildung der äußeren Oberfläche des Halses abgeschlossen wird.

Die Schlundtaschen

Die Kiemenbögen sind im Inneren durch Schlundtaschen voneinander getrennt (siehe Abb. 9.1C), die jeweils kaudal der Kiemenbögen mit der entsprechenden Zahl liegen.

Abkömmlinge der Schlundtaschen (siehe Abb. 9.3). Die 1. Schlundtasche vergrößert sich und entwickelt sich zum **Recessus tubotympanicus**. Diese Ausstülpung wird später zur Tuba auditiva und dem Mittelohr (Cavitas tympanica)

Die Höhlung der 2. Schlundtasche wird durch die Entwicklung der Tonsilla palatina weitgehend verödet (siehe Abb. 9.3C), nur ein kleiner Teil von ihr verbleibt als **Fossa tonsillaris**. Das Entoderm der zweiten Schlundtasche bildet das Oberflächenepithel der Tonsillen und die Auskleidung ihrer Krypten. Das Mesenchym um diese Tasche differenziert sich zu lymphatischem Gewebe, das in die Tonsillen eingelagert wird.

Das Entoderm des dorsalen Teils der 3. Schlundtasche differenziert sich zu den **unteren Nebenschilddrüsen** (Epithelkörperchen) (siehe Abb. 9.3B). Ihr ventraler Teil verbindet sich unter Bildung des **Thymus** mit der Anlage der Gegenseite (siehe Abb. 9.3C und D).

Das Entoderm des dorsalen Teils der 4. Schlundtasche differenziert sich zu den **oberen Nebenschilddrüsen**, ihre ventralen Teile entwickeln sich zu den **Ultimobranchialkörpern** (siehe Abb. 9.3C). Diese primitiven Körperchen vereinigen sich mit der Schilddrüse (siehe Abb. 9.3C), besiedeln sie und bilden die parafollikulären Zellen (C-Zellen) der Glandula thyroidea. Sie produzieren Kalzitonin, ein Hormon mit Kalzium-erniedrigender Aktivität, das an der Regulation des normalen Kalziumspiegels der Körperflüssigkeiten beteiligt ist.

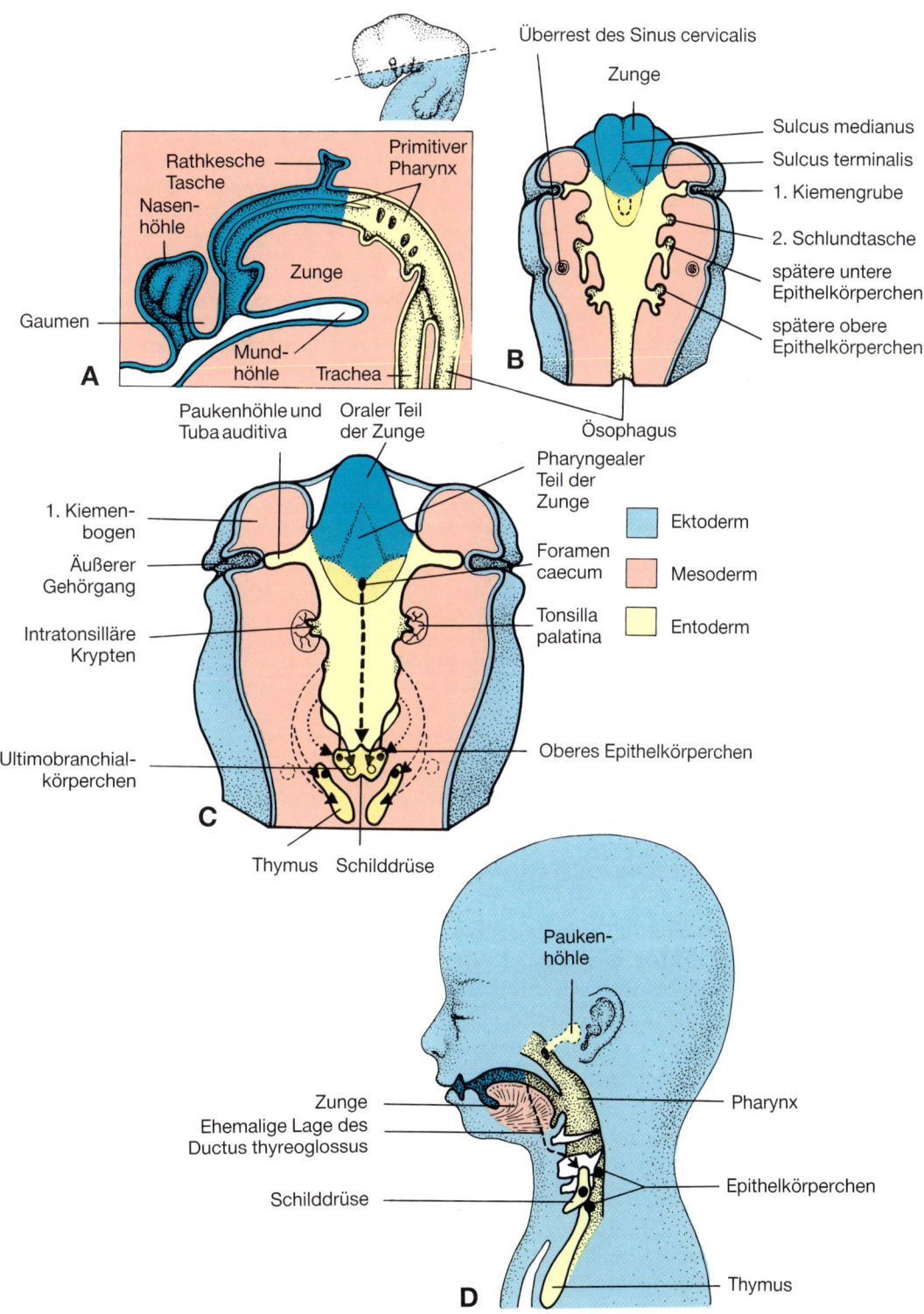

Abb. 9.3 Schematische Darstellung der Abkömmlinge der Schlundtaschen. **A**. Längsschnitt durch den Kopf eines 6 Wochen alten Embryos. **B**. Horizontalschnitt durch den Kopf des in **A** gezeigten Embryos, der die frühe Differenzierung der Schlundtaschen zeigt. **C**. Ähnlicher Horizontalschnitt durch einen 7 Wochen alten Embryo. **D**. Schematischer Sagittalschnitt durch Kopf und Hals eines 20 Wochen alten Feten, der die adulten Abkömmlinge der Schlundtaschen und den Abstieg der Schilddrüse von der Zunge zeigt (gestrichelte Linie).

Tabelle 9.1 Abkömmlinge der Kiemenbögen[1]

Kiemenbogen	Nerv	Muskeln	Skelettelemente	Bänder
Erster Kiemenbogen (Mandibularbogen)	N. trigeminus[2] (N. V)	Kaumuskeln[3] M. mylohyoideus und Venter anterior des M. digastricus M. tensor tympani M. tensor veli palatini	Hammer Amboß	vorderes Band des Hammers Lig. sphenomandibulare
Zweiter Kiemenbogen (Hyoidbogen)	N. facialis (N. VII)	Mimische Muskulatur[4] M. stapedius M. stylohyoideus Venter posterior des M. digastricus	Steigbügel Processus styloideus kleines Zungenbeinhorn oberer Teil des Zungenbeinkörpers	Lig. stylohyoidum
Dritter Kiemenbogen	N. glossopharyngeus (N. IX)	M. stylopharyngeus	großes Zungenbeinhorn unterer Teil des Zungenbeinkörpers	
Vierter und sechster Kiemenbogen[5]	N. laryngeus superior und N. recurrens des N. vagus (N. X)	M. cricothyroideus M. levator veli Mm. constrictores pharyngis innere Kehlkopfmuskeln quergestreifte Muskulatur des Ösophagus	Schildknorpel Ringknorpel Stellknorpel Cartilagines corniculatae und cuneiformes	

[1] Die Abkömmlinge der Kiemenarterienbögen werden in Kapitel 13 beschrieben.
[2] Der N. ophthalmicus des N. trigeminus versorgt keine Kiemenbogenstrukturen.
[3] Mm. temporalis, masseter, pterygoideus medialis und lateralis
[4] Mm. buccinator, auricularis, frontalis, orbicularis oris, orbicularis oculi sowie das Platysma.
[5] Der 5. Kiemenbogen fehlt häufig. Falls vorhanden, ist er gewöhnlich rudimentär und hat keinen erkennbaren Knorpelanteil. Die Knorpel des 4. und 6. Kiemenbogens verschmelzen und bilden die oben aufgeführten Kehlkopfknorpel.

Fehlbildungen der Kiemenbogenstrukturen

Die Mehrzahl der Fehlbildungen im Kopf- und Halsbereich entstehen während der Umbildung der Kiemenbogenstrukturen zu ihren adulten Derivaten. Zahlreiche Anomalien entstehen aus Überbleibseln des Branchialsystems, die normalerweise verschwinden, wenn sich die adulten Strukturen entwickeln. Mit dem Kiemensystem assoziierte Fehlbildungen sind relativ selten, aber zwei von ihnen sind von großer klinischer Bedeutung: Fehlbildungen des 1. Kiemenbogens und Überbleibsel des Sinus cervicalis.

Das Syndrom des ersten Kiemenbogens. Diese Bezeichnung wird für Fehlbildungen gebraucht, die durch die anomale Entwicklung von Strukturen entstehen, die normalerweise aus dem 1. Kiemenbogen ihren Ursprung nehmen. Dieses Syndrom beruht nach heutiger Auffassung auf der unvollständigen Einwanderung kranialer Neuralleistenzellen in den 1. Kiemenbogen während der 4. Woche. Die beiden Hauptmanifestationen des Syndroms des ersten Kiemenbogens sind: **Dystostosis mandibulofacialis** oder Treacher-Collins-Syndrom (kleine Mandibula, Hypoplasie der Molaren und fehlgebildete Ohren) und **Pierre-Robin-Syndrom** (kleine Mandibula und Gaumenspalte).

Persistenz des Sinus cervicalis. Wenn der Sinus cervicalis (siehe Abb. 9.4B) während der Bildung des Halses nicht vollständig verödet, kann sich aus seinen Überbleibseln in der Halsregion eine **branchiogene laterale Halszyste** entwickeln (siehe Abb. 9.2B). Diese Zysten liegen gewöhnlich an der Seite des Halses entlang dem vorderen Rand des M. sternocleidomastoideus. Wenn der persistierende Sinus cervicalis mit der Oberfläche durch einen engen Gang verbunden ist, wird er als **äußere Halsfistel** bezeichnet.

Entwicklung der Schilddrüse

Die Glandula thyroidea beginnt ihre Entwicklung als eine Ausstülpung vom Boden des primitiven Pharynx (siehe Abb. 9.1C). Dieses **Diverticulum thyroideum** wird bald zu einer zweigelappten Zellmasse, die in den Hals hinabsteigt (siehe Abb. 9.3C). Es behält seine Verbindung zur Zunge zeitweilig über den langen **Ductus thyreoglossus** bei. Normalerweise verschwindet dieser Gang vor dem Ende der Embryonalperiode, seine kraniale Öffnung bleibt jedoch als das **Foramen caecum** der adulten Zunge erhalten.

Entwicklung der Zunge

Der orale Teil (die vorderen zwei Drittel) der Zunge (siehe Abb. 9.3 und 10.2C) entwickelt sich aus zwei distalen Zungenhöckerchen (lateralen Zungenwülsten) und einem medianen Zungenwulst (Tuberculum impar). Diese Knospen entstehen durch die Proliferation des Mesenchyms im 1. Kiemenbogenpaar (siehe Abb. 9.1D). Die lateralen Zungenwülste vergrößern sich sehr schnell, verschmelzen miteinander und überwachsen den medianen Zungenwulst. Die Fusionsebene der lateralen Zungenwülste ist oberflächlich auf der Zunge durch den Sulcus medianus und im Zungeninneren durch das Septum medianum markiert (siehe Abb. 9.3B).

Der pharyngeale Teil (hinteres Drittel der Zunge) (siehe Abb. 9.3C und 10.2C) entwickelt sich aus zwei Strukturen: der **Copula** und der **Eminentia hypobranchialis** (siehe Abb. 9.1D). Diese Wülste entstehen durch Proliferation des Mesenchyms im 2., 3. und 4. Kiemenbogen. In der weiteren Entwicklung der Zunge wird die Copula von der Eminentia hypobranchialis überwachsen, weshalb sich das hintere Drittel der Zunge weitgehend vom kranialen Teil der Eminentia hypobranchialis ableitet.

Die Fusionslinie der oralen und pharyngealen Anteile der Zunge wird im adulten Stadium durch eine V-förmige Grube, den Sulcus terminalis, angezeigt (siehe Abb. 9.3B). Das **Foramen caecum**, das Überbleibsel des proximalen Endes des Ductus thyreoglossus, liegt an der Spitze des Sulcus terminalis (siehe Abb. 9.3C).

Entwicklung des Gesichtes

Das Gesicht entsteht aus 5 Anlagen (siehe Abb. 9.4A). Die **Prominentia frontonasalis** (Stirnfortsatz, Stirnnasenfortsatz) bildet die kraniale Grenze des Stomodaeums oder primitiven Mundes (siehe Abb. 9.4B); die paarigen **Maxillarfortsätze** (Oberkieferfortsätze) des 1. Kiemenbogens bilden die seitlichen Grenzen und die paarigen **Mandibularfortsätze** (Unterkieferfortsätze) desselben Kiemenbogens die kaudale Grenze.

Die **Nasenplakoden** (Riechplakoden) entwickeln sich als Verdickungen des Oberflächenektoderms beiderseits der Prominentia frontonasalis (Abb. 9.4A). Um diese Plakoden entwickeln sich hufeisenförmige Leisten, die **medialer und lateraler Nasenfortsatz** genannt werden. Dadurch kommen die Riechplakoden am Boden einer Einstülpung zu liegen, die als **Nasengrube** (Riechgrube) bezeichnet wird (siehe Abb. 9.4C).

Zwischen der 5. und 8. Woche nehmen die Maxillarfortsätze schnell an Größe zu und wachsen nach medial, wobei sie die medialen Nasenfortsätze in Richtung auf die Medianebene verschieben. Die Grube zwischen dem lateralen Nasenfortsatz und dem Maxillarfortsatz verschwindet, wenn diese beiden Fortsätze miteinander verschmelzen (siehe Abb. 9.4D).

Die Oberlippe wird durch die Verschmelzung der Maxillarfortsätze mit den medialen Nasenfortsätzen gebildet. Die lateralen Nasenfortsätze sind nicht an der Bildung der Oberlippe beteiligt, sie bilden die Nasenflügel. Durch Verschmelzung der medialen Nasenfortsätze mit dem Oberkieferfortsatz wird das Zwischenkieferstück des Oberkiefers gebildet. Es besteht aus drei Teilen: 1. dem Philtrum der Oberlippe (siehe Abb. 9.4D); 2. dem unpaaren Mittelabschnitt des Oberkiefers, der 4 Schneidezähne trägt (siehe Abb. 9.5F); und 3. dem primären Gaumen (siehe Abb. 9.5C).

Die **Mandibularfortsätze** wachsen nach medial und beginnen am Ende der vierten Woche miteinander zu verschmelzen (siehe Abb. 9.4A). Sie bilden die Unterlippe, das Kinn und die Mandibula (siehe Abb. 9.4B bis D).

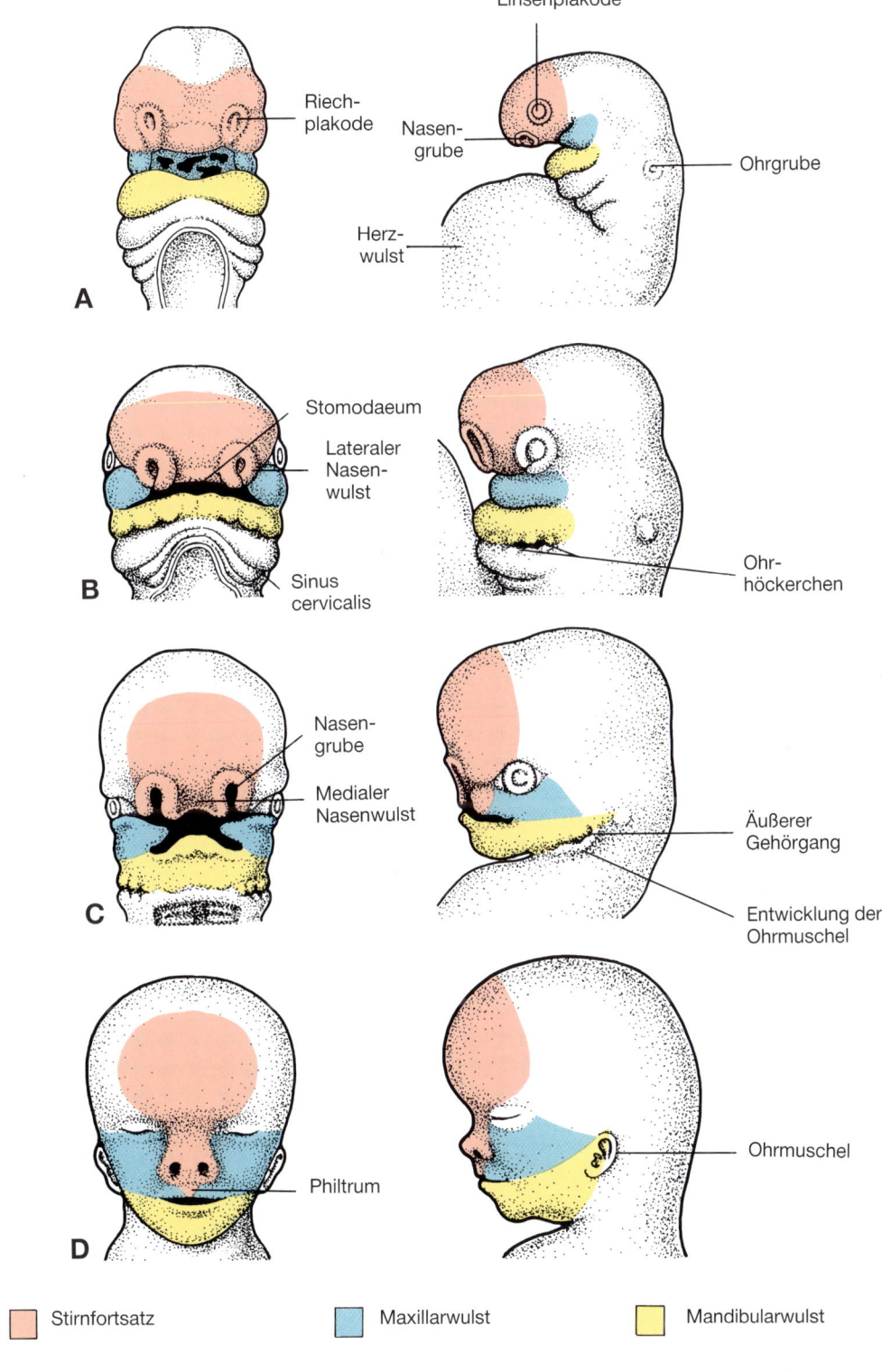

Abb. 9.4 Gesichtsentwicklung. **A**. 28 Tage. **B**. 33 Tage. **C**. 40 Tage. **D**. 10 Wochen. Linke Seite Frontalansicht; rechte Seite Seitenansicht.

Entwicklung des Gaumens

Der Gaumen entsteht aus drei Anlagen. Der vordere Teil leitet sich vom keilförmigen **primären Gaumen** her, der auch als **Processus palatinus medianus** bezeichnet wird (siehe Abb. 9.5A). Der hintere Teil des Gaumens, der den größten Teil des definitiven Gaumens repräsentiert, entsteht aus zwei plattenartigen Auswüchsen der inneren Oberfläche der Maxillarfortsätze, die als **Processus palatini laterales** bezeichnet werden (siehe Abb. 9.5B).

Der **sekundäre Gaumen** entsteht während der 7. Woche, wenn die lateralen Gaumenfortsätze nach medial wachsen und miteinander in der Medianebene verschmelzen. Die lateralen Gaumenfortsätze verschmelzen im vorderen Bereich auch mit dem primären Gaumen (siehe Abb. 9.5B–D). Während dieser Fusion wächst das Nasenseptum nach unten und vereinigt sich ebenfalls mit dem Gaumen. Der Canalis incisivus markiert die Trennung der Gaumenteile, die vom primären und vom sekundären Gaumen abstammen (siehe Abb. 9.5D).

Lippen- und Gaumenspalten

Die häufigsten und wichtigsten aller kongenitalen Fehlbildungen des Gesichtes sind die **Lippen-** und die **Gaumenspalten**. Diese Fehlbildungen können entweder getrennt oder in Kombinationen auftreten. Oberlippenspalten mit oder ohne Gaumenspalten kommen bei ca. einer auf 1000 Geburten vor, ihre Frequenz variiert jedoch stark zwischen verschiedenen ethnischen Gruppen.

Lippenspalten. Eine einseitige (einfache) Lippenspalte entsteht durch die Verlangsamung oder Unterbrechung der mesenchymalen Proliferation, die wiederum zu einer fehlenden Verschmelzung des Maxillarfortsatzes der betroffenen Seite mit dem vom medialen Nasenfortsatz gebildeten Zwischenkiefersegment führt.

Eine doppelseitige Lippenspalte entsteht entsprechend durch eine Verlangsamung der mesenchymalen Proliferation, die zur beidseitigen fehlerhaften Verschmelzung der Maxillarfortsätze mit dem von den medialen Nasenfortsätzen gebildeten Zwischenkiefersegment führt (siehe Abb. 9.5E).

Gaumenspalten. Kleine Spalten betreffen nur die Uvula (siehe Abb. 9.5C und D), die meisten Spalten erstrecken sich jedoch durch die weichen und/oder harten Regionen des Gaumens. Die embryologische Grundlage der hinteren Gaumenspalten besteht in der fehlerhaften Fusion der lateralen Gaumenfortsätze mit dem Nasenseptum und/oder mit dem primären Gaumen. Die Spalten können uni- oder bilateral und mit Lippenspalten vergesellschaftet sein.

Ursachen der Lippen- und Gaumenspalten. Die meisten Fälle von Lippen- und Gaumenspalten gehen auf multifaktorielle Vererbung zurück (d.h., sie sind durch verschiedene Faktoren, genetische und nichtgenetische, determiniert). Es ist bekannt, daß verschiedene teratogene Faktoren (siehe S. 60) mit der Einwanderung der Neuralleistenzellen in die embryonale Gesichtsanlage interferieren. Wenn die Zahl der Zellen zu gering ist, kann ein Defizit des Mesenchyms entstehen, was aus den aufgeführten Gründen Lippen- und/oder Gaumenspalten hervorruft.

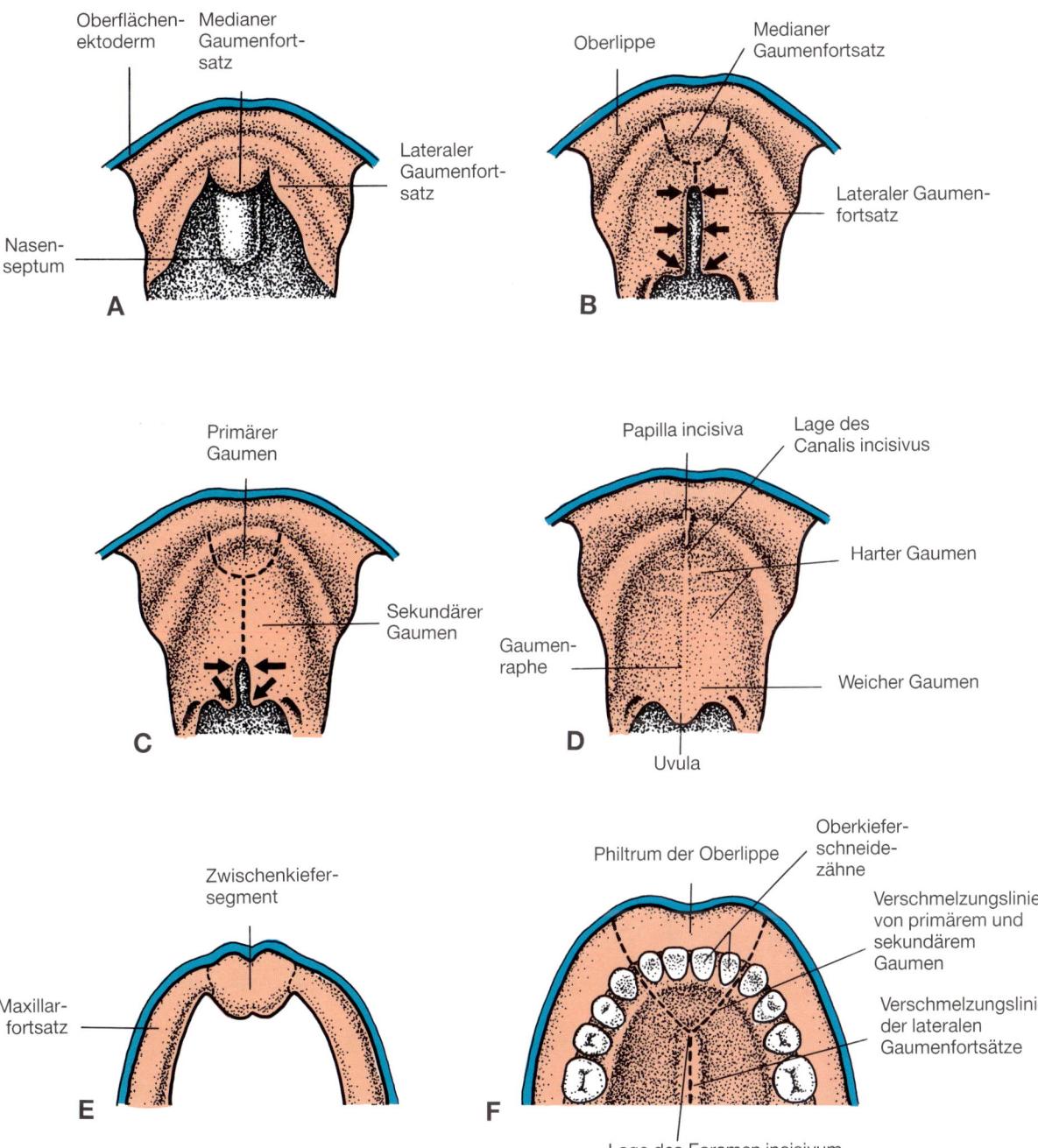

Abb. 9.5 Zeichnung des Munddaches von Embryonen zwischen der 6. und 12. Woche zur Darstellung der Gaumenentwicklung. Der Gaumen entwickelt sich aus zwei Anlagen: dem primären und dem sekundären Gaumen. Eine mangelhafte Verschmelzung dieser Teile führt zu Gaumenspalten. Aus dem Zwischenkiefersegment (in **E** dargestellt) entstehen 1. das Philtrum der Oberlippe (siehe auch Abb. **9.4D**), 2. der prämaxilläre Teil der Maxilla, der die Schneidezähne enthält und 3. der primäre Gaumen (in **C** dargestellt).

10
Das Respirationssystem

Das Respirationssystem

Die Entwicklung des größten Teils des oberen respiratorischen Systems (Nase, Nasopharynx und Oropharynx) wurde im 9. Kapitel beschrieben. Die Anlage des unteren Respirationsystems erscheint am Beginn der 4. Woche als eine longitudinale Furche in der Medianebene des Bodens des primitiven Pharynx, unmittelbar kaudal der Schlundtaschen (Abb. 10.1A und B). Diese **Laryngotrachealrinne** bildet eine Leiste auf der äußeren Oberfläche des primitiven Pharynx.

In der weiteren Entwicklung des Embryos vertieft sich die Laryngotrachealrinne und stülpt sich unter Bildung des **laryngotrachealen Divertikels** vor (siehe Abb. 10.1E). Diese Ausstülpung entwickelt sich weiter nach kaudal in das splanchnische Mesenchym, ihr distales Ende vergrößert sich und bildet eine kugelförmige **Lungenknospe** (siehe Abb. 10.1F). Das Entoderm des laryngotrachealen Divertikels (gelb) bildet das Epithel des Larynx und der Trachea, die sekretorischen epithelialen Zellen der Glandulae tracheales, das Epithel der Bronchien und Bronchiolen und die alveoläre Auskleidung der Lungen. Das Bindegewebe, der Knorpel und die glatte Muskulatur dieser Strukturen entwickeln sich aus dem splanchnischen Mesenchym (rot), welches das laryngotracheale Divertikel umgibt.

Das laryngotracheale Divertikel wird vom Vorderdarm durch longitudinal ausgerichtete **ösophagotracheale Falten** getrennt, die miteinander verschmelzen (siehe Abb. 10.1H) und eine als **Septum oesophagotracheale** bezeichnete Trennwand bilden (siehe Abb. 10.1I). Dieses Septum trennt den Vorderdarm in einen ventralen **laryngotrachealen Schlauch** (die Anlage von Larynx, Trachea, Bronchien und Lungen) und einen dorsalen Teil, den **Ösophagus** (siehe Abb. 10.1.J).

Die unteren Atemwege

Entwicklung des Kehlkopfes

Die Öffnung des laryngotrachealen Schlauches in den primitiven Pharynx (siehe Abb. 10.1C) wird zum **Eingang in den Larynx** (= Aditus laryngis) (Abb. 10.2). Das Epithel der Larnyxschleimhaut entwickelt sich aus dem Entoderm, welches das kraniale Ende des laryngotrachealen Schlauches auskleidet. Die laryngealen Knorpel entstehen aus den Knorpeln der 4. und 6. Kiemenbogenpaare (siehe Abb. 9.1B, 10.1C und Tabelle 9.1).

Das Mesenchym um das kraniale Ende des laryngotrachealen Schlauches proliferiert schnell und bildet die paarigen **Arytenoidwülste** (siehe Abb. 10.2A). Diese wachsen nach rostral gegen die Zunge vor und wandeln die schlitzförmige laryngeale Öffnung in den T-förmigen **Eingang des Kehlkopfes** (Aditus laryngis) um (siehe Abb. 10.2B und C).

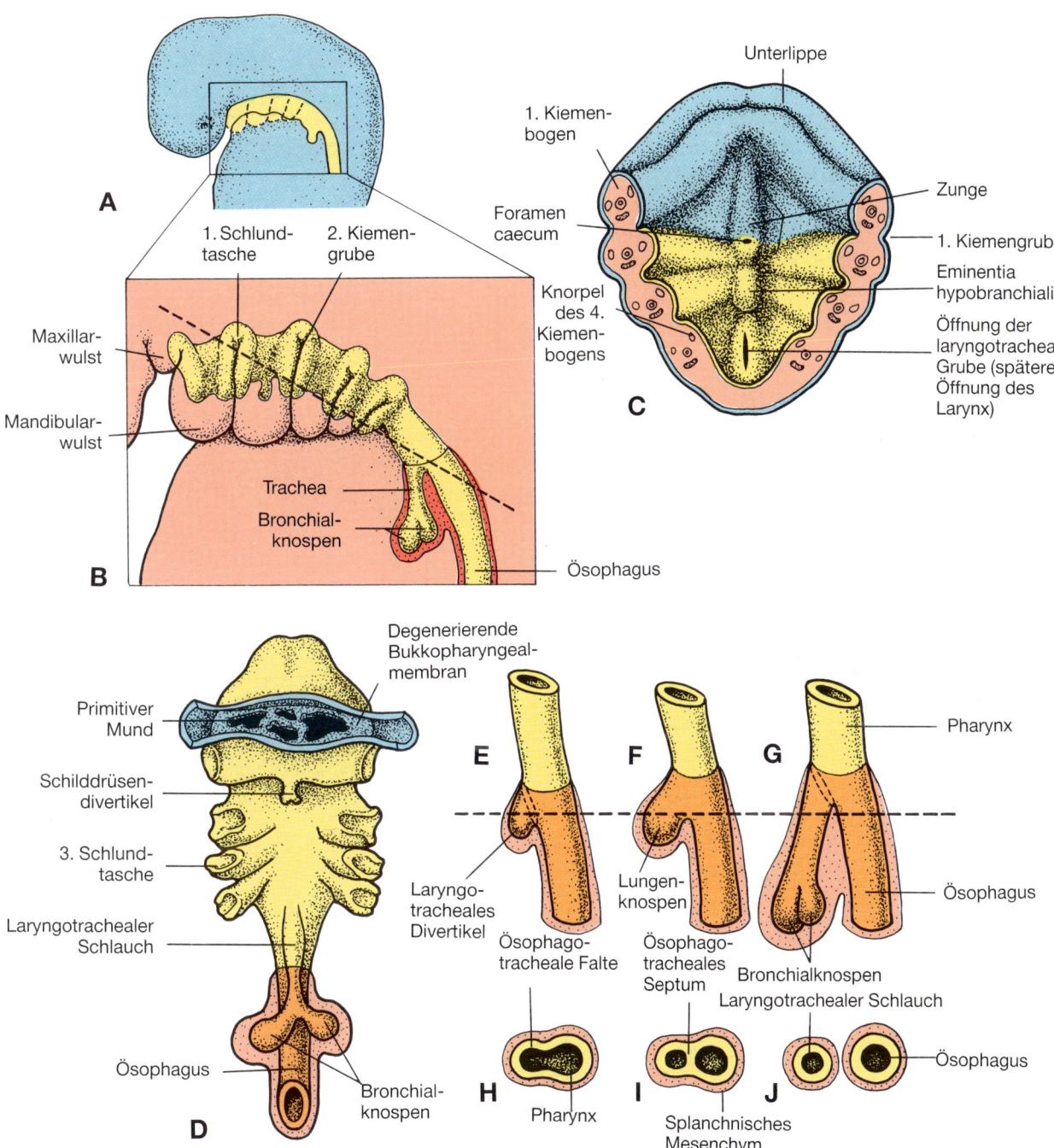

Abb. 10.1 Schematische Darstellung der Frühentwicklung des unteren Respirationstraktes. **A.** Diagrammatischer Sagittalschnitt durch den Kopf eines 26 Tage alten Embryos, der das laryngotracheale Divertikel zeigt. **B.** Vergrößerung des in **A** gekennzeichneten Gebietes am Ende der 4. Woche. **C.** Horizontalschnitt durch den Kopf des in **A** dargestellten Embryos, der den Boden der Mundhöhle und des Pharynx zeigt. **D.** Schematische Darstellung des primitiven Pharynx und seiner Taschen. Der laryngotracheale Schlauch und seine Bronchialknospen sind ebenfalls dargestellt. **E** bis **J.** Aufeinanderfolgende Stadien in der Entwicklung des ösophagotrachealen Septums während der 4. Woche und Trennung des laryngotrachealen Schlauches vom Ösophagus; **E**, **F** und **G** Lateralansichten, **H**, **I** und **J** Querschnitte.

Das Epithel des primitiven Kehlkopfes proliferiert ebenfalls schnell und verschließt zeitweilig sein Lumen. In der zehnten Woche sind die überflüssigen Zellen degeneriert, und das Lumen ist wiederhergestellt. Während der Rekanalisation entwickeln sich die **laryngealen Ventrikel**. Sie werden von Schleimhautfalten begrenzt, aus denen später die **Stimmfalten** und die **Taschenfalten** entstehen.

Die Epiglottis, die wie ein Ventil über dem Larynxeingang liegt (siehe Abb. 10.2B), entsteht aus dem kaudalen Teil der **Eminentia hypobranchialis** (siehe Abb. 10.1C und 10.2A). Dies ist eine mediane Erhebung, die sich durch die Proliferation des Mesenchyms in den ventralen Enden der 3. und 4. Kiemenbogenpaare entwickelt (siehe Abb. 10.1C und 10.2A).

Die laryngealen Muskeln entstehen aus Myoblasten (primitive Muskelzellen) der 4. und 6. Kiemenbogenpaare. Sie werden von den laryngealen Ästen des N. vagus innerviert, der diese Kiemenbögen versorgt (siehe Tabelle 9.1).

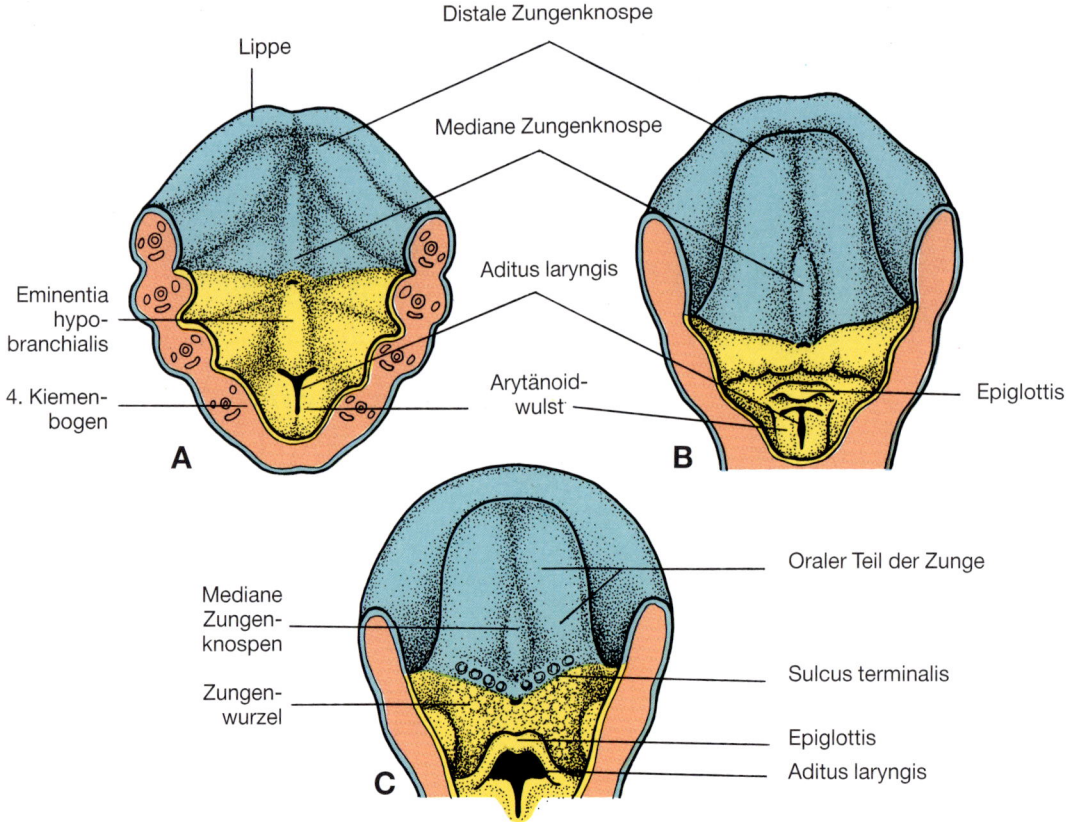

Abb. 10.2 Zeichnungen der verschiedenen Stadien der Entwicklung der Zunge und des Larynx zwischen der 4. und 10. Woche

Das Respirationssystem 91

Entwicklung der Trachea

Das Epithel und die Drüsen der Trachea entstehen aus dem Entoderm des Teiles des **laryngotrachealen Schlauches**, der kaudal der sich entwickelnden Larynx liegt. Die Knorpel, das Bindegewebe und die glatte Muskulatur der Trachea leiten sich vom umgebenden splanchnischen Mesenchym ab (siehe Abb. 10.1G).

Ösophagotracheale Fisteln (Abb. 10.3). Dies ist die häufigste angeborene Fehlbildung der unteren Atemwege. Eine ösophagotracheale Fistel ist das Resultat einer unvollständigen Trennung von Trachea und Ösophagus während der 4. Embryonalwoche (siehe Abb. 10.1H–J). Ösophagotracheale Fisteln sind häufig mit einer Atresie des Ösophagus vergesellschaftet (siehe Abb. 10.3A). Es gibt mehrere Formen der ösophagealen Atresie und der ösophagotrachealen Fistel-Fehlbildungen. Bei der häufigsten endet der obere Teil des Ösophagus als blinde Tasche, und sein unterer Teil ist über eine Fistel mit der Trachea verbunden (siehe Abb. 10.3A). Mit diesen Fehlbildungen geborene Kinder ersticken wegen der Aspiration von Speichel, Milch und Mageninhalt in die Lungen.

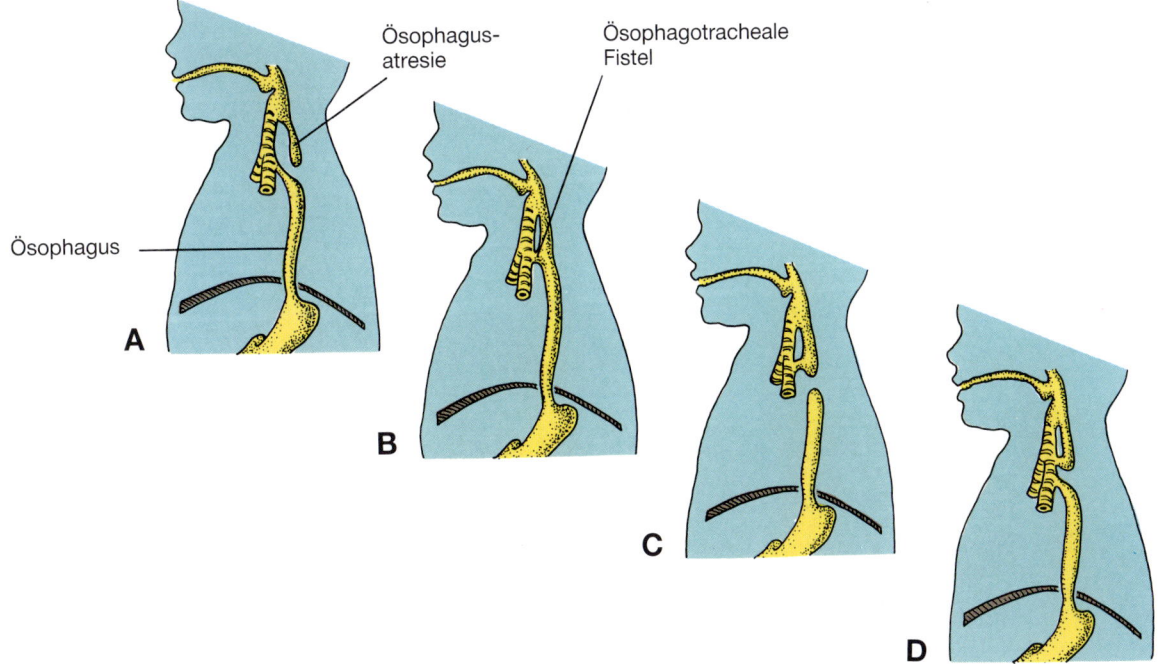

Abb. 10.3 Skizzenhafte Darstellung der häufigsten Formen der ösophageotrachealen Fisteln. Der in **A** gezeigte Typ tritt in ca. 90% der Fälle auf. Beachte, daß diese Fistel mit einer Atresie des Ösophagus vergesellschaftet ist.

92 Das Respirationssystem

Entwicklung der Bronchien

Am Ende der 4. Woche teilt sich die entodermale Lungenknospe mit ihrem umgebenden splanchnischen Mesenchym in zwei **bronchiale Knospen** (siehe Abb. 10.1G und 10.4A). Während der 5. Woche vergrößert sich jede dieser bronchialen Knospen und bildet den Ursprung eines Haupt- oder Primärbronchus (siehe Abb. 10.4B). Vom Beginn an ist der rechte Hauptbronchus etwas größer als der linke und mehr vertikal ausgerichtet (siehe Abb. 10.4B bis E). Dieses bereits im Embryonalstadium angelegte Verzweigungsmuster bleibt für den Rest des Lebens erhalten, mit der Folge, daß Fremdkörper eher in den rechten als in den linken Hauptbronchus gelangen.

Am Ende der 5. Woche teilt sich jeder Hauptbronchus in zwei weitere Bronchialknospen, die Ursprünge der Sekundärbronchien (siehe Abb. 10.4C). Auf der

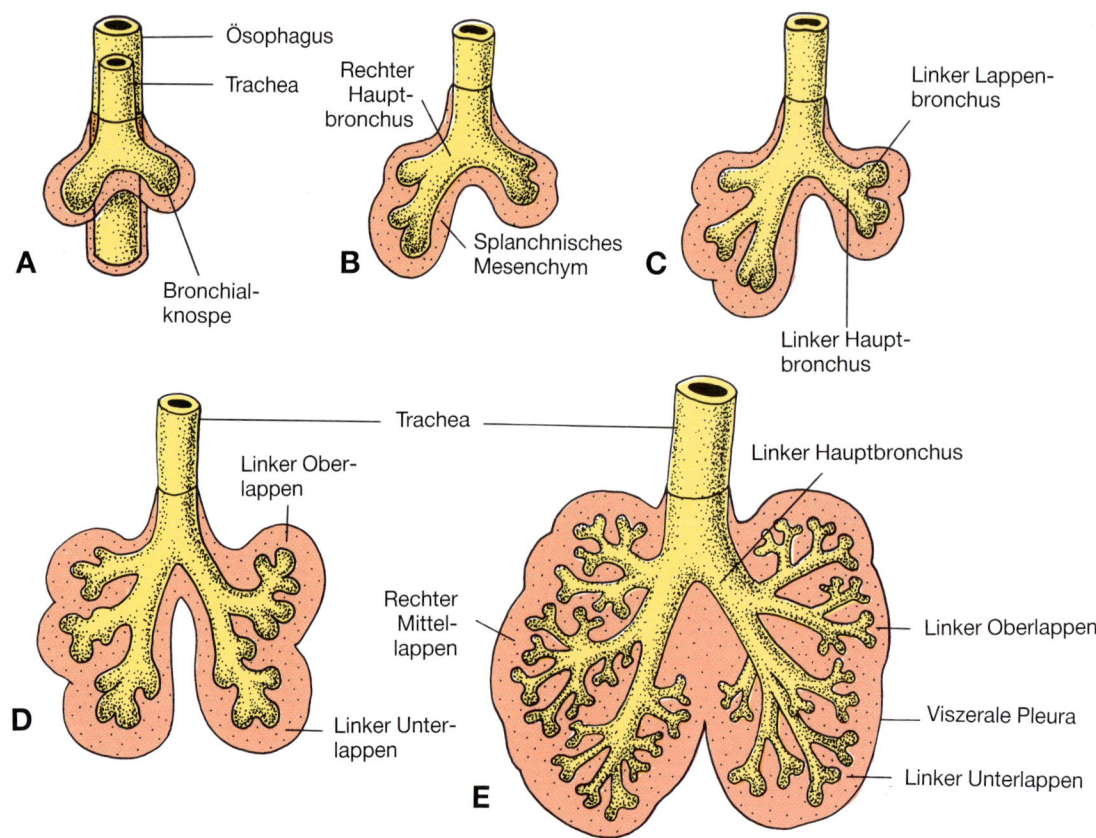

Abb. 10.4 Schematische Darstellungen von Ventralansichten des sich entwickelnden unteren Respirationssystems, in denen aufeinanderfolgende Stadien der Entwicklung von Lungen und Bronchien gezeigt sind. **A**. 4 Wochen. **B** und **C** 5 Wochen. **D**. 6 Wochen. **E**. 8 Wochen. Das viszerale Mesoderm, das die äußere Oberfläche der Lungen überzieht, entwickelt sich zur viszeralen Pleura (**E**).

rechten Seite versorgt der obere Sekundärbronchus den sich entwickelnden Oberlappen der Lunge. Der untere Sekundärbronchus teilt sich ein weiteres Mal und bildet zwei Bronchien: einer versorgt den sich entwickelnden Mittellappen und der andere den sich entwickelnden Unterlappen (siehe Abb. 10.4C und D). Auf der linken Seite versorgen die beiden Sekundärbronchien die sich entwickelnden Unter- und Oberlappen.

Segmentbronchien (Tertiärbronchien), zehn in der rechten und acht oder neun in der linken Lunge, entstehen als Folge der Verzweigung der Sekundärbronchien während der 8. Woche (siehe Abb. 10.4E). Jeder Segmentbronchus bildet zusammen mit dem umgebenden Mesenchym die Anlage eines bronchopulmonalen Segmentes (Lungensegment).

Während der Entwicklung der Bronchien entstehen in ihren Wänden aus dem umgebenden splanchnischen Mesenchym kleine Platten hyalinen Knorpels. Die glatte Muskulatur der Bronchien und das Bindegewebe von Bronchien und Lunge sowie die Kapillaren entstehen ebenfalls aus diesem Mesenchym.

Entwicklung der Lungen

Zur systematischen Beschreibung wird die Entwicklung der Lunge in vier Stadien oder Perioden unterteilt:

1. **Pseudoglanduläre Periode** (5. bis 17. Woche). Die sich entwickelnde Lunge hat während dieses Stadiums gewisse Ähnlichkeiten mit einer exokrinen Drüse. Am Ende der 17. Woche sind alle Hauptbestandteile der Lungen bis auf diejenigen gebildet, die am Gasaustausch beteiligt sind. Atmung ist während dieser Periode also noch nicht möglich. Deshalb können Feten, die während dieser ersten Phase der Lungenentwicklung geboren werden, nicht überleben.

2. **Kanalikuäre Periode** (16. bis 25. Woche). Während dieses Stadiums werden die Lumina der Bronchien und terminalen Bronchiolen größer, und das stark vaskularisierte Lungengewebe wird gebildet (Abb. 10.5A). Die terminalen Bronchiolen (Bronchioli terminales) teilen sich zunächst in mehrere respiratorische Bronchiolen (Bronchioli respiratorii), dann entstehen aus jedem respiratorischen Bronchiolus drei bis sechs Ductus alveolares. Jeder dieser Gänge endet in einem aufgeblähten **Saccus terminalis** (terminales Säckchen, primitive Alveole), der mit einem kubischen Epithel ausgekleidet ist (siehe Abb. 10.5A). Gegen Ende der kanalikulären Periode ist eine geringe Atmung möglich, weil einige primitive Alveolen eine dünne Wand besitzen und das umgebende Gewebe gut vaskularisiert ist (siehe Abb. 10.5B).

Feten, die vorzeitig gegen Ende dieser Periode (22. bis 25. Woche) geboren werden, haben bei intensiver Pflege eine Überlebenschance, sie sterben allerdings häufig, weil ihr Atmungssystem oder auch andere Organe nach wie vor unreif sind.

3. **Terminale Periode** (Aussackungsphase, 24. Woche bis zur Geburt). Während der abschließenden Pränatalphase entwickelt sich ein großer Teil der terminalen Säckchen (primitive Alveolen). Zwischen der 24. und 28. Woche wird das Epithel, das die Sacci alveolares auskleidet, so dünn, daß die Kapillaren sich in die Hohlräume vorwölben (siehe Abb. 10.5C). In der 24. Woche werden die primitiven Alveolen hauptsächlich von platten epithelialen Zellen ausgekleidet, den Typ I-Pneumozyten. Verstreut zwischen diesen Zellen findet man abgerundete sekretorische epitheliale Zellen, die Typ II-Pneumozyten. Diese spezialisierten Alveolarepithelzellen sezernieren das Lungensurfactant, das die innere Oberfläche der primitiven Alveolen überzieht. Surfactant reduziert die Oberflächenspannung und erleichtert die Erweiterung der primitiven Alveolen bei der Geburt. Daher haben Feten, die nach der 24. Woche geboren werden, gute Chancen, zu überleben.

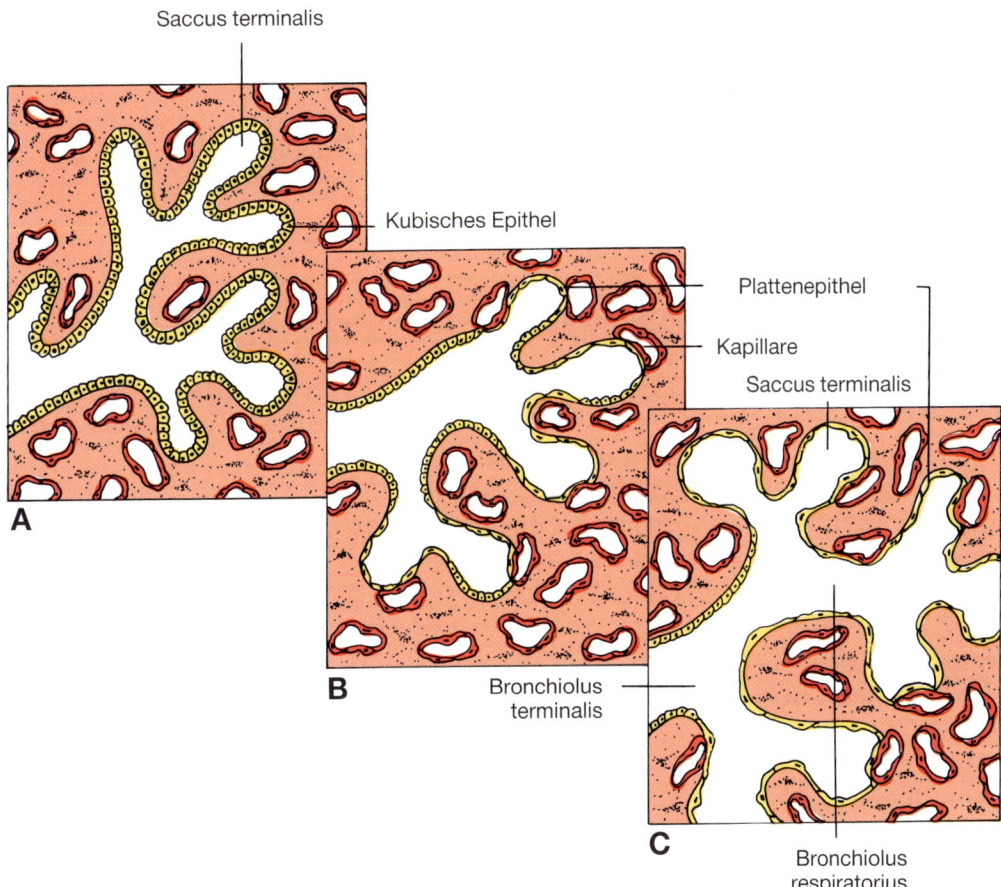

Abb. 10.5 Diagrammatische Skizzen von Lungenschnitten, die die fortschreitenden Entwicklungsstadien der Lunge zeigen. **A**. Kanalikuläre Periode (16. bis 25. Woche). **B**. Alveolarsack-Periode (24. Woche bis zur Geburt). **C**. Alveolarperiode (späte Fetalperiode bis ungefähr 8 Jahre). Während der Alveolarsack-Periode (**B**) wird das Epithel, das die primitiven Alveolen (Sacculi alveolares) auskleidet, so dünn, daß die Kapillaren sich in sie hinein vorwölben. Die Atmung wird möglich durch die enge Nachbarschaft von ausgedünntem Plattenepithel und zahlreichen Blut- und Lymphkapillaren.

Einschränkend muß jedoch hervorgehoben werden, daß ausreichende Mengen von Surfactant nicht vor der 32. Woche gebildet werden. Frühgeborene nach der 32. Woche haben eine gute Überlebenschance, weil ihre Lungen relativ gut entwickelt sind und ausreichend Surfactant vorhanden ist. Zahlreiche Alveolen setzen ihre Entwicklung während der letzten 6 intrauterinen Wochen und für einige Jahre nach der Geburt fort.

4. **Alveoläre Periode** (späte fetale Periode bis ca. 8 Jahre). Am Beginn dieses Stadiums endet der Ductus alveolaris in einer Traube von dünnwandigen terminalen Säckchen, den primitiven Alveolen, die voneinander durch lockeres Bindegewebe getrennt sind. Vor der Geburt erscheinen die unreifen Alveolen als kleine Vorwölbungen der Wände der Ductus alveolares.

Charakteristische reife Alveolen werden erst geraume Zeit nach der Geburt gebildet. Bis zum 3. Lebensjahr erfolgt die Vergrößerung der Lunge durch die Zunahme der Zahl unreifer Alveolen und nicht durch eine Größenzunahme der einzelnen Alveolen. Danach vermehrt sich die Zahl der Alveolen bis zum 8. Jahr weiter, aber auch ihre Größe nimmt ständig zu.

Die Atembewegungen, die vor der Geburt stattfinden, führen zur Aspiration von Flüssigkeit in die Lungen. Bei der Geburt sind die Lungen ungefähr zur Hälfte mit Flüssigkeit gefüllt, die aus der Amnionhöhle, den Trachealdrüsen und der Lunge stammt.

Die bei der Geburt in den Lungen vorhandene Flüssigkeit wird über drei Wege ausgeschieden: 1. durch den Mund und die Nase; 2. in die pulmonaren Kapillaren; und 3. in die Lymphgefäße und die Lungengefäße.

Angeborene Fehlbildungen der Lunge sind selten. Zusätzliche Lungenspalten mit daraus resultierenden zusätzlichen Lappen werden gelegentlich beobachtet, aber sie sind in der Regel klinisch von geringer Bedeutung.

Hypoplasie der Lungen findet man bei Neugeborenen mit angeborenen postolateralen Zwerchfellhernien (siehe Abb. 8.3B). Die Lungen können sich nicht normal entwickeln und bei der Geburt erweitern, weil sie von den anomal verlagerten abdominalen Eingeweiden zusammengedrückt werden (siehe Kapitel 8 und Abb. 8.3).

Das Atemnotsyndrom findet sich häufig bei Frühgeborenen. Es ist gekennzeichnet durch schnelles und angestrengtes Atmen. Mangel an Lungensurfactant scheint der Hauptgrund der Atemnot zu sein, die häufig mit der Ausbildung hyaliner Membranen vergesellschaftet ist. Bei diesen Frühgeborenen sind die Lungen nicht ausreichend belüftet, und eine glasige hyaline Membran bedeckt die alveolären Oberflächen.

11
Das Verdauungssystem

Das Verdauungssystem

Durch die Bildung von Kopf, Schwanz und Seitenfalten während der 4. Woche (siehe Abb. 4.1) wird der dorsale Teil des **Dottersackes** als **primitiver Darm** in den Embryo einbezogen (Abb. 11.1A). Der primitive Darm ist die Anlage des Verdauungssystems.

Das Entoderm des primitiven Darms bildet den größten Teil des Epithels des Verdauungstrakts sowie das Parenchym der mit ihm assoziierten Drüsen (z. B. Leber und Pankreas). Das Epithel am oberen und unteren Ende des Verdauungstraktes leitet sich aus dem Ektoderm des **Stomodaeum** (primitiver Mund) und **Proctodaeum** (Analgrube) her (siehe Abb. 11.1 und 11.5).

Das Bindegewebe und die Muskulatur der Wand des Verdauungstraktes leiten sich vom splanchnischen Mesenchym ab, das den entodermalen primitiven Darm umgibt. Zur Beschreibung wird der primitive Darm in drei Teile unterteilt: Vorderdarm, Mitteldarm und Hinterdarm (siehe Abb. 11.1A).

Der Vorderdarm

Die Abkömmlinge des Vorderdarms sind: 1. Der Pharynx und seine Abkömmlinge, die im Kapitel 9 beschrieben wurden (siehe S. 78); 2. die unteren Atemwege, in Kapitel 10 beschrieben (siehe S. 88); 3. der Ösophagus; 4. der Magen; 5. das Duodenum kranial der Öffnung des Gallenganges; 6. Leber und Pankreas; 7. die Gallenwege (Gallenblase und Gallengänge). Mit Ausnahme von Pharynx, Atemwegen und dem größten Teil des Ösophagus werden alle diese Abkömmlinge vom Truncus coeliacus, der Arterie des Vorderdarms, versorgt (Abb. 11.1A).

Entwicklung des Ösophagus

Die Trennung des Ösophagus vom laryngotrachealen Schlauch durch das **Septum oesophagotracheale** ist in Kapitel 10 beschrieben und in Ab. 10.1I abgebildet.

Anfänglich ist der Ösophagus relativ kurz, aber er verlängert sich schnell, vor allem als Resultat des Wachstums der oberen Körperhälfte (besonders des Wachstums und des Abstiegs von Herz und Lungen). Der Ösophagus erreicht seine endgültige relative Länge in der 7. Woche. Das Epithel und die Drüsen des Ösophagus leiten sich aus dem **Entoderm** ab. Die quergestreifte Muskulatur (Skelettmuskulatur), die die äußere Muskelschicht vorwiegend im oberen Drittel des Ösophagus bildet, entsteht aus dem Mesenchym der kaudalen Kiemenbögen. Dagegen entwickelt sich die glatte Muskulatur des Ösophagus aus dem umgebenden splanchnischen Mesenchym.

Ösophagusatresie (siehe Abb. 10.3). Die Ösophagusatresie ist häufig vergesellschaftet mit einer ösophagotrachealen Fistel und entsteht aus der anomalen Verlagerung des Septum oesophagotracheale nach dorsal. Dadurch kommt es zu einer unvollständigen Trennung des laryngotrachealen Schlauches vom Ösophagus.

Das Verdauungssystem 99

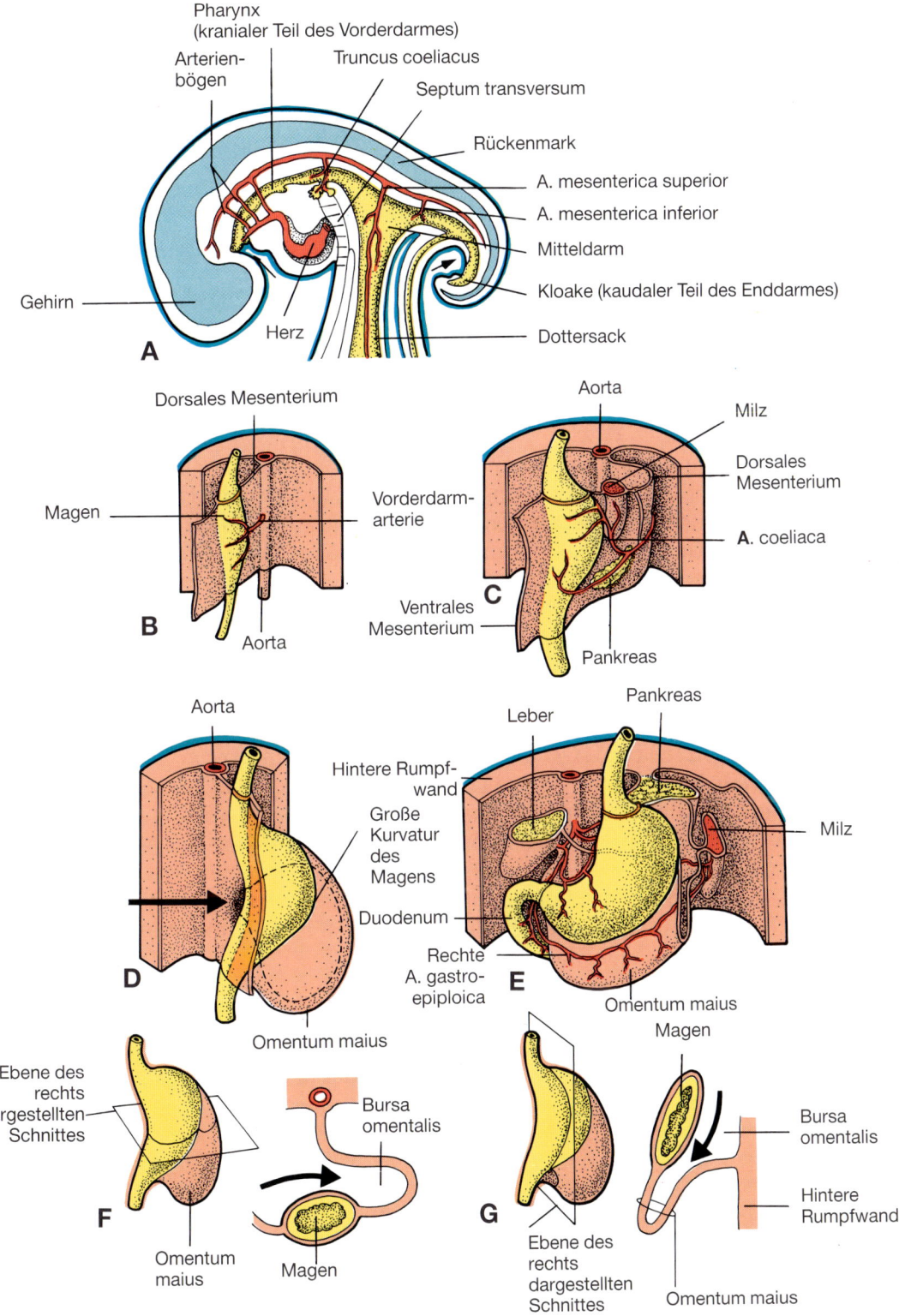

Abb. 11.1 Schematische Darstellung der Entwicklung des Verdauungstraktes. **A**. 4 Wochen. **B**. 5 Wochen. **C**. 6 Wochen. **D** bis **F**. 7 Wochen. Der Pfeil am kranialen Ende in **A** zeigt auf den primitiven Mund (Stomodaeum), der Pfeil am kaudalen Ende auf die Analgrube (Proctodaeum). In **D**, **F** und **G** zeigen die Pfeile in das Foramen epiploicum, die Öffnung in die Bursa omentalis. Die gestrichelte Linie in **D** zeigt die Lage der Bursa omentalis.

Ein **Polyhydramnion** (eine starke Vermehrung der Amnionflüssigkeit) ist häufig mit einer Ösophagusatresie vergesellschaftet, weil der Fetus nicht in der Lage ist, die Amnionflüssigkeit hinunterzuschlucken. Dadurch kann die Amnionflüssigkeit nicht in den Eingeweiden resorbiert und über die Plazenta zum mütterlichen Blut geleitet werden, durch das sie normalerweise über das mütterliche Harnwegssystem ausgeschieden wird.

Entwicklung des Magens

Der Vorderdarm ist in der 4. Woche eine einfache schlauchförmige Struktur (siehe Abb. 11.1A). Eine begrenzte Erweiterung zeigt jedoch bald an, wo sich der Magen entwickeln wird (siehe Abb. 11.1B). Der spindelförmige **primitive Magen**, der anfänglich in der Medianebene ausgerichtet ist, ist an der dorsalen Wand der Abdominalhöhle über ein **dorsales Mesenterium** oder Mesogastrium aufgehängt.

Während der 5. oder 6. Woche verändern sich Aussehen und Lage des Magens erheblich, was auf die unterschiedlichen Wachstumsraten seiner Wände und auf die starke Vergrößerung der Leber zurückzuführen ist (siehe Abb. 11.1E). Der primitive Magen vergrößert und verbreitert sich in der ventrodorsalen Ebene, und seine dorsale Wand wächst schneller als seine ventrale Seite (siehe Abb. 11.1C und D). Dies führt zur Bildung der großen Kurvatur des Magens.

Die Magendrehung (siehe Abb. 11.1B bis F). Nachdem der Magen seine charakteristische Form angenommen hat, dreht er sich um 90° im Uhrzeigersinn um seine Längsachse. Diese Rotation bewirkt, daß seine ursprünglich linke Seite nach vorne und seine ursprünglich rechte Seite nach hinten zu liegen kommt. Dementsprechend innerviert der linke N. vagus, der ursprünglich die linke Seite des Magens innerviert hatte, nun die Vorderwand und der ursprünglich rechte N. vagus die Hinterwand des Magens.

Die Mesenterien des Magens (Abb. 11.1 und 11.2). Das dorsale Mesenterium des Magens, das oft auch als **dorsales Mesogastrium** bezeichnet wird, befestigt den Magen an der dorsalen Wand der Abdominalhöhle, und ein ventrales Mesenterium oder **ventrales Mesogastrium** heftet den Magen und den kranialen Teil des Duodenum an die Leber und die ventrale Abdominalwand an. Nach der Rotation und dem ungleichmäßigen Wachstum des Magens hängt der an der großen Kurvatur angeheftete Teil des dorsalen Mesenterium als eine taschenartige Peritonealfalte nach kaudal; sie wird als Omentum maius bezeichnet (siehe Abb. 11.1E).

Bildung der Bursa omentalis. Die Rotation des Magens bewirkt zusätzlich die Bildung der Bursa omentalis, einer Tasche der Peritonealhöhle, die hinter dem Magen liegt (siehe Abb. 11.1E und F). Mit der Vergrößerung des Magens breitet sich die Bursa omentalis aus und erstreckt sich zusätzlich mit einem Recessus inferior zwischen die Blätter des Omentum maius (siehe Abb. 11.1F und G). Diese Aussackung verschwindet fast vollständig wieder, wenn die Blätter des Omentum maius miteinander verschmelzen (Abb. 11.4B und D.). Die Bursa omentalis kommuniziert mit dem Hauptteil der Peritonealhöhle durch eine Öffnung, die als Foramen epiploicum oder Winslowsches Foramen bezeichnet wird (siehe Abb. 11.1F und G).

Kongenitale Pylorusstenose. Bei ca. einem von 150 männlichen und einem von 750 weiblichen Neugeborenen findet man eine beträchtliche Verdickung der Pylorusregion des Magens. An dieser Hypertrophie ist vor allem die ringförmige und in geringerem Ausmaß die Längsmuskulatur des **Pylorus** beteiligt. Vergesellschaftet mit der Pylorusstenose ist eine schwere Einengung des Pyloruskanals und entsprechend ein Passagehindernis für den Speisebrei in das Duodenum. Die betroffenen Neugeborenen entleeren ihren Mageninhalt mit beträchtlicher Kraft (schwallförmiges Erbrechen).

Entwicklung des Duodenum

Das Epithel des Duodenum und das Parenchym (epitheliale Elemente) der mit ihm vergesellschafteten Drüsen (z. B. Pankreas, Leber) dieses ersten Teils des Dünndarms entstehen aus dem kaudalen Teil des Vorder- und dem kranialen Teil des Mitteldarms (Abb. 11.2B und D). Die anderen Bestandteile seiner Wand entstehen aus dem umgebenden Mesenchym. Die Verbindung der beiden embryonalen Teile des Duodenum liegt unmittelbar distal des Ursprungs der Gallenwege (Ductus choledochus). Mit der Rotation des Magens entwickelt sich das Duodenum zu einer C-förmigen Schlinge und dreht sich nach der rechten Seite, wo es retroperitoneal (außerhalb des Peritoneums) zu liegen kommt.

Wegen seines Ursprunges sowohl aus dem Vorder- als auch dem Mitteldarm wird das Duodenum von Ästen des Truncus coeliacus (Arterie des Vorderdarms) und der A. mesenterica superior (Arterie des Mitteldarms) versorgt.

Während der 5. und 6. Embryonalwoche wird das Lumen des Duodenum teilweise oder vollständig durch die Proliferation seiner auskleidenden epithelialen Zellen verschlossen. Normalerweise wird das Duodenum gegen Ende der 8. Woche rekanalisiert.

Eine teilweise oder komplette Störung dieses Vorganges führt entweder zu einer **Duodenalstenose** (Einengung) oder zu einer **Duodenalatresie** (Verschluß). Der absteigende oder zweite Teil des Duodenum ist am häufigsten betroffen, gewöhnlich unmittelbar distal der hepatopankreatischen Ampulle, einer Erweiterung, in der normalerweise sowohl der Gallengang als auch der Ductus pancreaticus maior münden.

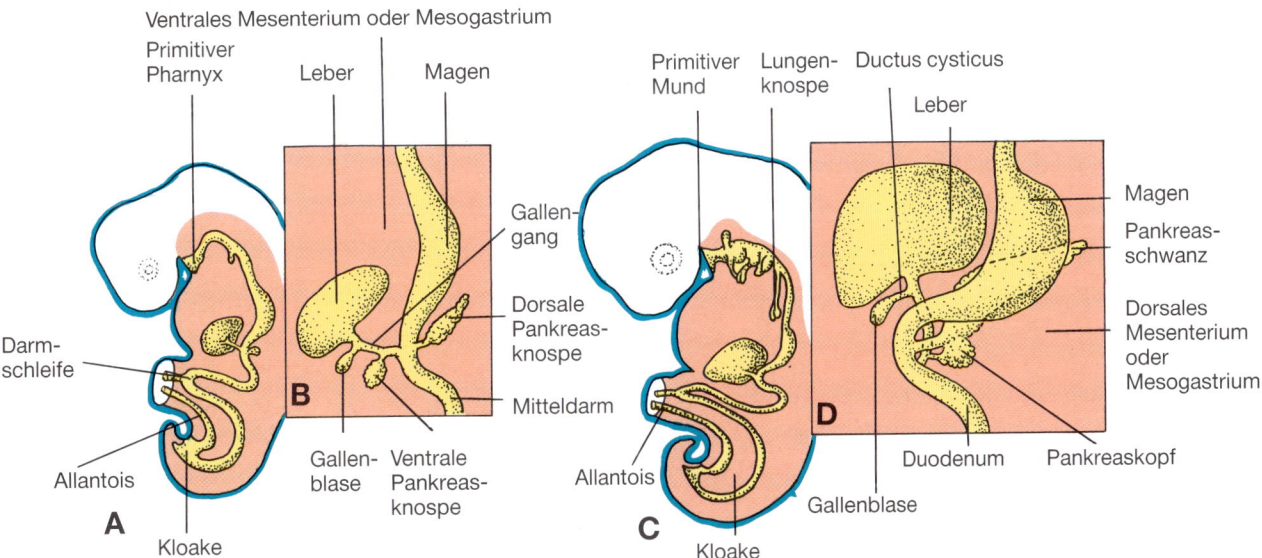

Abb. 11.2 Darstellung der aufeinanderfolgenden Stadien der Entwicklung von Duodenum, Leber, Pankreas und extrahepatischen Gallenwegen während der 4. bis 6. Woche. Das Duodenum entwickelt sich aus dem kaudalen Teil des Vorderdarms (distal des Magens) und dem kranialen Teil des Mitteldarms (distal des Eintritts des Ductus pancreaticus).

Entwicklung des Pankreas

Das Pankreas entwickelt sich aus zwei Ausstülpungen des entodermalen Epithels im kaudalen Teil des Vorderdarms. Diese Ausstülpungen, die **ventrale** und die **dorsale Pankreasknospe**, liegen an der ventralen und dorsalen Seite des Vorderdarms (siehe Abb. 11.2B). Durch die Drehung und das unterschiedliche Wachstum des Vorderdarms wandern die ventrale Pankreasknospe und der Gallengang nach dorsal um das Duodenum herum. Hier vereinigt sich die ventrale mit der dorsalen Pankreasknospe (siehe Abb. 11.2D). Die Ausführungsgänge der beiden Pankreasknospen verbinden sich, und der gemeinsame Gang wird zum Ductus pancreaticus maior, der zusammen mit dem Gallengang in das Duodenum mündet. Der proximale Teil des Ausführungsganges der dorsalen Pankreasknospe kann als Ductus pancreaticus accessorius bestehen bleiben, der kranial des Hauptganges in das Duodenum mündet. Die ventrale Pankreasknospe bildet den größten Teil des Pankreaskopfes; die dorsale Pankreasknospe bildet Körper und Schwanz des Pankreas.

Entwicklung der Milz

Dieses lymphatische Organ entwickelt sich aus einer Ansammlung mesenchymaler Zellen zwischen den beiden Blättern des dorsalen Mesogastriums (siehe Abb. 11.1C und E). Im Feten ist die Milz gelappt, die Lappen verschwinden jedoch normalerweise vor der Geburt. Die Eindellungen im oberen Rand der erwachsenen Milz sind Überbleibsel von Gruben, die die fetalen Läppchen trennten.

Entwicklung der Leber und der Gallenwege

Am Beginn der 4. Woche entwickeln sich Leber, Gallenblase und Gallengänge als ventrale Ausstülpungen des entodermalen Epithels des kaudalen Vorderdarmteils (siehe Abb. 11.2A und B). Das **hepatische Divertikel** (Leberknospe) besteht aus schnell proliferierenden entodermalen Zellsträngen, die in das Septum transversum einwachsen. Das **Septum transversum** ist eine Ansammlung von Mesoderm zwischen der Perikardhöhle und dem Dottersackstiel (siehe Abb. 11.1A). Es bildet einen großen Teil des Zwerchfells (siehe Abb. 8.2B) und in dieser Region auch das ventrale Mesenterium (siehe Abb. 11.1C).

Die Leberknospe wächst sehr schnell und teilt sich in zwei Teile. Der große **kraniale Teil** ist die Anlage des Leberparenchyms. Die hämatopoetischen Zellen, Kupffer-Zellen und Bindegewebszellen stammen vom Mesenchym des Septum transversum ab. Aus dem kleineren **kaudalen Teil** entstehen die Gallenblase und der Ductus cysticus (siehe Abb. 11.2D). Die Leber nimmt schnell an Volumen zu und verbindet sich mit den Dotter- und Nabelvenen. Bald füllt sie den größten Teil der Abdominalhöhle aus.

Die **Hämatopoese** (Blutbildung) beginnt während der 6. Woche. Diese Funktion ist hauptsächlich verantwortlich für das relativ große Volumen der Leber zwischen der 7. und 9. Entwicklungswoche. Die Bildung von Galle in den Leberzellen beginnt während der 12. Woche.

Atresie der extrahepatischen Gallenwege. Wenn die in einem Zwischenstadium ihrer Entwicklung verschlossenen Gallengänge nicht wieder rekanalisiert werden, entsteht eine Blockade der Gallengänge. Diese schwerwiegende Fehlbildung kann außerdem während der Fetalperiode durch eine Beeinträchtigung der Blutversorgung der Gallengänge als Folge einer Leberinfektion entstehen.

Der Mitteldarm

Die Abkömmlinge des Mitteldarms sind: 1. der Dünndarm mit dem größten Teil des Duodenum; 2. das Zäkum und die Appendix vermiformis; 3. das Colon ascendens; 4. der größte Teil des Colon transversum. Alle diese Mitteldarmabkömmlinge werden von der **A. mesenterica superior**, der Mitteldarmarterie, versorgt (siehe Abb. 11.1A und 11.3A).

Der Mitteldarm ist an der Bauchwand über ein langes dorsales Mesenterium befestigt (siehe Abb. 11.3A). Er kommuniziert über den **Dottergang** mit dem Dottersack.

Bildung und Verlagerung der Mitteldarmschleife. Der sich schnell verlängernde Mitteldarm bildet eine ventrale U-förmige Schleife, die Mitteldarmschleife, die in die Reste des extraembryonalen Zöloms im proximalen Teil der Nabelschnur hineinragt (siehe Abb. 11.2). Diese **physiologische Nabelhernie** ist eine normale Verlagerung des Mitteldarms in die Nabelschnur. Die Mitteldarmschleife hat einen kranialen und einen kaudalen Schenkel. Der kaudale Schenkel ist einfach zu erkennen, da er das zäkale Divertikel auf seiner antimesenteriellen Seite trägt (siehe Abb. 11.3B). Der kraniale Schenkel verlängert sich sehr schnell und bildet die Dünndarmschlingen, während der kaudale Schenkel relativ wenig Veränderungen durchmacht.

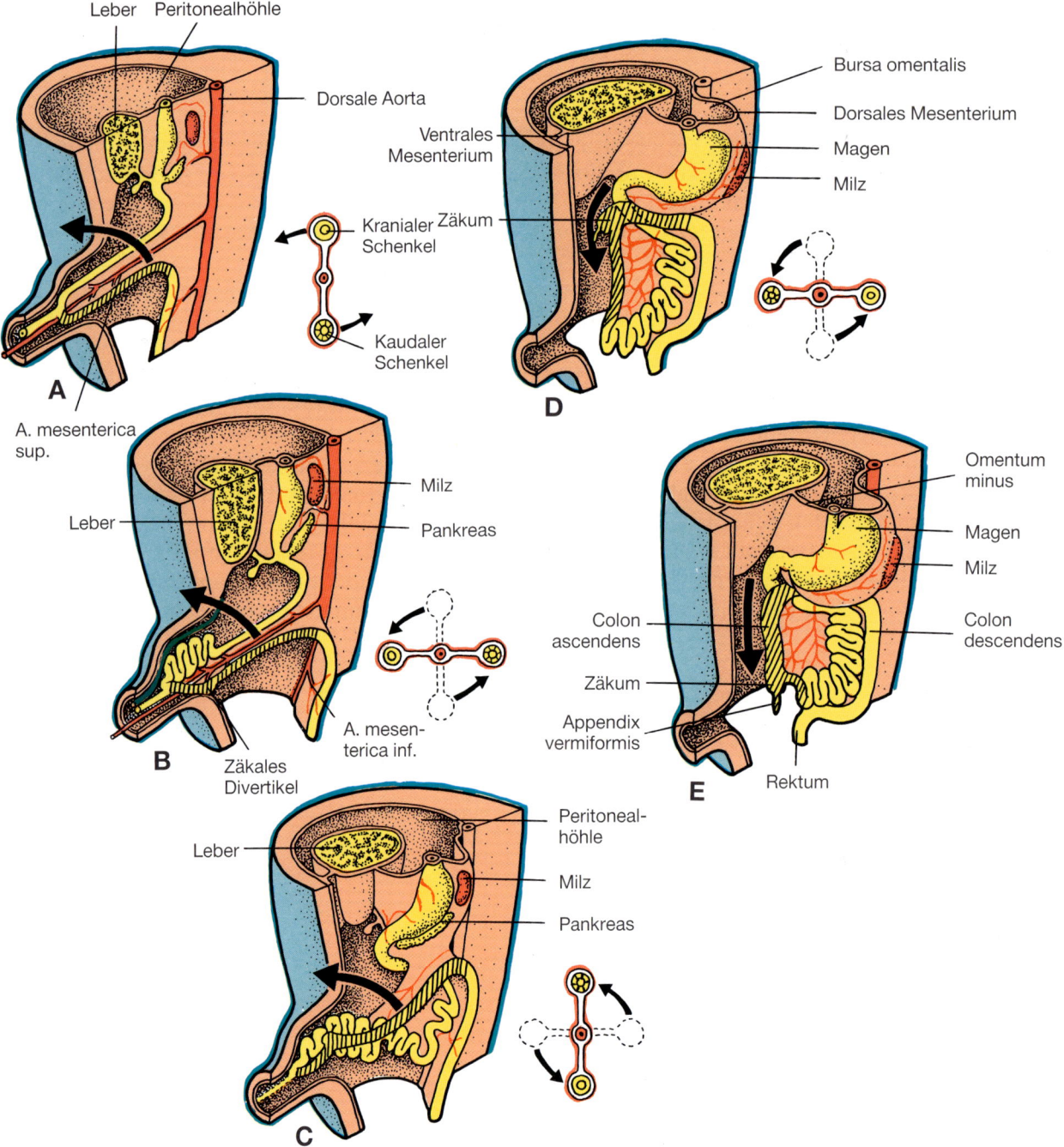

Abb. 11.3 Darstellung der Entwicklung und Drehung des Mitteldarms von der 6. bis zur 11. Woche. Während der Drehung verlängert sich der Mitteldarm, schlängelt sich auf und bildet die Schlingen des Dünndarms. Er bildet ebenfalls einen großen Teil des Dickdarmes (durch Streifenmuster gekennzeichnet z. B. auf dem Colon ascendens in **E**).

Die Drehung der Mitteldarmschleife (siehe Abb. 11.3B bis E). Noch während ihrer Verlagerung in die Nabelschnur dreht sich die Mitteldarmschleife um 90° gegen den Uhrzeigersinn um eine Achse, die von der A. mesenterica superior gebildet wird. Dadurch gelangt der kraniale Schenkel der Mitteldarmschleife nach rechts und der kaudale Schenkel nach links (siehe Abb. 11.3B). Während der 10. Woche kehrt der Dünndarm in die Bauchhöhle zurück. Dieser Vorgang wird als Reduktion der Nabelhernie bezeichnet. Der Dünndarm wird als erster Teil zurückverlagert, gleitet hinter der A. mesenterica superior vorbei und nimmt den zentralen Teil des Abdomens ein. Das Zäkum, der dickste Teil des Darms, kehrt als letztes zurück. Es nimmt die rechte Seite des Abdomens ein (siehe Abb. 11.3D), unmittelbar kaudal des rechten Leberlappens. Während die Darmschlingen in die Abdominalhöhle zurückverlagert werden, drehen sie sich um weitere 180° gegen den Uhrzeigersinn, also insgesamt um 270° (siehe Abb. 11.3C und D). Das Colon ascendens wird erkennbar, wenn sich die hintere Bauchwand verlängert (siehe Abb. 11.3E).

Anheftung des Darmes (Abb. 11.4). Die Anheftung des dorsalen Mesenteriums an die hintere Bauchwand ist starken Veränderungen unterworfen, nachdem der Darm in die Abdominalhöhle zurückgekehrt ist. Wenn sich die Darmschlingen verdicken, verlängern und ihre endgültige Position einnehmen, werden ihre Mesenterien gegen

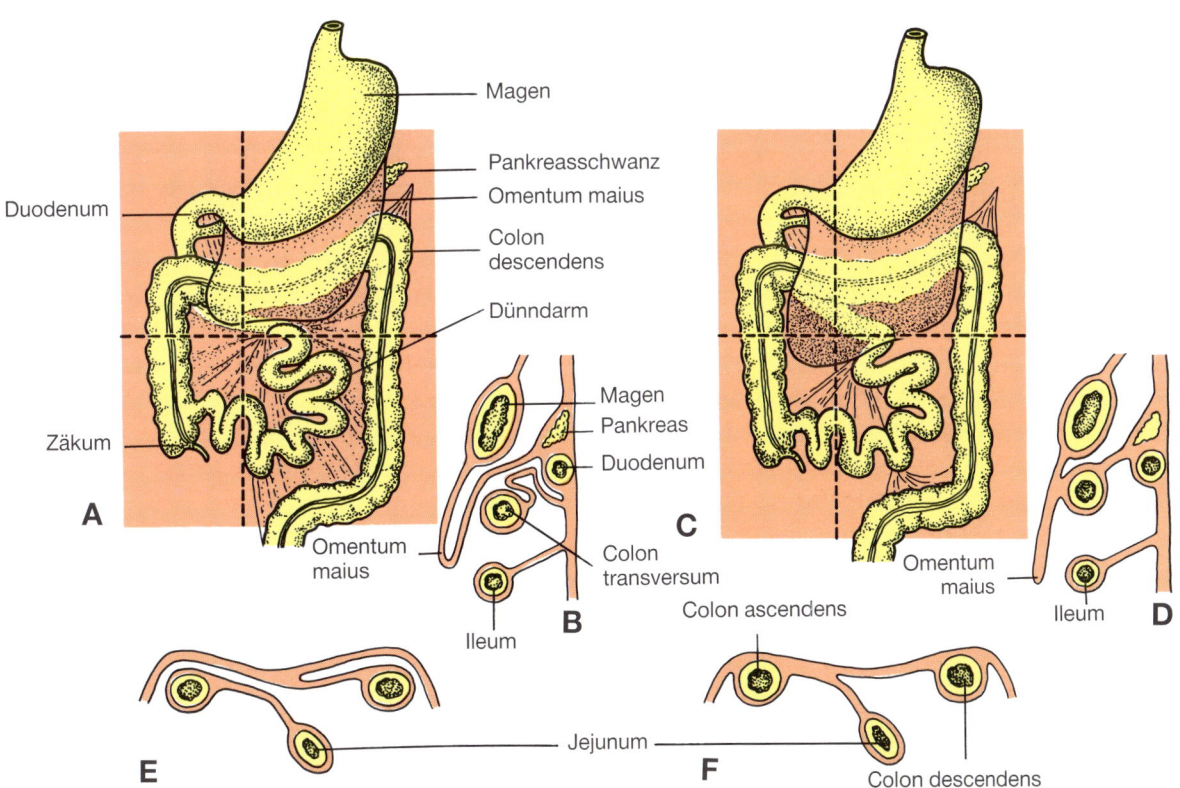

Abb. 11.4 Zeichnungen des Verdauungstraktes, die die Fixation des Darmes darstellen. **A**. Ventrale Ansicht der Darmschlingen vor ihrer Fixation. **B**. Sagittalschnitt der in A eingezeichneten Ebene, der zeigt, daß das Omentum maius vor das Colon transversum herunterhängt. **C**. Ventralansicht der Eingeweide nach ihrer Fixation. **D**. Sagittalschnitt der in C eingezeichneten Ebene. **E**. Querschnitt der in A eingezeichneten Ebene. **F**. Querschnitt der in C eingezeichneten Ebene.

die hintere Bauchwand gedrückt. Anfänglich steht das Mesenterium des Dünndarmes in direkter Verbindung mit dem Mesocolon transversum. Das Mesenterium des Colon ascendens und descendens verschmilzt mit dem parietalen Peritoneum der hinteren Bauchwand und verschwindet. Dadurch kommen Colon ascendens und descendens retroperitoneal, d.h. außerhalb des Peritoneums, zu liegen (siehe Abb. 11.4E und F).

Das Colon drückt das Duodenum gegen die hintere Bauchwand. Dadurch wird der größte Teil des duodenalen Mesenteriums absorbiert, und das Duodenum liegt nun fast vollständig retroperitoneal, genauso wie der größte Teil des Pankreas (siehe Abb. Abb. 11.4B und D). Durch diese Umlagerung erhalten die Dünndarmschlingen eine neue Anheftungslinie, die sich von dem Punkt, an dem das Duodenum retroperitoneal liegt, bis zum ileozäkalen Übergang erstreckt (siehe Abb. 11.4C). Das Mesenterium des Colon transversum verschmilzt mit dem dorsalen Mesogastrium und bildet so die hintere Wand des unteren Teils der Bursa omentalis. Das Colon sigmoideum behält sein Mesenterium, aber es ist kürzer als beim frühen Feten (siehe Abb. 11.4C).

Das Zäkum und die Appendix vermiformis. Die Anlage des Zäkum, das zäkale Divertikel, erscheint während der 6. Woche als kleine Anschwellung an der antimesenteriellen Seite des kranialen Teils des kaudalen Schenkels der Mitteldarmschleife (siehe Abb. 11.3B). Die Spitze des Zäkaldivertikels wächst nicht so schnell wie der übrige Teil. Dadurch bildet sich die Appendix (siehe Abb. 11.3E). Nach der Geburt wachsen die Wände des Zäkum ungleichmäßig und führen so zu einer Verlagerung der Appendix auf die mediale Seite des Zäkum. Der Wurmfortsatz liegt gewöhnlich retrozäkal. Bei der Geburt ist die Appendix relativ lang, während der Kindheit wird sie ständig kürzer.

Fehlbildungen des Mitteldarms

Das **Meckelsche Divertikel** ist die häufigste Fehlbildung des Mitteldarms. Das Meckelsche Divertikel ist ein Überbleibsel des proximalen Teiles des Dotterganges, das während der frühen Fetalperiode nicht degeneriert und verschwindet. Es ist gewöhnlich ein fingerförmiger Blindsack, ca. 5 cm lang, der sich an der antimesenteriellen Seite des Ileum aus der Darmwand ausstülpt. Bei Erwachsenen liegt es gewöhnlich 40 bis 50 cm kranial des ileozäkalen Überganges. Ein Meckelsches Divertikel findet man bei ca. 2% der Bevölkerung. Gewöhnlich bleibt es symptomlos, aber gelegentlich können Darmblutungen mit oder ohne Abdominalbeschwerden auftreten.

Omphalozele. Diese Fehlbildung entsteht, wenn die Mitteldarmschleife während der 10. Woche nicht aus der Nabelschnur in die Abdominalhöhle zurückkehrt. Dünndarmschlingen stülpen sich dann aus dem Nabel vor und sind mit einem durchsichtigen Amnionüberzug bedeckt.

Malrotation des Mitteldarms. Verschiedene Fehlbildungen des Darmes entstehen dadurch, daß der Mitteldarm sich nicht normal dreht, wenn er aus der Nabelschnur in die Abdominalhöhle zurückkehrt. Ein Neugeborenes mit Malrotation zeigt bereits kurz nach der Geburt Symptome intestinaler Obstruktion. Diese werden häufig durch peritoneale Stränge verursacht, die von einem abnorm gelegenen Zäkum auf die rechte Seite des Abdomens verlaufen und dabei die Pars descendens des Duodenum überkreuzen. Eine Malrotation begünstigt die Entstehung eines **Volvulus des Mitteldarms**, einer Verdrehung des Darmes um ein kurzes Mesenterium, die die Blutversorgung des Darmes beeinträchtigt.

Subhepatisches Zäkum und Appendix. Falls Zäkum und Appendix während der frühen Fetalperiode mit der unteren Oberfläche der Leber verkleben, werden sie nach kranial verlagert, wenn die Leber relativ an Größe abnimmt. Dadurch liegen Zäkum und Appendix in der fetalen Position, die in Abb. 11.3D gezeigt ist. Diese Fehlbildung, die bei männlichen Individuen häufiger auftritt als bei weiblichen, besteht bei ca. 6% der Feten. Bei adulten Individuen findet man das subhepatische Zäkum und Appendix nicht so häufig. Wenn diese Veränderung jedoch bestehen bleibt, kann sie ein diagnostisches Problem bei einer Appendizitis und bei der Entfernung der Appendix (Appendektomie) darstellen.

Stenose und Atresie des Dünndarms. Eine Einengung (Stenose) und ein vollständiger Verschluß (Atresie) des Darmes findet sich am häufigsten im Duodenum und Ileum. Der größte Teil dieser Fehlbildungen entsteht durch eine unvollständige Rekanalisation, die sich normalerweise an die Strangphase der Darmentwicklung anschließt. Einige Formen von Stenosen und Atresien des Ileum können durch eine Infarzierung des Darms als Folge einer Beeinträchtigung der Blutversorgung hervorgerufen werden. Dieser Zustand erscheint am häufigsten als Folge eines Volvulus des Darmes, der während der Rückkehr der Darmschlingen aus der Nabelschnur entsteht.

Der Enddarm

Abkömmlinge des Enddarms. Abkömmlinge des Enddarms sind: 1. der linke Teil des Colon transversum; 2. das Colon descendens; 3. das Colon sigmoideum; 4. das Rektum; 5. der obere Teil des Analkanals; 6. das Epithel der Harnblase und des größten Teils der Urethra (siehe Abb. 11.5). Alle diese Abkömmlinge werden von der A. mesenterica inferior versorgt, der Arterie des Enddarms (siehe Abb. 11.1A). Die Vereinigungsstelle zwischen dem Teil des Colon transversum, der vom Mitteldarm abstammt, und dem, der aus dem Enddarm entsteht, wird durch die Grenze der Blutversorgung markiert. Der erstere wird von einem Zweig der A. mesenterica superior versorgt, während der letztere sein Blut aus einem Ast der A. mesenterica inferior erhält.

Die Unterteilung der Kloake (Abb. 11.5). Der kaudale Teil des Enddarms erweitert sich zur **Kloake**, einer von Entoderm ausgekleideten Höhlung, die mit dem Oberflächenektoderm an der **Kloakenmembran** in Kontakt stehe (siehe Abb. 11.5A). Die Kloakenmembran liegt am Boden einer Grube, die als **Proctodaeum** oder Analgrube bezeichnet wird (siehe Abb. 11.5B). Die Kloake wird durch eine kranzförmige Schicht von Mesenchym, das Septum urorectale, in einen dorsalen und einen ventralen Teil unterteilt (siehe Abb. 11.5A). Das Septum urorectale entsteht im Winkel zwischen der Allantois und dem Enddarm (siehe Abb. 11.5B). Es wächst langsam nach kaudal und unterteilt die Kloake in einen ventralen Teil, den primitiven **Sinus urogenitalis**, und einen dorsalen Teil, der häufig als **Canalis anorectalis** (Analkanal) bezeichnet wird, weil er sich zu einem Teil des Rektum und des Analkanals entwickelt (siehe Abb. 11.5C). In der 7. Woche erreicht das Septum urorectale die Kloakenmembran und trennt sie in eine ventrale **Urogenitalmembran** und eine dorsale **Analmembran**. Die Verschmelzungszone des Septum urorectale mit der Kloakenmembran wird durch die zentrale perineale Sehne (Perinealkörper) markiert. – Die zentrale perineale Sehne (primitives Perineum) ist das Zentrum des Perineums, in das zahlreiche Muskeln konvergieren und einstrahlen.

Der Analkanal

Das Epithel der oberen zwei Drittel des Analkanals leitet sich aus dem entodermalen **Enddarm** ab. Das untere Drittel entwickelt sich aus dem ektodermalen **Proctodaeum** (siehe Abb. 11.5B und C). Die Verbindung des aus Enddarmentoderm entstandenen Epithels und dem Ektoderm des Proctodaeums wird durch die unregelmäßig verlaufende Linea pectinata angezeigt, die an der unteren Grenze der Valva analis liegt. Diese Linie zeigt auch die frühere Lage der Analmembran an (siehe Abb. 11.5C), die sich in der 8. Woche auflöst. Die anderen Schichten der Wand des Analkanals entstehen aus dem umgebenden splanchnischen Mesenchym.

Die duale Entstehung des Analkanals wird außerdem durch seine arterielle Blutversorgung, seine venöse und lymphatische Entsorgung und seine Nervenversorgung verdeutlicht. Die oberen zwei Drittel des Analkanals werden hauptsächlich durch die A. rectalis superior versorgt, der Fortsetzung der A. mesenterica inferior, der Enddarmarterie. Die venöse Entsorgung dieses Teils erfolgt hauptsächlich über die Vv. rectales superiores, Ästen der V. mesenterica inferior. Die lymphatische Entsorgung der oberen zwei Drittel des Analkanals erfolgt letztendlich in die Nodi lymphatici mesenterici inferiores.

Das untere Drittel des Analkanals, das von dem ektodermalen Proctodaeum abstammt, wird hauptsächlich von den Aa. rectales inferiores versorgt, Ästen der A. pudenda interna. Die venöse Entsorgung dieses unteren Teils erfolgt in die Vv. rectales inferiores, Zuflüssen der V. pudenda interna, die in die V. iliaca interna abfließen. Die lymphatische Entsorgung dieses Teils des Kanals erfolgt in die Nodi lymphatici inguinales superficiales.

Die Nervenversorgung der oberen zwei Drittel des Analkanals erfolgt über das autonome Nervensystem, während das untere Drittel vom N. rectalis inferior aus dem Plexus sacralis versorgt wird. Die aufgeführten Unterschiede der arteriellen Blutversorgung sowie der venösen und lymphatischen Entsorgung und der Nervenversorgung des Analkanals sind von großer klinischer Bedeutung, z. B. bei der Ausbreitung und Metastasierung von Tumoren.

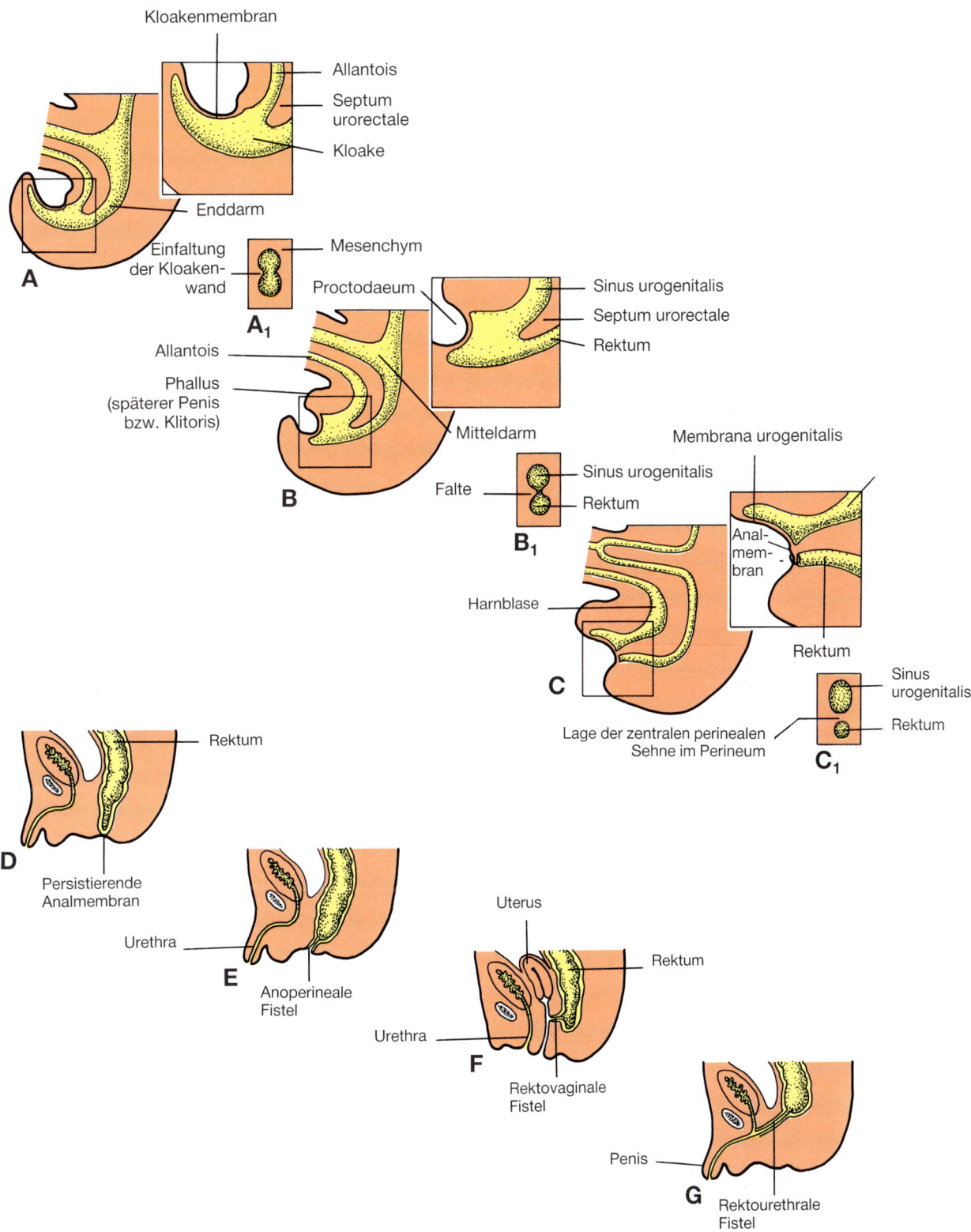

Abb. 11.5 **A.** bis **C.** Stadien der Teilung der Kloake in Rektum und Sinus urogenitalis zwischen der 4. und 7. Woche. **D** bis **G.** Anorektale Mißbildungen. Erläuterungen im Text.

Anorektale Fehlbildungen

Fehlbildungen des Analkanals und des Rektums bilden die größte Gruppe kongenitaler Anomalien des Verdauungssystems. Anorektale Fehlbildungen entstehen durch Anomalitäten im Wachstum und in der Entwicklung des Septum urorectale (siehe Abb. 11.5D bis G). Sie werden klinisch gewöhnlich in zwei Gruppen unterteilt: Hohe und tiefe anorektale Fehlbildungen. Diese Klassifizierung erfolgt nach der Endigung des Rektums entweder oberhalb oder unterhalb der puborektalen Schlinge, einem Muskelband des M. puborectalis, das den anorektalen Übergang umschlingt.

Hohe anorektale Fehlbildungen (siehe Abb. 11.5F und G). Diese Fehlbildungen stellen den größten Teil der kongenitalen Anomalien der anorektalen Region dar und sind häufig mit **Fisteln** (lat. fistulae, Pfeifen oder Schläuche) vergesellschaftet. Das Rektum endet als blinde Tasche oberhalb der puborektalen Schlinge. Bei männlichen Individuen verbinden sich die Fisteln nach vorne mit der Harnblase (**rektovesikale Fisteln**) oder der Urethra (**rektourethrale Fisteln**). Bei weiblichen Individuen verbinden sich die Fisteln nach vorne mit der Vagina (**rektovaginale Fisteln**) oder dem Vestibulum der Vagina (**rektovestibuläre Fisteln**).

Tiefe anorektale Fehlbildungen (siehe Abb. 11.5D und E). Diese Fehlbildungen entstehen durch die fehlende Auflösung der Analmembran während der 8. Woche. Als Folge persistiert das embryonale Proctodaeum (Analgrube) und nimmt keine Verbindung mit dem vom Enddarm entstehenden Analkanal auf. Diese Fehlbildung wird als **Anus imperforatus** bezeichnet. In einfachen Fällen hat sich das Septum urorectale normal entwickelt und der Analkanal ist nur durch ein dünnes Häutchen verschlossen (siehe Abb. 11.5D). In anderen Fällen gibt es fistelähnliche Verbindungen mit dem Perineum (siehe Abb. 11.5E). Die anomale Öffnung derartiger Fisteln wird manchmal als ektoper Anus bezeichnet.

12

Das Urogenitalsystem

Das Urogenitalsystem

Embryologisch und funktionell wird das Urogenitalsystem in zwei Teile unterteilt: 1. Nieren und Harnwege (Harnsystem) und 2. Geschlechtsorgane (Genitalsystem). Beide Systeme entwickeln sich aus dem **intermediären Mesoderm** (Abb. 12.1A), und die Ausführungsgänge beider Systeme münden anfänglich in eine gemeinsame Höhle, die **Kloake** (Abb. 12.2A).

Mit fortschreitender Entwicklung wird die Überlappung der beiden Systeme besonders beim männlichen Embryo deutlich. Der primitive Ausführungsgang der Urniere, der **Wolffsche Gang** (Urnierengang) (siehe Abb. $12.2A_1$), dient ursprünglich als Harnleiter. Später wird der Wolffsche Gang zum Hauptausführungsgang des männlichen Genitalsystems umgebildet (Abb. 12.3C), dem Ductus deferens (Vas deferens).

Der Ureter entsteht aus einer Ausstülpung des kaudalen Endes des Urnierenganges, dem **metanephrischen Divertikel** (= Ureterknospe) (siehe Abb. 12.2A). Beim erwachsenen Mann entleeren die Harn- und Genitalorgane ihre Exkrete, Urin und Samenflüssigkeit, durch einen gemeinsamen urogenitalen Kanal, die Pars spongiosa der Urethra (siehe Abb. 12.3C).

Wenn sich der Embryo während der 4. Woche in der Horizontalebene abzufalten beginnt, wird das intermediäre Mesoderm nach ventral verlagert, wobei es seine Verbindung mit den Somiten verliert (siehe Abb. 12.1). Nach der Abfaltung bildet das intermediäre Mesoderm in der Lendenregion eine längsgerichtete leistenartige Vorwölbung auf jeder Seite der primitiven Aorta, die **Urogenitalfalten** (siehe Abb. 12.1C). Harn- und Geschlechtsorgane entwickeln sich aus dem Mesoderm dieser Falten. Der Teil der Urogenitalfalte, aus dem die Harnorgane entstehen, wird als **nephrogener Strang** oder nephrogene Leiste (siehe Abb. 12.1C), der Teil, aus dem sich das Genitalsystem entwickelt, als **Gonaden-** oder **Genitalleiste** bezeichnet (siehe Abb. 12.4A).

Die Harnorgane

Entwicklung der Nieren

Drei unterschiedliche Generationen von Nieren entstehen im menschlichen Embryo (siehe Abb. 12.2A): Die Vorniere (**Pronephros**), die Urniere (**Mesonephros**) und die Nachniere (**Metanephros**, bleibende Niere). Das erste Paar von „Nieren", die Pronephroi, ist rudimentär und nimmt keine Funktion auf (siehe Abb. 12.2A). Das zweite Paar, die Mesonephroi, funktioniert für eine kurze Zeit während der frühen Fetalperiode und degeneriert, wenn es durch die Metanephroi oder bleibenden Nieren ersetzt wird (siehe Abb. $12.2A_1$).

Das Urogenitalsystem 113

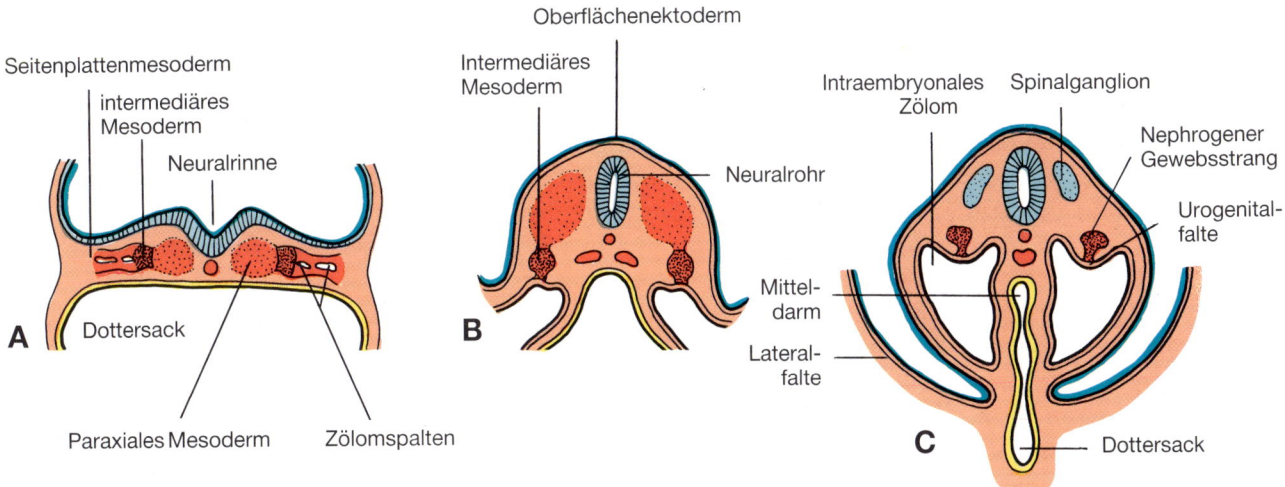

Abb. 12.1 Querschnitte durch Embryonen während der 4. Woche, die die Veränderung der Position des intermediären Mesoderms zeigen. Sie wird durch die Abfaltung des Embryos in der transversalen Ebene bewirkt. In **C** ist erkennbar, daß das intermediäre Mesoderm longitudinal angeordnete nephrogene Stränge bildet, die das Zölomepithel vorwölben. Dies sind die Urogenitalleisten.

Der Metanephros (= bleibende Niere) (siehe Abb. 12.2). Die bleibenden Nieren beginnen ihre Entwicklung zu Beginn der 5. Woche, während die Urnieren sich noch weiterentwickeln. Die Bildung von Urin beginnt gegen Ende des ersten Trimesters (11 bis 12 Wochen) und setzt sich während des restlichen Fetallebens fort. Urin wird in die Amnionhöhle ausgeschieden und bildet einen großen Teil der Amnionflüssigkeit. Da die Plazenta die metabolischen Abfallprodukte aus dem fetalen Blut eliminiert, ist die Funktion der Nieren vor der Geburt nicht unbedingt notwendig. Allerdings müssen sie in der Lage sein, ihre exkretorischen und regulatorischen Funktionen von der Geburt an zu übernehmen.

Die bleibenden Nieren oder Metanephroi entstehen aus zwei verschiedenen Quellen: 1. dem **metanephrischen Divertikel** (= Ureterknospe) und 2. dem **metanephrischen Mesoderm** (siehe Abb. 12.2B). Beide Anlagen sind Mesodermderivate. Das metanephrische Mesoderm leitet sich vom kaudalen Teil der nephrogenen Leiste ab, das metanephrische Divertikel ist eine dorsale Ausstülpung aus dem Urnierengang in der Nähe seines Eintritts in die Kloake (siehe Abb. 12.2A und B).

Die **Ureterknospe** (= metanephrisches Divertikel) bildet den Ureter, das Nierenbecken, die Nierenkelche und die Sammelrohre (siehe Abb. 12.2C bis E). Das **metanephrische Divertikel** wächst in das metanephrische Mesoderm ein und induziert die Bildung der metanephrischen Mesodermkappe über seinem erweiterten Ende. Jedes von der Ureterknospe abstammende Sammelrohr durchläuft wiederholte Verzweigungen und bildet so aufeinanderfolgende Generationen von Sammelrohren. Die ersten drei bis vier Generationen derartiger Tubuli vergrößern sich, konfluieren und bilden die Calices maiores, die zweiten vier Tubulusgenerationen verschmelzen und bilden die Calices minores (siehe Abb. 12.2D). Die folgenden Generationen von Tubuli bilden die Sammelrohre der bleibenden Niere.

Die Enden der bogenförmigen Sammelrohre induzieren die Bildung von **metanephrischen Vesikeln** aus Ansammlungen mesenchymaler Zellen im metanephrischen Mesoderm (siehe Abb. 12.2E und F). Diese Vesikel wachsen schnell und werden zu **metanephrischen Tubuli** (Nierenkanälchen) (siehe Abb. 12.2H). Während sich diese Tubuli entwickeln, werden ihre proximalen Enden durch Glomeruli (Kapillarplexus) eingestülpt. Die Nierenkörperchen (Glomerulus und Bowmansche Kapsel) bilden zusammen mit den proximalen gewundenen Tubuli, den Henleschen Schleifen und den distalen gewundenen Tubuli ein **Nephron** (siehe Abb. 12.2I). Jeder gewundene distale Tubulus nimmt Verbindung mit einem gebogenen Sammelrohr auf und verschmilzt mit ihm. Folglich entsteht jedes Harnkanälchen aus zwei embryologisch verschiedenen Teilen: den Nephronen, die aus dem metanephrischen Mesoderm entstehen, und den Sammelrohren, die aus dem metanephrischen Divertikel hervorgehen (siehe Abb. 12.2).

Lageveränderungen und Blutversorgung der sich entwickelnden Nieren. Anfänglich liegen die Nieren dicht zusammen im Becken. Durch die Vergrößerung des Abdomens werden die Nieren allmählich in das Abdomen verlagert und voneinander getrennt. Sie erreichen ihre endgültige Lage gewöhnlich während der 9. Woche. Diese Wanderung, die einen relativen Aufstieg darstellt, resultiert hauptsächlich aus dem Wachstum des Embryos kaudal der Nieren. Während die Nieren aus dem Becken aszendieren, werden sie von Arterien versorgt, die aus der Aorta in entsprechend höheren Segmenten stammen. Normalerweise verschwinden die kaudalen Gefäße während des Nierenaufstiegs, einige von ihnen können jedoch persistieren, was die relativ häufigen Variationen der Blutversorgung der Nieren erklärt. Ca. 25% der adulten Nieren haben zwei bis vier Nierenarterien.

Das Urogenitalsystem 115

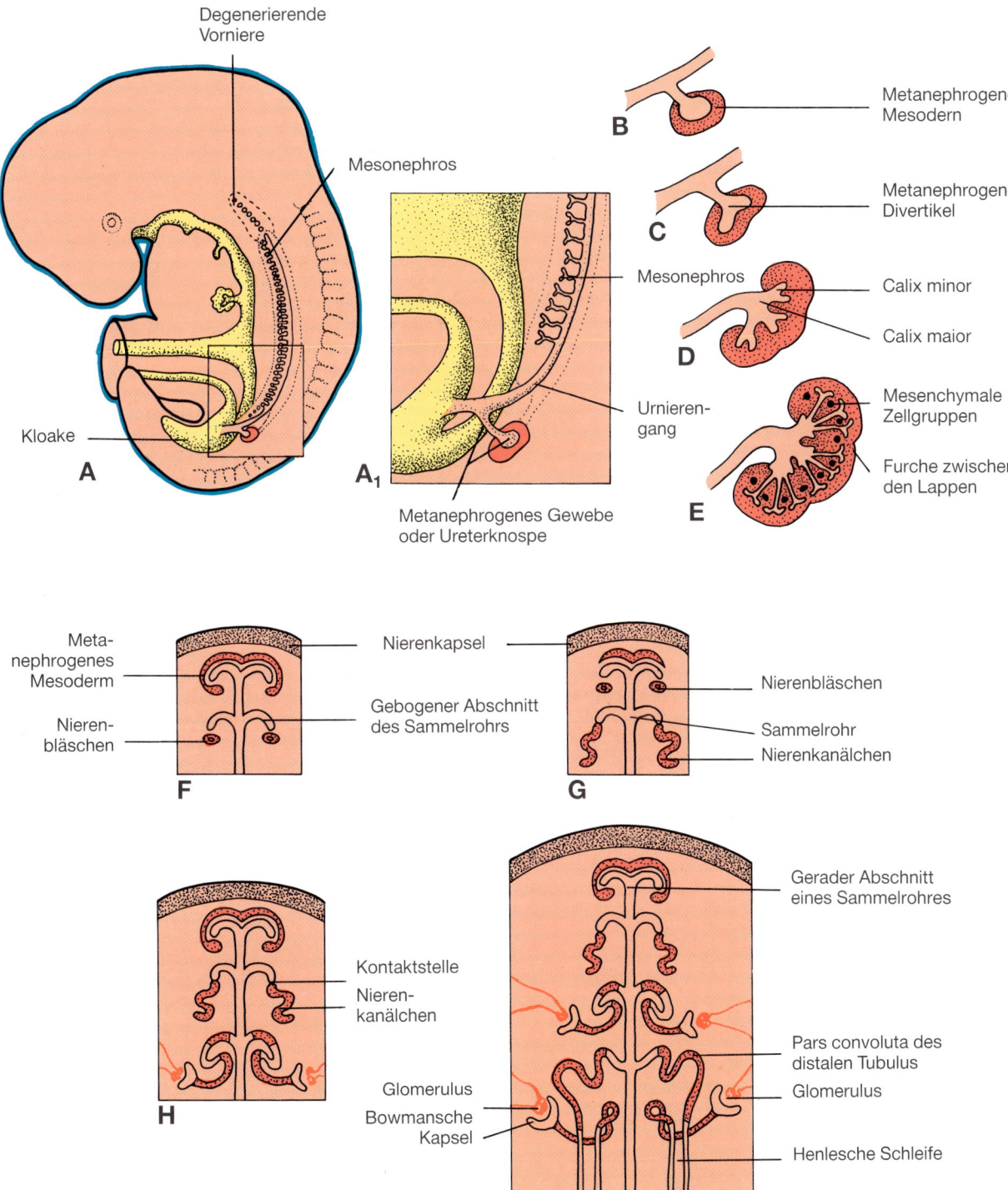

Abb. 12.2 A. Seitenansicht eines 5 Wochen alten Embryos, in dem die drei Generationen von Nieren dargestellt sind, die im Embryo angelegt werden. Die Vorniere ist rudimentär und nimmt keine Funktion auf. Die Urniere arbeitet für ca. 2 Wochen und degeniert dann. Die Nachniere entwickelt sich zur bleibenden Niere. **B** bis **E** sind Darstellungen der Nachnierenentwicklung während der 5. bis 8. Woche. F bis I zeigen schematisch die Stadien der Entwicklung eines Nephrons. Dieser Vorgang beginnt in der 8. Woche. Die Nieren nehmen ihre Funktion jedoch nicht vor der 11. bis 12. Woche auf (Nach *Moore, K.L.* The developing human. Clinically oriented embryology. 4th ed. Philadelphia: W.B. Saunders 1988).

Die Nieren von Feten und Neugeborenen. Die Nieren sind in Lappen unterteilt, die äußerlich als durch Gruben getrennte Erhebungen sichtbar sind. Diese Lappung verschwindet gegen Ende der Fetalperiode, aber die Lappen sind nach wie vor bei den Nieren Neugeborener von außen angedeutet. Bei Erwachsenen ist der lobäre Charakter der Nieren gewöhnlich nicht mehr erkennbar.

Kongenitale Fehlbildungen der Niere. Die Nieren fehlen vollständig (bilaterale renale Agenesie), wenn die Ureterknospen sich nicht entwickeln oder wenn sie degenerieren, bevor sie das metanephrogene Mesoderm induzieren können, Nephrone zu bilden. Da die Harnkanälchen aus zwei verschiedenen Quellen entstehen, führt die fehlende Verbindung dieser verschiedenen Tubulusabschnitte zu angeborenen **polyzystischen Nieren** (Abb. 12.2G–I).

Die Spaltung der Ureterknospe in einem frühen Stadium führt zu einer **geteilten Niere** oder einer **Doppelniere**. Diese anomalen Nieren haben häufig ektope Ureteren, die bei Männern in die Urethra, bei Frauen in die Urethra oder Vagina münden. Anomale Lagen der Niere, z. B. die **Beckenniere**, entstehen durch Störungen der Aszension der Nieren aus dem Becken in das Abdomen. Eine **Hufeisenniere** bildet sich, wenn die unteren Pole der Nieren miteinander verschmelzen, während sie sich noch im Becken befinden.

Entwicklung der Harnblase

Die Harnblase entsteht aus einem Enddarmabkömmling, dem **Sinus urogenitalis** (Abb. 12.3A). Er ist eine von Entoderm ausgekleidete Höhle, die gebildet wird, wenn das **Septum urorectale** die Kloake in ein dorsales Rektum und einen ventralen Sinus urogenitalis unterteilt (Abb. 12.3A bis C). Die kaudalen Enden der Urnierengänge öffnen sich in die Kloake (siehe Abb. 12.3B), und Teile von ihnen werden allmählich in die Wand der Harnblase aufgenommen (siehe Abb. 12.3E bis H). Als Folge treten die Ureteren, die sich aus den Ureterknospen entwickeln, und die Urnierengänge letztlich getrennt in die Blase ein (siehe Abb. 12.3H).

Durch den „Aufstieg" der Niere bewegen sich die Mündungen der Ureteren nach kranial. Die Anlagen der Ductus ejaculatorii, die aus dem distalen Ende des Urnierenganges entstehen, bewegen sich aufeinander zu und treten in den prostatischen Teil der Urethra ein (siehe Abb. 12.3G und H).

Obwohl das Epithel des Trigonum vesicae und des kranialen Teils der Pars prostatica urethrae anfänglich mesodermalen Ursprungs ist, wird es allmählich von entodermalen Zellen aus dem Sinus urogenitalis ersetzt. Dadurch ist die Harnblase und der größte Teil der Urethra mit Epithel entodermalen Ursprunges ausgekleidet. Das umgebende Bindegewebe und die glatte Muskulatur entstehen aus dem umgebenden **splanchnischen Mesoderm**.

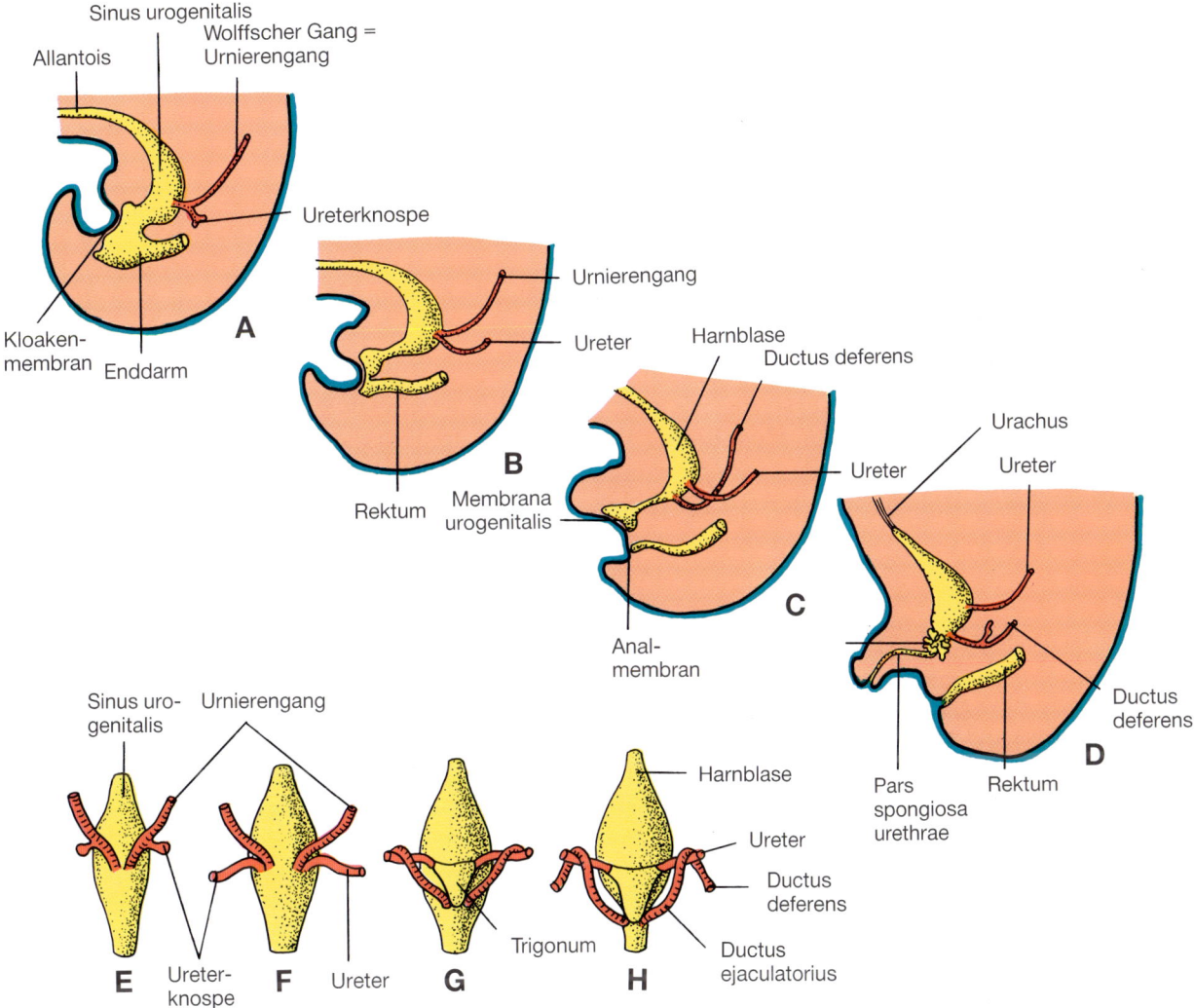

Abb. 12.3 Zeichnungen von Embryonen zwischen der 5. und 8. Woche zur Darstellung der Unterteilung der Kloake durch das Septum urorectale in Rektum und Sinus urogenitalis. Außerdem ist die Beziehung der wachsenden Ureteren zum Wolffschen Gang wiedergegeben. Der Ureter entwickelt sich als Auswuchs des Wolffschen Ganges, erlangt jedoch allmählich eine getrennte Öffnung in die Harnblase, während der Wolffsche Gang in die Harnblase aufgenommen wird. Die Region des Trigonum der Harnblase wird durch die Inkorporation der Wolffschen Gänge gebildet. Während die Nieren aus dem Becken „aufsteigen", bewegen sich auch die Öffnungen der Ureteren nach kranial.

Blasenekstrophie. Bei dieser Fehlbildung liegt die Hinterwand der Harnblase, die das Trigonum vesicae mit den Ureteröffnungen enthält, offen an der Oberfläche. Eine Ekstrophie der Blase wird durch den fehlerhaften Verschluß des unteren Teils der vorderen Bauchwand hervorgerufen. Die Spaltung betrifft die vordere Bauchwand und die Vorderwand der Harnblase. Die Hinterwand der Blase stülpt sich durch den Defekt in der Bauchwand vor. Diese schwerwiegende Fehlbildung entsteht während der 4. Woche durch die fehlende Einwanderung von Mesenchym zwischen das Oberflächenektoderm und das Entoderm des Sinus urogenitalis. Dadurch bleibt die Bildung von Muskulatur und Bindegewebe in der vorderen Rumpfwand über der Harnblase aus, so daß die dünne Epidermis und die Vorderwand der Blase bald platzen.

Entwicklung der Urethra

Das Epithel der weiblichen Urethra und der größte Teil des Epithels der männlichen Urethra entstammen dem Entoderm des Sinus urogenitalis (siehe Abb. 12.3D). Das umgebende Bindegewebe und die glatte Muskulatur entwickeln sich aus dem umgebenden splanchnischen Mesoderm. Das Epithel der Pars spongiosa urethrae des Mannes hat einen zweifachen Ursprung. Der größte Teil entsteht aus dem Entoderm des Sinus urogenitalis, der distale Teil der urethralen Auskleidung der Fossa navicularis jedoch aus dem Oberflächenektoderm (Abb. 12.5A).

Entwicklung der Prostata

Diese akzessorische Geschlechtsdrüse entsteht aus Ausstülpungen oder Knospen des Epithels des prostatischen Teils der Urethra, die in das umgebende Mesenchym eindringen. Dadurch entstammt das Parenchym, das die sekretorischen Bestandteile und die Ausführungsgänge enthält, dem Entoderm, während die glatte Muskulatur und das bindegewebige Stroma ihren Ursprung im umgebenden splanchnischen Mesoderm haben. Die urethralen und paraurethralen Drüsen der Frau sind Homologe der Prostata.

Der Urachus

Anfänglich steht die Harnblase mit der **Allantois** in Verbindung (siehe Abb. 12.3A). Die Allantois kann sich an der Bildung des Apex der Blase beteiligen, ihr größter Teil bildet sich allerdings zurück und wird zu einem fibrösen Strang, dem **Urachus** (siehe Abb. 12.3D). Dieses Band (Ligamentum umbilicale medianum) erstreckt sich vom Apex der Blase bis zum Nabel. Gelegentlich persistiert das Lumen der Allantois bei der Bildung des Urachus. Dadurch kann eine **Urachusfistel** entstehen, aus der Urin aus der Blase über den Nabel nach außen gelangen kann. Wenn nur ein kleiner Teil des Lumens der Allantois persistiert, kann eine **Urachuszyste** resultieren, bei Persistenz eines größeren Teils des Urachuslumens kann ein **Urachussinus** entstehen, der am Nabel oder in die Harnblase münden kann.

Das Genitalsystem

Obwohl das genetische Geschlecht (chromosomale Geschlecht) des Embryos bei der Befruchtung durch die Art des Spermiums, das das Ei befruchtet (Kapitel 1), determiniert wird, gibt es bis zur 7. Woche keine morphologischen Hinweise auf männliches oder weibliches Geschlecht. Die anfängliche Periode der Genitalentwicklung wird als Indifferenzstadium der Geschlechtsorgane bezeichnet, weil das frühe Genitalsystem bei beiden Geschlechtern sehr ähnlich ist.

Entwicklung der Gonaden (Ovarien und Hoden)

Die Gonaden sind die ersten Teile des Genitalsystems, die sich zu entwickeln beginnen. Die primitiven Gonaden entstehen aus Teilen der Urogenitalfalten (siehe Abb. 12.1C), die als Genital- oder **Gonadalleisten** bezeichnet werden (siehe Abb. 12.4A). Die Gonaden sind anfänglich bei beiden Geschlechtern gleich und erscheinen als Verdickungen des Zölomepithels (Mesothel, das die Peritonealhöhle auskleidet). Die Genitalleisten vergrößern sich und trennen sich von der Urniere, indem sich ein Mesenterium bildet, das bei männlichen Individuen zum Mesorchium (siehe Abb. 12.4B), bei weiblichen Individuen zum Mesovarium (siehe Abb. 12.4E) wird. Während dieses Vorganges beginnt das Zölomepithel, das die primitiven Gonaden bedeckt, zu proliferieren. Es bildet Zellstränge, die **primären Keimstränge**, die in das Mesenchym der sich entwickelnden Gonaden einwachsen (siehe Abb. 12.4A).

Die primordialen Geschlechtszellen (Urgeschlechtszellen) entstehen in der Wand des Dottersackes, wandern in den Embryo und gelangen in die primären Keimstränge (siehe Abb. 12.4A). Sie werden später die Eizellen und Spermien bilden.

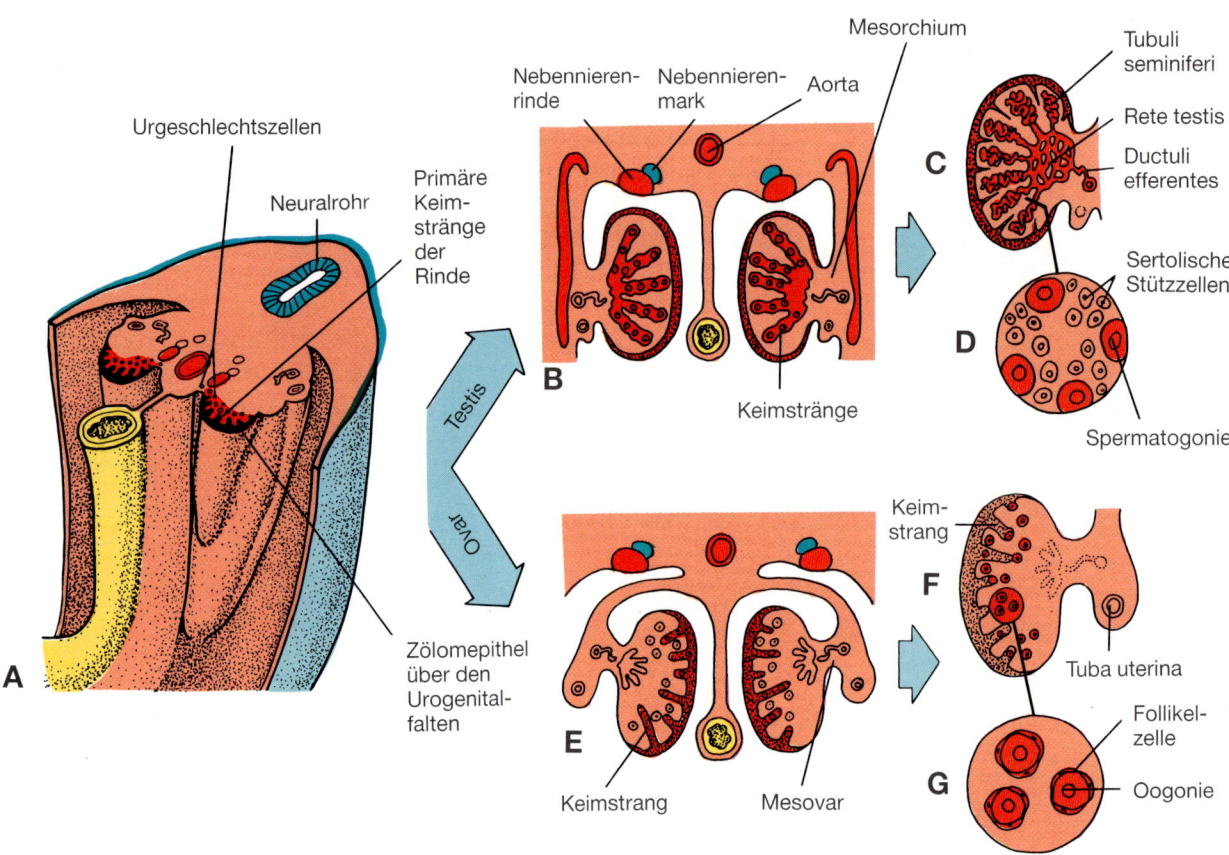

Abb. 12.4 **A.** Dreidimensionale Darstellung der kaudalen Region eines 5 Wochen alten Embryos, die die Gonadenleisten zeigt. Beachte die Urkeimzellen, die aus dem Dottersack in die Gonaden einwandern. **B.** Zeichnung der Hoden in der 7. Woche zur Darstellung der Keimstränge. **C.** Hoden in der 20. Woche mit Tubuli seminiferi. D. Schnitt durch einen Tubulus seminiferus. Beachte, daß es in diesem Stadium kein Lumen gibt und daß zwei Arten von Zellen vorhanden sind: Sertolische Stützzellen und Spermatogonien, die Vorläufer der Spermien. **E.** Ovar in der 20. Woche mit Keimsträngen und Primordialfollikeln. **G.** Die Vergrößerung zeigt drei Primordialfollikel. (Nach *Moore, K.L.:* The developing human. Clinically oriented embryology. 4th ed. Philadelphia: W.B. Saunders 1988).

Die Entwicklung der Hoden (siehe Abb. 12.4B, C und D). Bei Embryonen mit einem Y-Chromosom werden die primären Keimstränge, die die Urgeschlechtszellen enthalten, bald durch eine dichte Bindegewebsschicht vom Oberflächenepithel getrennt. Diese Bindegewebskapsel wird als Tunica albuginea bezeichnet. Von ihr wachsen Septen tief in das Innere des Hodens und unterteilen ihn in Kompartimente, die späteren Lobuli testis

Die primären Keimstränge differenzieren sich zu den **samenbildenden Keimsträngen** (siehe Abb. 12.4B). Diese werden später kanalisiert und bilden die Tubuli seminiferi. Innerhalb der Keimstränge differenzieren sich die **Urgeschlechtszellen** zu Spermatogonien, den Vorläufern der Spermien (siehe Abb. 12.4D). Die restlichen Zellen in diesen Keimsträngen werden zu Sertolischen Stützzellen. Aus dem Mesenchym zwischen den sich entwickelnden Tubuli seminiferi differenzieren sich Gruppen von interstitiellen Zellen. Diese beginnen bereits vor dem Ende der Embryonalperiode Testosteron und andere Substanzen zu sezernieren. Diese Hormone bewirken die Differenzierung der männlichen Geschlechtsgänge und äußeren Genitalien.

Die Differenzierung der indifferenten Gonaden zu Hoden hängt im wesentlichen von der Wirkung des H-Y-Antigen auf dem Y-Chromosom ab. Die zentralen Enden der sich entwickelnden Tubuli seminiferi konvergieren und verschmelzen unter Bildung eines Netzwerkes von Kanälen, dem Rete testis (siehe Abb. 12.4C). Das Rete testis verbindet sich mit zahlreichen persistierenden Urnierenkanälchen, die sich zu den Ductuli efferentes differenzieren.

Die Entwicklung der Ovarien (siehe Abb. 12.4E, F und G). Bei Embryonen ohne Y-Chromosom findet die Differenzierung der Gonaden später statt als bei männlichen. Die primären Keimstränge konvergieren und bilden ein Netzwerk von Kanälen, das Rete ovarii, das allerdings bald gemeinsam mit den primären Keimsträngen verschwindet. Während dieses Vorganges entstehen aus dem Oberflächenepithel der sich entwickelnden Ovarien die **sekundären Keimstränge** oder **Rindenstränge** (siehe Abb. 12.4E). Während sich diese Stränge im Ovar vergrößern, nehmen sie Urgeschlechtszellen auf. Ungefähr um die 16. Woche zerfallen die Rindenstränge in isolierte Zellhaufen, die Primordialfollikel (Keim- oder Eiballen) (siehe Abb. 12.4F), die je eine von den Urgeschlechtszellen abstammende Oogonie enthalten. Jede Oogonie ist also von einer Lage abgeflachter Follikelepithelzellen umgeben, die von den Oberflächenepithelzellen der Rindenstränge abstammen (siehe Abb. 12.4G). Die Oogonien vermehren sich sehr schnell durch Mitosen und produzieren Tausende primitiver Keimzellen. Vor der Geburt vergrößern sich alle Oogonien und bilden die primären Oozyten, von denen die meisten in die erste meiotische Prophase eingetreten sind. In diesem Stadium verharren sie bis zur Pubertät.

Postnatal werden keine Oogonien mehr gebildet. Obwohl mehrere Millionen primäre Oozyten in den fetalen Ovarien vorhanden sind, degenerieren viele von ihnen in einem als Atresie bezeichneten Vorgang. Bei der Geburt sind ungefähr eine Million primäre Oozyten in jedem Ovar vorhanden.

Entwicklung der Genitalwege

Männliche und weibliche Embryonen haben identische paarige Anlagen der Geschlechtswege. Die männlichen oder **Urnieren-** (= Wolffschen) **Gänge** spielen eine wichtige Rolle bei der Entwicklung des männlichen Reproduktionssystems. Die weiblichen oder **paramesonephrischen** (= Müllerschen) **Gänge** entwickeln sich zum weiblichen Reproduktionssystem. Während des Indifferenzstadiums der Geschlechtsentwicklung sind beide Paare der Anlagen der Geschlechtsgänge vorhanden.

Entwicklung der männlichen Geschlechtsgänge (Abb. 12.5A). Die von den fetalen Hoden sezernierten Androgene sind verantwortlich für die Differenzierung der männlichen Geschlechtsgänge. Eine „Müllersche inhibitorische Substanz", die ebenfalls vom Testis gebildet wird, unterdrückt die Entwicklung der paramesonephrischen Gänge (Müllerschen Gänge). Der Wolffsche Gang wird zu Epididymis, Ductus deferens und Ductus ejaculatorius.

Die Bläschendrüse entwickelt sich aus einem Divertikel, das vom distalen Ende des Wolffschen Ganges entspringt (siehe Abb. 12.5A). Der größte Teil der Müllerschen Gänge degeneriert, aber ihre kranialen Enden persistieren als Anhänge der Hoden (Appendix testis), während die kranialen Enden der Wolffschen Gänge als Anhänge der Nebenhoden (Appendix epididymidis) bestehen bleiben.

Entwicklung der weiblichen Geschlechtsgänge (siehe Abb. 12.5B und C). Bei Embryonen ohne Y-Chromosom bilden die paramesonephrischen = Müllerschen Gänge den größten Teil des Genitaltraktes, der sich weiblich entwickelt. Ihre kranialen Teile bilden die Eileiter, ihre kaudalen Teile verschmelzen und bilden den Uterovaginalkanal, aus dem der Uterus und der proximale Teil der Vagina entstehen. Der Kontakt zwischen dem Uterovaginalkanal und dem Sinus urogenitalis induziert die Bildung paariger entodermaler Ausstülpungen, den Bulbi sinovaginales. Diese Kolben verschmelzen und bilden die solide **Vaginalplatte** (siehe Abb. 12.5B). Die im Zentrum dieser Platte gelegenen Zellen degenerieren bald und schaffen den Platz für das Lumen der Vagina; die peripher gelegenen Zellen bilden das vaginale Epithel. Die uterovaginale Anlage trägt wahrscheinlich auch zur Bildung der bindegewebigmuskulären Schichten des distalen Teils der Vagina bei, ihr gesamtes Epithel entsteht jedoch wahrscheinlich aus entodermalen Zellen der Vaginalplatte.

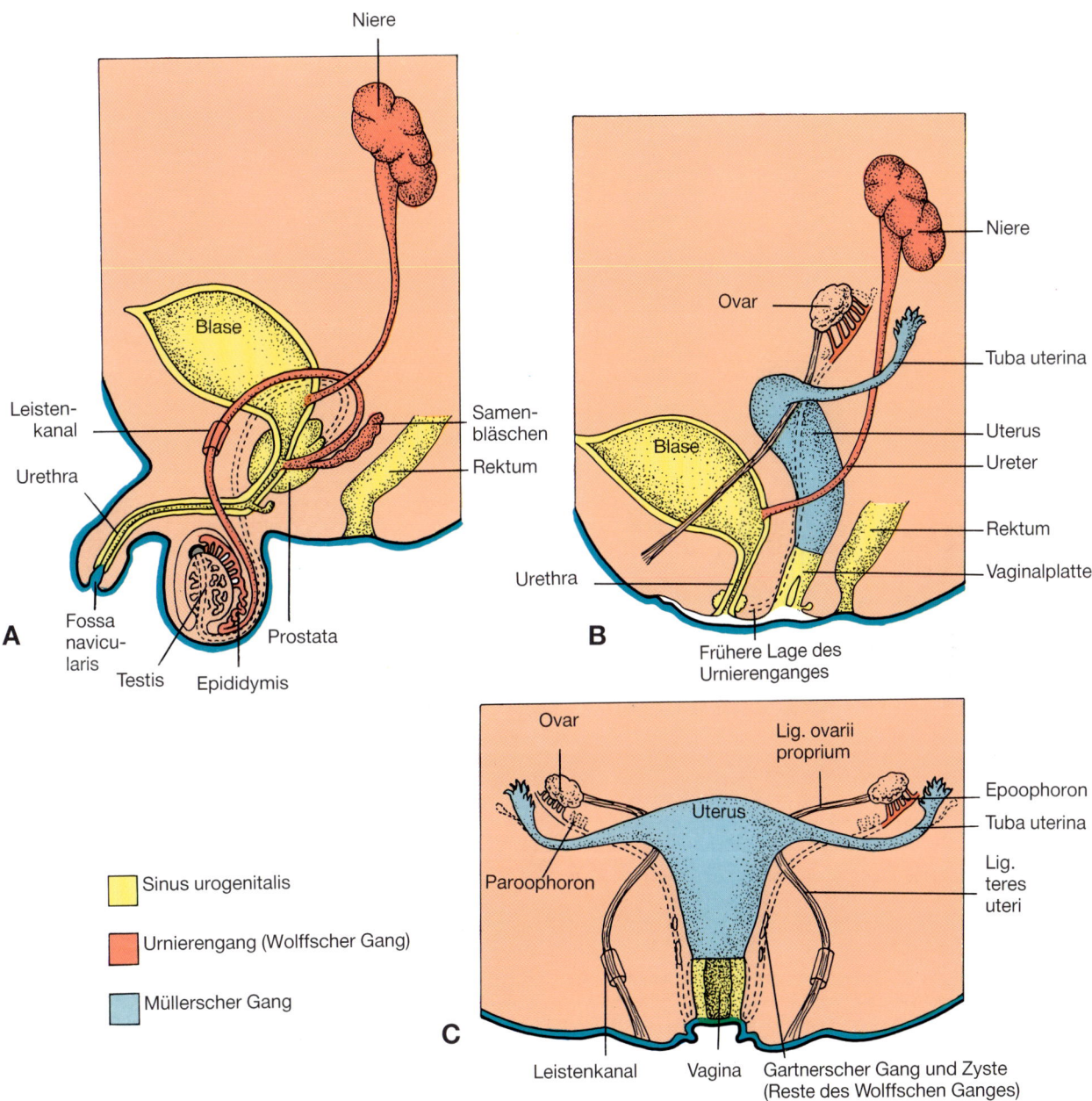

Abb. 12.5 Schematische Zeichnungen zur Entwicklung der inneren Genitalien. **A**. Männliches Neugeborenes. **B**. 12 Wochen alter weiblicher Fet. **C**. Weibliches Neugeborenes (Nach *Moore, K.L.:* Before we are born. Basic embryology and birth defects. 2nd ed. Philadelphia: W.B. Saunders, 1983.

Die Entwicklung der äußeren Genitalien

Die Frühentwicklung der äußeren Genitalien ist bei beiden Geschlechtern gleich. Die unterschiedlichen Geschlechtsmerkmale beginnen während der 9. Woche zu erscheinen, die äußeren Genitalien sind jedoch nicht vor dem Ende der 12. Woche voll entwickelt.

Die indifferenten äußeren Geschlechtsorgane (Abb. 12.6A und B). Zu Beginn der 4. Woche entsteht ein Genitalhöckerchen (Tuberculum genitale) am kranialen Ende der Kloakenmembran.

Bald entwickeln sich auf jeder Seite dieser Membran die Geschlechtswülste (Tubercula labioscrotalia) und die Urogenitalfalten (Geschlechtsfalten). Das Genitalhöckerchen verlängert sich und bildet einen **Phallus**, der bei beiden Geschlechtern gleich ist.

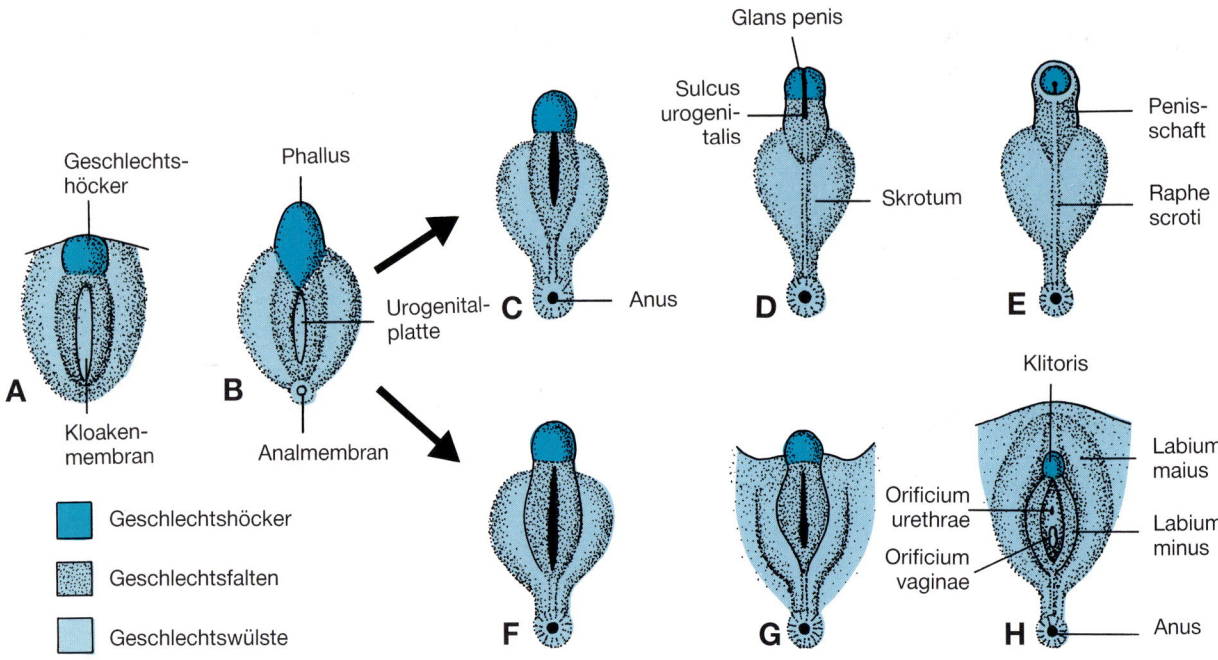

Abb. 12.6 Entwicklung der äußeren Genitalien. **A** und **B**. Indifferenzstadium. **C** bis **E**. Verschiedene Stadien in der Entwicklung der männlichen äußeren Genitalien in der 9., 11. und 12. Woche. F. bis **H**. Verschiedene Stadien in der Entwicklung der weiblichen Genitalien in der 9., 11. und 12. Woche. (Nach *Moore, K.L.:* The developing human. Clinically oriented embryology. 4th ed. Philadelphia: W.B. Saunders, 1983).

Entwicklung der männlichen äußeren Genitalien (siehe Abb. 12.6C bis E). Die Maskulinisierung des indifferenten äußeren Genitales wird durch Androgene hervorgerufen, die in den fetalen Hoden produziert werden. Während sich der Phallus unter Bildung des Penis verlängert, verschmelzen die Geschlechtsfalten auf der ventralen Oberfläche des Penis und bilden die Pars spongiosa urethrae. Die Geschlechtswülste wachsen auf die Medianlinie zu und verschmelzen unter Bildung des **Skrotum** (siehe Abb. 12.6E). Die Fusionslinie der Geschlechtswülste wird deutlich durch die skrotale Raphe angezeigt.

Entwicklung des weiblichen äußeren Genitale (siehe Abb. 12.6F bis H). Sowohl die Urethra als auch die Vagina öffnen sich in den Sinus urogenitalis, der in dieser Region zum Vestibulum der Vagina wird. Die Geschlechtsfalten werden zu den **Labia minora**, die Geschlechtswülste werden zu den **Labia maiora** und der Phallus wird zur **Klitoris**.

Kongenitale Fehlbildungen der Genitalorgane

Hypospadien. Wenn die Verschmelzung der Geschlechtsfalten unvollständig bleibt, entstehen anomale Öffnungen der Urethra entlang der ventralen Seite des Penis. Diese Fehlbildungen kommen bei ca. einem von 300 Neugeborenen vor. Am häufigsten findet sich eine derartige urethrale Öffnung in der Nähe der Glans penis (**glanduläre Hypospadie**). Dieser Fehlbildung liegt gewöhnlich die mangelhafte Kanalisation der ektodermalen glandulären Zellplatte (Lamella glandularis) zugrunde. Diese strangförmige Struktur bildet sich in der Glans penis, und aus ihr entwickelt sich die Endstrecke der Pars spongiosa urethrae. Glanduläre Hypospadien entstehen durch die fehlerhafte Verschmelzung der distalen Teile der Urogenitalfalten. Dadurch öffnet sich die Urethra auf die ventrale Oberfläche des Körpers des Penis.

Fehlbildungen von Uterus und Vagina. Da die Bildung des Uterus von der Verschmelzung der beiden Müllerschen Gänge abhängt (siehe Abb. 12.5B), entstehen verschiedene Formen von Uterusduplikaturen, wenn diese Verschmelzung unvollständig ist. Ein vollständiges Ausbleiben der Verschmelzung dieser Gänge bewirkt eine Verdoppelung des gesamten weiblichen Genitaltraktes (doppelter Uterus und doppelte Vagina). Selten unterbleibt die Entwicklung eines Müllerschen Ganges. Das führt zur Bildung eines einzelnen Eileiters und eines Uterushorns (Uterus unicornis).

Deszensus der Gonaden (Keimdrüsen)

Während die Urnieren degenerieren (siehe Abb. 12.2A), steigen die Gonaden aus dem Abdomen in das Becken hinein. Dabei wölbt sich eine Ausstülpung des Peritoneums, der **Processus vaginalis**, durch die vordere Bauchwand und bildet die Anlage des Leistenkanals. Der Processus vaginalis ist hinten am Gubernaculum angeheftet, einem Band, das vom kaudalen Pol der Gonade bis zu den Geschlechtswülsten reicht.

Beim männlichen Fetus bleiben die Hoden ungefähr bis zur 28. Woche in der Nähe des tiefen Leistenringes. Dann steigen sie schnell durch den Leistenkanal ab und treten noch vor der Geburt in das Skrotum ein. Der distale Teil des Processus vaginalis bleibt als Tunica vaginalis testis erhalten; der übrige Teil dieses Fortsatzes verschwindet normalerweise.

Beim weiblichen Fetus heftet sich das Gubernaculum an den Uterus an und bildet so proximal dieser Anheftung das Ligamentum suspensorium ovarii (siehe Abb. 12.5C) sowie distal das Ligamentum rotundum (Lig. teres uteri). Normalerweise obliteriert der Processus vaginalis vollständig.

Kryptorchismus und Hodenektopie. Unvollständiger Abstieg in das Skrotum (Kryptorchismus) und Fehlverlagerung der Hoden (ektope Hoden) sind die häufigsten Fehlbildungen des männlichen Genitalsystems. Die deszendierenden Hoden können irgendwo zwischen dem Abdomen und dem Skrotum liegen bleiben oder durch eine Fehlwanderung in das Perineum, auf die Dorsalseite des Penis oder in die Oberschenkel gelangen.

Hermaphroditismus (Intersexualität)

Da der Embryo das Potential hat, sich entweder zu einem männlichen oder weiblichen Individuum zu entwickeln, führen Fehler bei der Geschlechtsentwicklung zu verschiedenen Ausprägungen von intermediärem Geschlecht, die als Intersexualität oder Hermaphroditismus bezeichnet werden. Ein Individuum mit nicht eindeutig differenzierten äußeren Genitalien wird als Zwitter oder Hermaphrodit bezeichnet. Die verschiedenen Formen der Intersexualität werden anhand des histologischen Erscheinungsbildes der Gonaden klassifiziert.

Echte Hermaphroditen. Individuen mit dieser äußerst seltenen Konstellation besitzen sowohl Ovarien als auch Hoden. Die inneren und äußeren Geschlechtsorgane sind variabel ausgebildet. Die meisten echten Hermaphroditen haben einen 46, XX Karyotyp (Chromosomensatz), einige sind jedoch Mosaike (46, XX/46, XY).

Weibliche Pseudohermaphroditen. Individuen mit dieser Konstellation haben einen 46, XX Karyotyp. Die häufigste Ursache für den weiblichen Pseudohermaphroditismus ist das **adrenogenitale Syndrom** (Nebennierenrindenhyperplasie mit kongenitaler Virilisierung). Es gibt verschiedene Formen, die alle autosomal rezessiv vererbt werden. Während der Fetalentwicklung kommt es zu einer vermehrten Sekretion von ACTH (adrenokortikotropes Hormon) und einer Hyperplasie der Nebennierenrinde. Die daraus resultierende vermehrte Produktion von Androgenen führt zur Maskulinisierung der äußeren Genitalien (vergrößerte Klitoris, Anomalien des Sinus urogenitalis und partielle Verschmelzung der Labia maiora).

Die äußeren Genitalien eines weiblichen Fetus können außerdem durch androgene Hormone maskulinisiert werden, die den Fetus aus der mütterlichen Zirkulation über die Plazenta erreichen. Diese Hormone können in überschüssigen Mengen vorhanden sein, wenn die Nebennieren der Mutter überaktiv sind oder wenn die Mutter mit androgenen Hormonen behandelt wird.

Männliche Pseudohermaphroditen. Individuen mit dieser Konstellation haben Hoden und einen 46, XY Karyotyp. Die äußeren und inneren Genitalien sind durch die unterschiedlichen Grade der Entwicklung von Penis und Geschlechtsgängen sehr variabel ausgebildet. Diese Fehlentwicklung entsteht, wenn die fetalen Hoden Androgene nicht in ausreichender Menge produzieren oder wenn die embryonalen Genitalgewebe nicht auf männliche Hormone reagieren.

13

Das Herzkreislaufsystem

Das Herzkreislaufsystem

Das Gefäßsystem

Entwicklung der Blutgefäße

Der menschliche Embryo erhält während der 2. Entwicklungswoche eine ausreichende Ernährung durch die Diffusion von Nahrungsstoffen aus dem mütterlichen Blut, das durch die **lakunären Netzwerke** im **Synzytiotrophoblasten** fließt (siehe Kapitel 2 und Abb. 2.1C). Mit der Größenzunahme des Embryos wird ein effizienteres System zur Sicherstellung der Ernährung und des Gasaustausches nötig.

Das Gefäßsystem beginnt seine Entwicklung während der 3. Entwicklungswoche in der Wand des Dottersacks. Gruppen mesenchymaler Zellen, die **Angioblasten**, bilden **Blutinseln** (siehe Kapitel 3 und Abb. 3.4A). Mit der Bildung von Hohlräumen in diesen Inseln entwickeln sich primitive Blutzellen und Gefäße. Die primitiven Blutgefäße vereinigen sich und bilden ein Gefäßnetz in der Wand des Dottersacks. Auf ähnliche Art und Weise bilden sich Blutgefäße im Mesenchym des Haftstiels, des Chorions und der Chorionzotten. Auch im Embryo beginnt die Bildung von Blutgefäßen gegen Ende der 3. Woche. Diese vereinigen sich und bilden auf jeder Seite ein zusammenhängendes Gefäßsystem.

Die intraembryonalen Blutgefäße verbinden sich bald mit denen im Dottersack und im Haftstiel und Chorion und bilden so das **primitive Herzkreislaufsystem** (Abb. 13.1A). Die **Kardinalvenen** transportieren Blut aus dem Embryo zum Herzen; die **Dottervenen** leiten das Blut aus dem Dottersack und die **Nabelvenen** bringen oxigeniertes Blut aus der Plazenta (siehe Abb. 3.4B) zum Herzen. Nur eine Nabelvene bleibt erhalten. Anfänglich gibt es zwei **dorsale Aorten** (siehe Abb. 13.1A). Diese verschmelzen jedoch bald in der kaudalen Hälfte des Embryos und bilden dann die unpaare dorsale Aorta (siehe Abb. 13.1B).

Die Kiemenbogenarterien

Jeder Kiemenbogen wird von einer Arterie versorgt, die man als Arterienbogen (Kiemenbogenarterie) bezeichnet (siehe Abb. 9.1C, 13.1 und 13.2A). Die Arterien zum 5. Kiemenbogenpaar sind oft nur rudimentär angelegt oder fehlen vollständig. Bei der Entwicklung des Arteriensystems werden die ursprünglichen Arterienbögen zu neuen Blutgefäßen umgeformt (siehe Abb. 13.2B).
Abkömmlinge der Arterienbögen. Das **dritte Paar der Arterienbögen** wird zu den Aa. carotis communes und den proximalen Anteilen der Aa. carotis internae (siehe Abb. 13.2B). Die Abkömmlinge des vierten Paares der Arterienbögen sind auf beiden Körperseiten verschieden. Der **linke vierte Arterienbogen** bildet einen Teil des Aortenbogens, während der **rechte vierte Arterienbogen** den proximalen Teil der rechten A. subclavia bildet (siehe Abb. 13.2B).

Das Herzkreislaufsystem 129

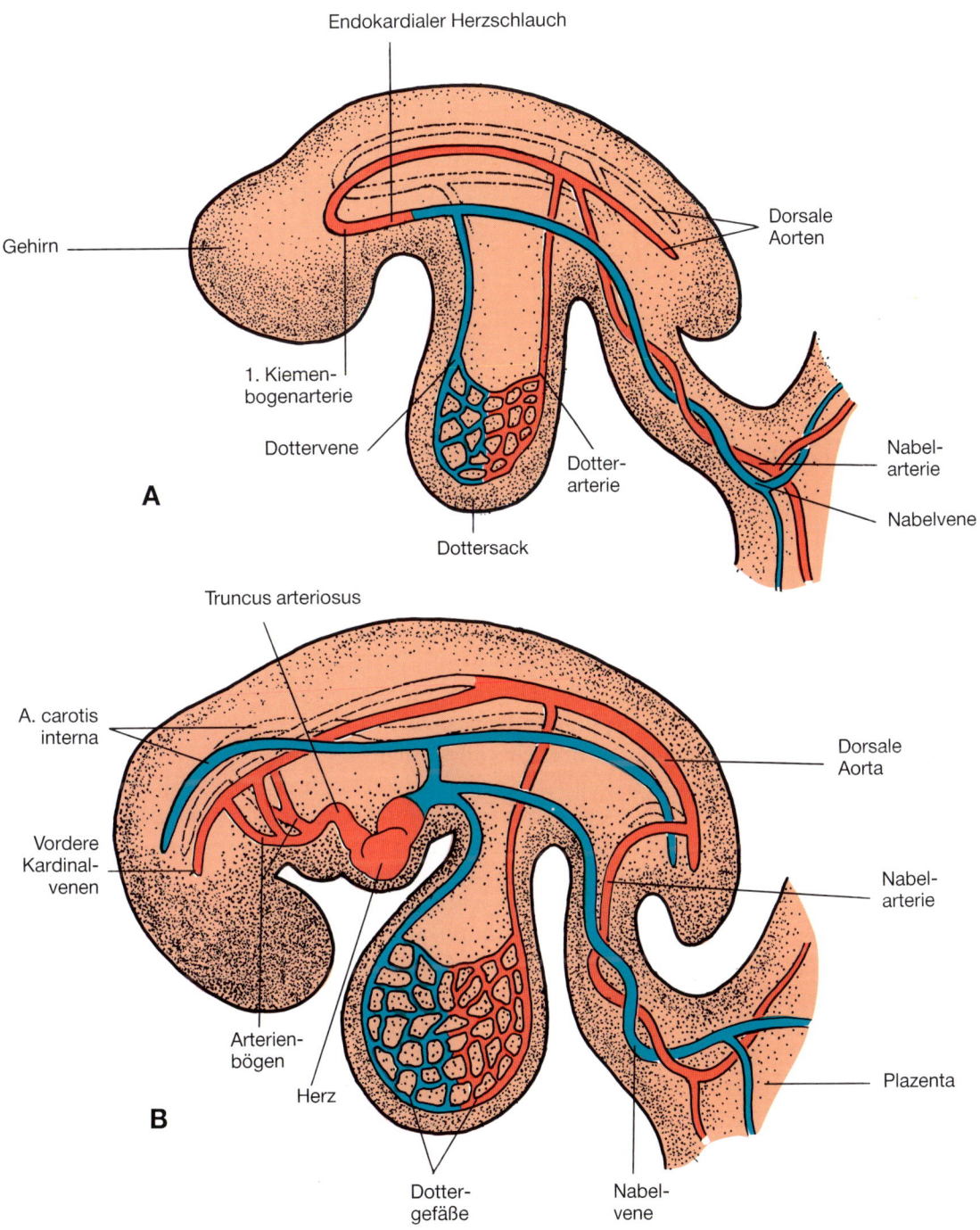

Abb. 13.1 **A**. Darstellung des primitiven Herzkreislaufsystems in einem Embryo von ca. 21 Tagen. Das zukünftige Herz wird von zwei Endokardschläuchen repräsentiert. Jeder Schlauch setzt sich in die 1. Kiemenbogenarterie fort (siehe Abb. 9.1 und 9.2). **B**. Darstellung des Herzkreislaufsystems in einem Embryo von ca. 26 Tagen. Die Herzschläuche sind zum schlauchförmigen Herz verschmolzen (siehe Abb. 13.3). Die Nabelvene bringt oxygeniertes Blut und Nährstoffe von der Plazenta zum Embryo. – Unabhängig vom Sauerstoffgehalt sind in dieser Abbildung die Arterien rot und die Venen blau wiedergegeben.

Die Abkömmlinge des sechsten Paares der Arterienbögen sind ebenfalls auf den beiden Seiten verschieden. Der **rechte sechste Arterienbogen** wird zur rechten A. pulmonalis, während der **linke sechste Arterienbogen** die linke A. pulmonalis und den **Ductus arteriosus** bildet (siehe Abb. 13.2B). Der Ductus arteriosus leitet den größten Teil des Blutes im Truncus pulmonalis in die Aorta, da die Lungen funktionell noch nicht aktiv sind und daher sehr wenig Blut benötigen.

Häufige Anomalien der Arterienbögen sind: **offener Ductus arteriosus** und **Koarktation der Aorta**. Bei letzterer Erkrankung ist das Lumen der Aorta unterhalb des Ursprunges der linken A. subclavia eingeengt. Weniger häufig sind ein anomaler Ursprung der rechten A. subclavia, ein doppelter Aortenbogen und eine rechts gelegene Aorta.

Das Herz

Entwicklung des Herzens

Der früheste Hinweis auf die Herzentwicklung ist das Erscheinen von **kardiogenen Zellsträngen** in der kardiogenen Zone (siehe Abb. 3.4A). Diese Stränge aus mesenchymalen Zellen werden bald kanalisiert und bilden zwei dünnwandige endotheliale Schläuche, die **endokardialen Herzschläuche** (siehe Abb. 13.1A und 13.3A). Diese Schläuche liegen im Boden der zukünftigen Perikardhöhle und verschmelzen unter Bildung des unpaaren **Herzschlauches** (siehe Abb. 13.1B und 13.3B). Das splanchnische Mesenchym in der Umgebung des Herzschlauches verdichtet sich und bildet die Anlage des Myokards und des Epikards der Herzwand.

Später erscheinen Einengungen und Erweiterungen im Bereich des Herzens, die einzelne abgegrenzte Regionen deutlich werden lassen (siehe Abb. 13.3B und C): 1. den **Sinus venosus**, die kaudale Region des primitiven Herzens, der das gesamte Blut erhält, das zum Herzen aus den Kardinalvenen, den Dottervenen und den Nabelvenen zurückfließt; 2. das **primitive Atrium**; 3. den **primitiven Ventrikel**; 4. den **Bulbus cordis** und 5. den **Truncus arteriosus** (siehe Abb. 13.3C und D).

Der Sinus venosus ist zum Teil in das **Septum transversum** eingebettet (die Anlage des Centrum tendineum des Zwerchfells; siehe Abb. 8.2 und 13.3A). Der Truncus arteriosus erweitert sich und bildet den **Saccus aorticus**, von dem die **Kiemenbogenarterien** entspringen (siehe Abb. 13.1B und 13.2A). Diese Arterien ziehen nach dorsal und treten in die **Kiemenbögen** ein (siehe Kapitel 9 und Abb. 9.1C). Die Arterienbögen münden in die dorsale Aorta (siehe Abb. 13.1A und B). Der primitive Herzschlauch wächst sehr schnell und biegt sich in sich, da er an seinem kranialen und kaudalen Ende fixiert ist. Durch diese Biegung entsteht die U-förmige bulboventrikuläre Schleife (siehe Abb. 13.3D).

Das Herzkreislaufsystem 131

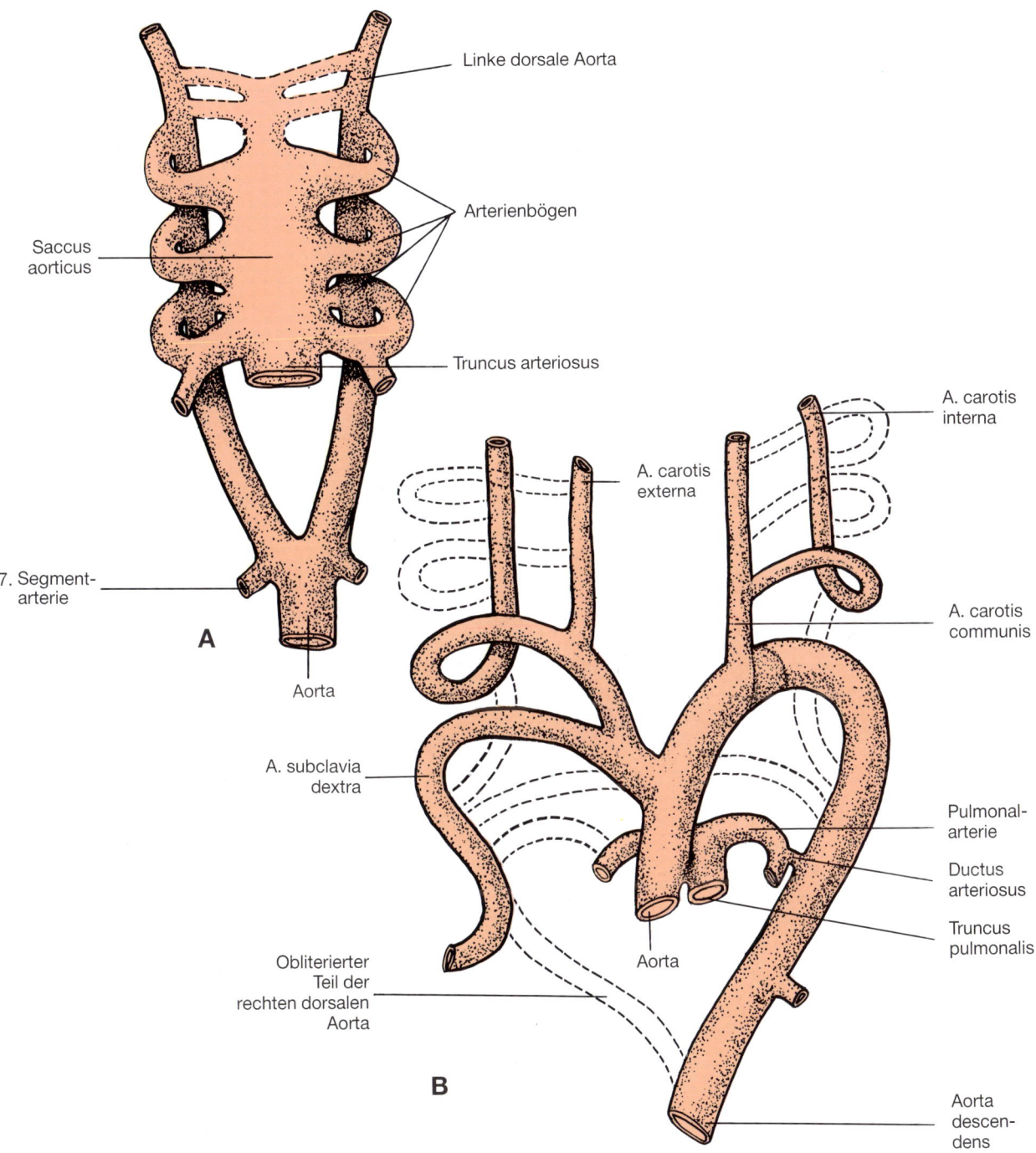

Abb. 13.2 Schematische Darstellung der Transformation der embryonalen Kiemenbogenarterien in adulte Gefäße. **A**. Kiemenbogenarterien in einem 6 Wochen alten Embryo. B. Die Anordnung der Arterien in einem 8 Wochen alten Embryo. (Nach *Moore, K.L.:* The developing human. Clinically oriented embryology. 4th ed. Philadelphia: W.B. Saunders, 1983).

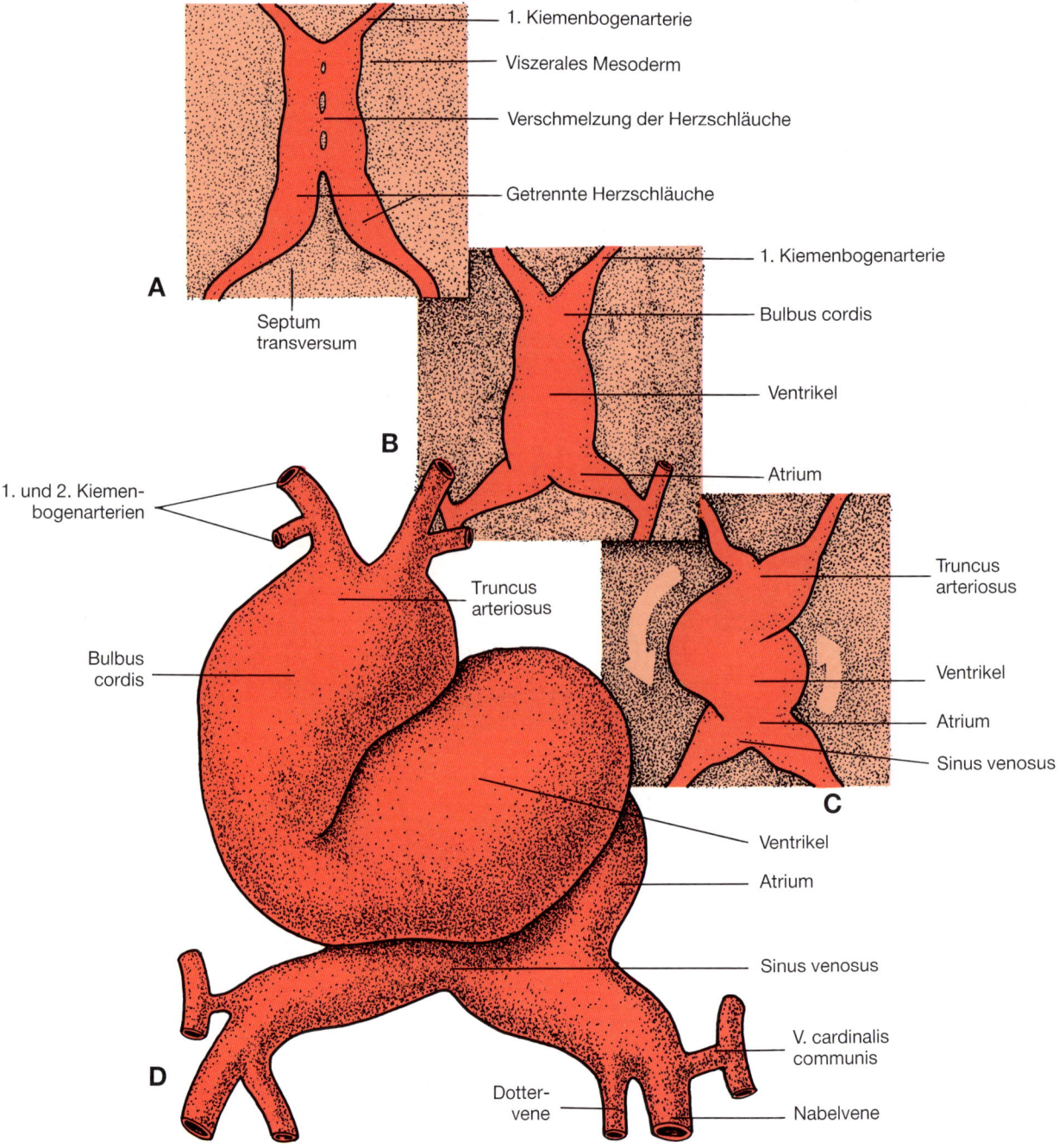

Abb. 13.3 Ventralansichten der Herzentwicklung während der 4. Woche. Die Endokardschläuche verschmelzen allmählich zu einem einzigen Herzschlauch. Die Verschmelzung beginnt am kranialen Ende der Schläuche und setzt sich nach kaudal fort, bis ein einziger Herzschlauch gebildet ist. Mit der Verlängerung des Herzens biegt es sich um sich selbst und bildet dabei die in **D** dargestellte S-förmige Herzanlage.

Veränderungen des Sinus venosus und Bildung des adulten rechten Vorhofs. Der Sinus venosus ist anfänglich eine eigenständige Kammer des primitiven Herzens, die sich in das rechte Atrium öffnet (Abb. 13.3D). Mit der weiteren Entwicklung des Herzens wird das **linke Horn** des Sinus venosus zum Sinus coronarius und das **rechte Horn** wird in die Wand des rechten Vorhofes miteinbezogen, wo es den glatten Teil der adulten rechten Vorhofwand bildet. Die rechte Hälfte des primitiven Vorhofes bleibt als rechtes Herzohr, ein Anhängsel des Vorhofes, bestehen (siehe Abb. 13.4D).

Bildung des adulten linken Vorhofes. Der größte Teil des adulten linken Vorhofes wird durch die Einbeziehung der primitiven Pulmonalvene gebildet. Bei der Vergrößerung des Vorhofes werden Teile dieser Vene und ihrer Äste integriert, so daß letztlich vier Pulmonalvenen in den linken adulten Vorhof münden. Der glattwandige Teil des linken Vorhofes leitet sich ebenfalls aus einbezogenem Gewebe der Pulmonalvene ab (siehe Abb. 13.4C), während das linke Herzohr vom primitiven Vorhof abstammt.

Bildung des vierkammerigen Herzens

Während der 4. und 5. Woche wird das primitive Herz in das typische vierkammerige menschliche Organ unterteilt.

Teilung des atrioventrikulären Kanals. Zwei umschriebene Mesenchymwülste, die Endokardkissen, entwickeln sich in der atrioventrikulären Region des Herzens (siehe Abb. 13.4A). Diese Kissen wachsen aufeinander zu, verschmelzen und unterteilen den primitiven atrioventrikulären Kanal in einen rechten und einen linken Abschnitt (siehe Abb. 13.4C).

Teilung des primitiven Vorhofes. Von der dorsalen Wand des primitiven Vorhofes wächst eine sichelförmige Membran (siehe Abb. 13.4A und B), das Septum primum, und verschmilzt mit den vereinigten Endokardkissen (siehe Abb. 13.4A und B). Bevor das Septum primum mit den Endokardkissen vollständig verschmilzt, bleibt eine Verbindung zwischen der rechten und linken Hälfte des primitiven Vorhofes durch das Ostium primum oder **Foramen primum** bestehen (siehe Abb. 13.4A).

Während das Septum primum vollständig mit den Endokardkissen verschmilzt und dabei das Foramen primum verschließt, degeneriert der obere Teil des Septum primum und bildet so eine zweite Öffnung, das **Foramen secundum** (siehe Abb. 13.4B). Gleichzeitig mit der Bildung dieses runden Loches wächst eine zweite sichelförmige Membranfalte, das Septum secundum, rechts des Septum primum in das Atrium vor (siehe Abb. 13.4B). Das Septum secundum überlappt das Foramen secundum. Es bleibt allerdings eine Öffnung zwischen dem freien Rand des Septum secundum und der dorsalen Wand des Vorhofes, das **Foramen ovale** (siehe Abb. 13.4C). In diesem Stadium haben die Überreste des Septum primum ein klappenförmiges Ventil über dem Foramen ovale gebildet.

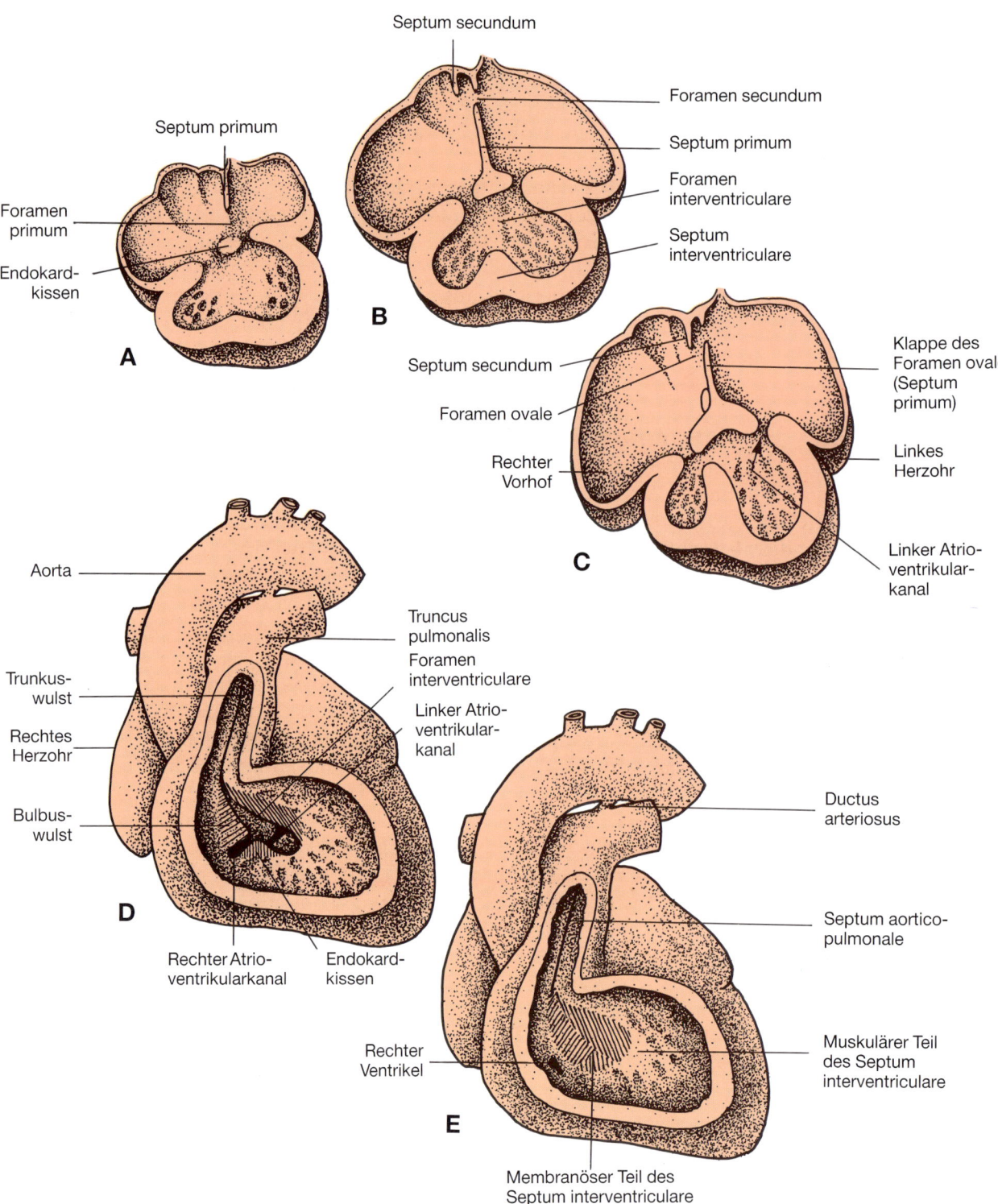

Abb. 13.4 Herzentwicklung mit Darstellung der Unterteilung des primitiven Atrioventrikularkanals, des Vorhofs und des Ventrikels. **A**, **B** und **C** sind Frontalschnitte durch das embryonale Herz während der 4. Woche; **D** und **E** zeigen schematisch den Verschluß des Foramen interventriculare und die Bildung des Septum interventriculare (**D** 5 Wochen, **E** 7 Wochen). Zu beachten ist, daß das Foramen interventriculare durch Gewebe aus drei Quellen verschlossen wird. (Nach *Moore, K.L.:* The developing human. Clinically oriented embryology. 4th ed. Philadelphia: W.B. Saunders, 1983).

Defekte im Vorhofseptum entstehen durch die Störung der Entwicklung des Vorhofseptums. Ein häufiger Defekt ist das persistierende **Foramen ovale**, eine große Öffnung im Vorhofseptum. Dieser Defekt entsteht durch 1. die überschießende Rückbildung des Septum primum oder 2. eine Unterentwicklung des Septum secundum oder 3. eine Kombination dieser beiden Störungen.

Bildung der Ventrikel. Der primitive Ventrikel (siehe Abb. 13.4A) bildet den größten Teil des späteren linken Ventrikels, während der größte Teil des späteren rechten Ventrikels aus dem Bulbus cordis entsteht. Das Ventrikelseptum entwickelt sich als Leiste am Boden des primitiven Ventrikels (siehe Abb. 13.4B) und wächst langsam auf die Endokardkissen zu. Bis zum Ende der 7. Woche kommunizieren der zukünftige rechte und linke Ventrikel durch das große **Foramen interventriculare** (siehe Abb. 13.4B und C). Durch den Verschluß des Foramen interventriculare wird der membranöse Teil des Ventrikelseptums gebildet. Dieser Teil der Herzscheidewand entsteht durch die Verschmelzung der Endokardkissen und der Bulbuswülste (siehe Abb. 13.4D und E).

Teilung des Bulbus cordis und des Truncus arteriosus. Die Teilung dieser Regionen des primitiven Herzens ist das Resultat der Entwicklung und Verschmelzung der **Trunkuswülste** und der **Bulbuswülste** (siehe Abb. 13.4D). Die verschmolzenen Mesenchymwülste bilden das **aortikopulmonale Septum**, das Truncus arteriosus und Bulbus cordis in die Aorta ascendens und den Truncus pulmonalis unterteilt (siehe Abb. 13.3D und E).

Störungen bei der Bildung des Septum aorticopulmonale führen zu folgenden schwerwiegenden angeborenen Fehlbildungen: **Transposition der großen Gefäße, persistierender Truncus arteriosus** und **Ventrikelseptumdefekte**. Ventrikelseptumdefekte, die häufigsten angeborenen Herzfehler, liegen meistens im membranösen Teil des Ventrikelseptums.

Entwicklung des Reizleitungssystems des Herzens. Der sinuatriale (SA) Knoten entsteht in der Wand des Sinus venosus, in der Nähe seiner Öffnung in den rechten Vorhof (siehe Abb. 13.3D). Der SA-Knoten wird später zusammen mit dem rechten Horn des Sinus venosus in das rechte Atrium miteinbezogen. Der atrioventrikuläre Knoten und das Hissche Bündel entstehen aus Zellen in der Wand des Sinus venosus und des atrioventrikulären Kanals.

Der fetale Kreislauf

Das in der Plazenta mit Sauerstoff angereicherte Blut gelangt über die V. umbilicalis in den Feten. Vor der Leber teilt sich der Kreislauf: ungefähr die Hälfte des Blutes tritt über den Sinus portae in die Leber ein, während die andere Hälfte die Leber über den Ductus venosus umgeht und direkt über die V. cava inferior in den rechten Vorhof gelangt. Das aus der Leber und der unteren Körperhälfte zurückströmende Blut gelangt ebenfalls in den rechten Vorhof, wo es über die Crista dividens zum Foramen ovale und damit in den linken Vorhof geleitet wird. Ein kleinerer Teil des in den rechten Vorhof eingeflossenen Blutes fließt in den rechten Ventrikel und mischt sich hier mit dem Blut aus der oberen Hohlvene und dem Sinus coronarius. Das Blut im rechten Ventrikel wird dann über den Truncus pulmonalis in Richtung Lungen gepumpt. Da der Gefäßwiderstand in den Lungen sehr hoch ist, gelangt ein großer Teil dieses Blutes über die Verbindung des Truncus pulmonalis mit dem Aortenbogen, den Ductus arteriosus, in den Körperkreislauf. Das Blut in der Aorta descendens ist ein Mischblut, das nur zu ca. 60% sauerstoffgesättigt ist. Es versorgt die untere Körperhälfte und fließt zur erneuten Oxigenierung in die Aa. umbilicales zurück.

Veränderungen des Herzkreislaufsystems nach der Geburt

Veränderungen des Kreislaufs bei der Geburt. Bei der Geburt erweitern sich die Lungen, und ihre Durchblutung nimmt sehr stark zu. Sie übernehmen den Austausch von Sauerstoff und Kohlendioxid, wenn die Plazenta vom Neugeborenen getrennt wird. Der Ductus arteriosus und das Foramen ovale schließen sich. Wenn nach der Geburt der Blutdruck im linken Vorhof steigt, wird das klappenähnliche Septum primum gegen das relativ starre Septum secundum gepreßt. Dadurch wird das Foramen ovale verschlossen, und die Kommunikation zwischen den Vorhöfen ist beendet.

Verschiedene andere fetale Gefäße verlieren ebenfalls ihre Funktionen und werden zu bandartigen Strukturen. Die Abkömmlinge dieser Gefäße erscheinen in Klammern: **Ductus arteriosus** (Ligamentum arteriosum Botalli); **V. umbilicalis** (Ligamentum teres hepatis); **Ductus venosus** (Ligamentum venosum) und **Aa. umbilicales** (Ligamenta umbilicalia medialia).

14

Gelenke und Skelettsystem

Gelenke und Skelettsystem

Der Bewegungsapparat entwickelt sich aus dem Mesoderm. Das embryonale Mesoderm beiderseits der Chorda dorsalis (Embryonalachse) und des Neuralrohres verdickt sich und bildet zwei longitudinale Säulen, das **paraxiale Mesoderm** (Abb. 14.1A). Diese mesodermale Säulen werden bald in paarige Segmente unterteilt, die **Somiten** (siehe Abb. 14.1B). Die Somiten bilden Erhebungen auf der dorsolateralen Oberfläche des Embryos (siehe Kapitel 4 und Abb. 4.3). Jeder Somit besteht aus einem Sklerotom und einem Dermatomyotom (siehe Abb. 14.1C). Mesenchymale Zellen verlassen die **Sklerotome** und umringen die Chorda dorsalis. Hier bilden sie die Wirbelsäule und die Rippen. Mesenchymale Zellen aus den **Myotombereichen** der Dermatomyotome bilden die Rückenmuskulatur (siehe Abb. 14.1D und 15.1D). Die **Dermatomregionen** der Dermatomyotome bilden die Dermis der Haut.

Knochen

Knochenentwicklung

Knochen erscheinen zuerst als Verdichtungen von mesenchymalen Zellen, die mesenchymalen Modellen der Knochen entsprechen. Einige Knochen entwickeln sich aus diesen Mesenchymmodellen durch **desmale Ossifikation = intramembranöse Knochenbildung**. In anderen Fällen werden die mesenchymalen Knochenmodelle zunächst in Knorpelmodelle der Knochen überführt. Dabei differenzieren sich die mesenchymalen Zellen, die die Gestalt des Knochens vorformen, zu embryonalen Knorpelzellen, den **Chondroblasten**. Diese Zellen sezernieren die Knorpelmatrix, so daß das Knochenmodell bald aus hyalinem Knorpel besteht. Das knorpelige Knochenmodell wird später durch **enchondrale Ossifikation** verknöchert.

Die Entwicklung von Knochen wird als Ossifikation oder **Osteogenese** bezeichnet. Dabei entwickeln sich alle Knochen aus Mesenchym; die beiden möglichen Mechanismen der Osteogenese kommen jeweils bei bestimmten Knochen zum Tragen. So entwickeln sich z. B. die flachen Knochen der Schädelkalotte (Calvaria) (Abb. 14.3) durch **desmale (intramembranöse) Ossifikation** unmittelbar in Bereichen mit vaskularisiertem Mesenchym. Dieser Vorgang wurde als intramembranöse Ossifikation bezeichnet, weil der Umriß dieser Knochen zunächst durch eine mesenchymale Membran markiert wird. Lange Knochen entstehen aus vorgeformten Knorpelmodellen (siehe Abb. 16.2). Der größte Teil des Knorpels in diesen Knochen wird während des Fetallebens durch Knochengewebe im Rahmen der **enchondralen Ossifikation** ersetzt.

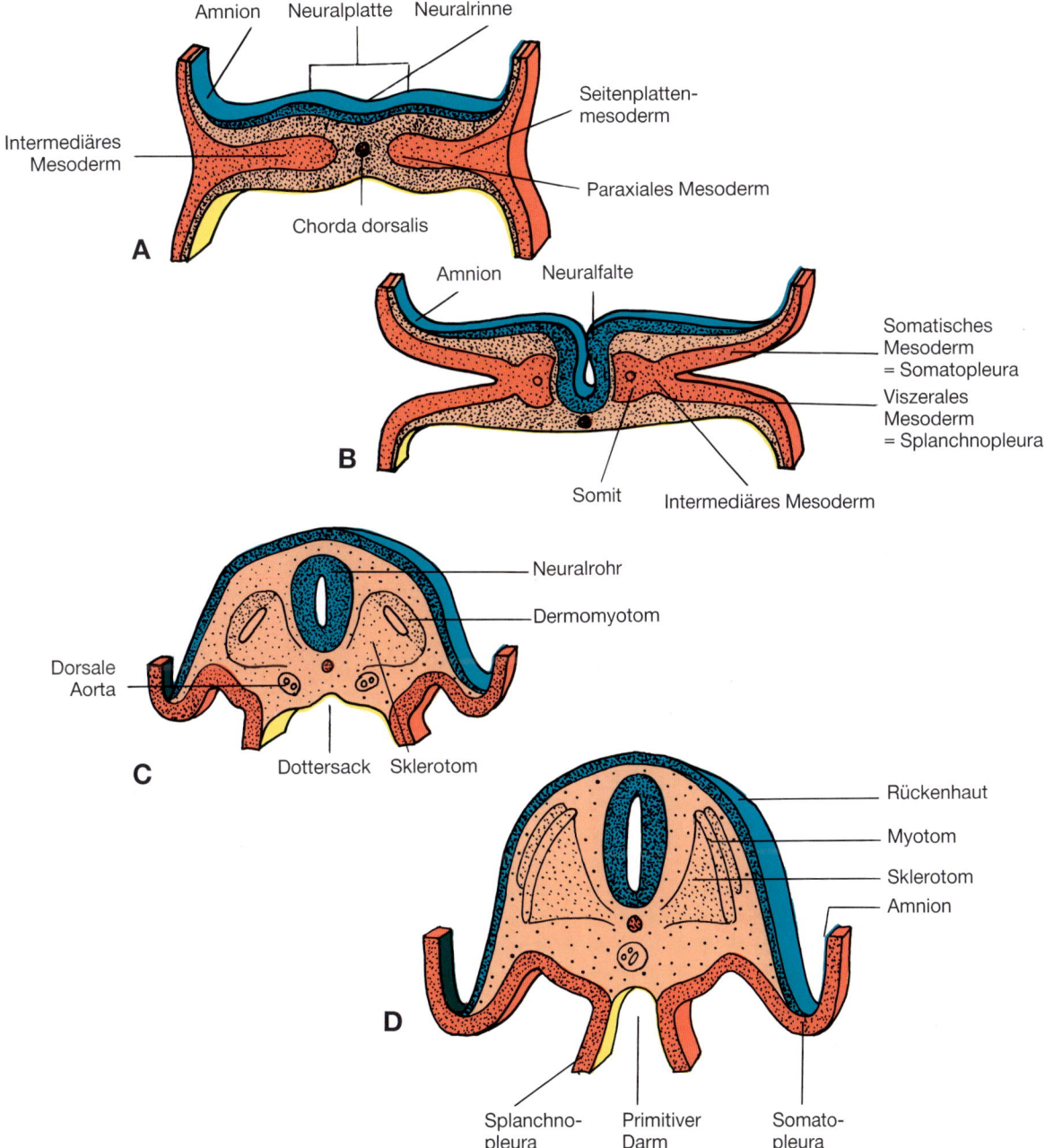

Abb. 14.1 Querschnitte durch Embryonen verschiedener Stadien zur Darstellung der Bildung und Differenzierung der Somiten. **A**. Ungefähr 18 Tage. **B**. Ungefähr 22 Tage. **C**. Ungefähr 24 Tage. **D**. Ungefähr 26 Tage. Zellen aus der Sklerotomregion der Somiten wandern in Richtung auf die Chorda dorsalis, wo sie aggregieren und das mesenchymale Modell eines Wirbels bilden (siehe Abb. 14.2**A**).

Das Achsenskelett

Entwicklung der Wirbelsäule

Wirbel entstehen aus den Sklerotombreichen der Somiten (siehe Abb. 14.1C und D). Mesenchymale Zellen aus diesen Bereichen wandern auf die Medianebene zu und umgeben die Chorda dorsalis (siehe Abb. 14.2A). Jeder Wirbel entsteht aus einer Verdichtung von mesenchymalen Zellen aus der kaudalen Hälfte eines Sklerotoms, die mit locker angeordneten mesenchymalen Zellen aus der kranialen Hälfte des folgenden Sklerotoms verschmelzen.

Die Chorda dorsalis persistiert während der mesenchymalen und knorpeligen Stadien der Wirbelentwicklung, verschwindet jedoch letztlich, wenn die Wirbel verknöchern (Abb. 14.2). Das adulte Überbleibsel der Chorda dorsalis ist der **Nucleus pulposus**, der den zentralen Teil der Zwischenwirbelscheiben bildet.

In der weiteren Entwicklung entstehen Fortsätze an den Wirbeln: Ein Processus spinosus, ein Wirbelbogen, zwei Querfortsätze und zwei Rippenfortsätze. Die Fortsätze, die den Wirbelbogen (Neuralbogen) bilden, wachsen nach dorsomedial, verschmelzen in der Medianebene miteinander und umschließen so das sich entwickelnde Rückenmark. Die fehlerhafte Verschmelzung dieser Fortsätze führt zur Bildung eines Knochendefektes im Wirbelbogen, der als **Spina bifida occulta** bezeichnet wird (siehe Abb. 17.4A). Wenn die Wirbelbögen mehrerer Wirbel sich nicht normal entwickeln, treten Hirnhäute und Rückenmark durch die kombinierten Knochendefekte aus (siehe Abb. 17.4B und C) und erzeugen eine schwere Form der Spina bifida, die **Spina bifida cystica** (z. B. Meningozele und Meningomyelozele).

Die Querfortsätze wachsen von den Wirbeln nach lateral, die Rippenfortsätze wachsen nach ventrolateral in die Körperwand. In der Thoraxregion bilden die Rippenfortsätze die Rippen (Abb. 14.2D).

Während oder kurz nach der Pubertät (12 bis 16 Jahre) erscheinen fünf sekundäre Ossifikationszentren in den Wirbeln (siehe Abb. 14.2E). Alle sekundären Ossifikationszentren verbinden sich mit dem Rest der Wirbel mit ca. 25 Jahren.

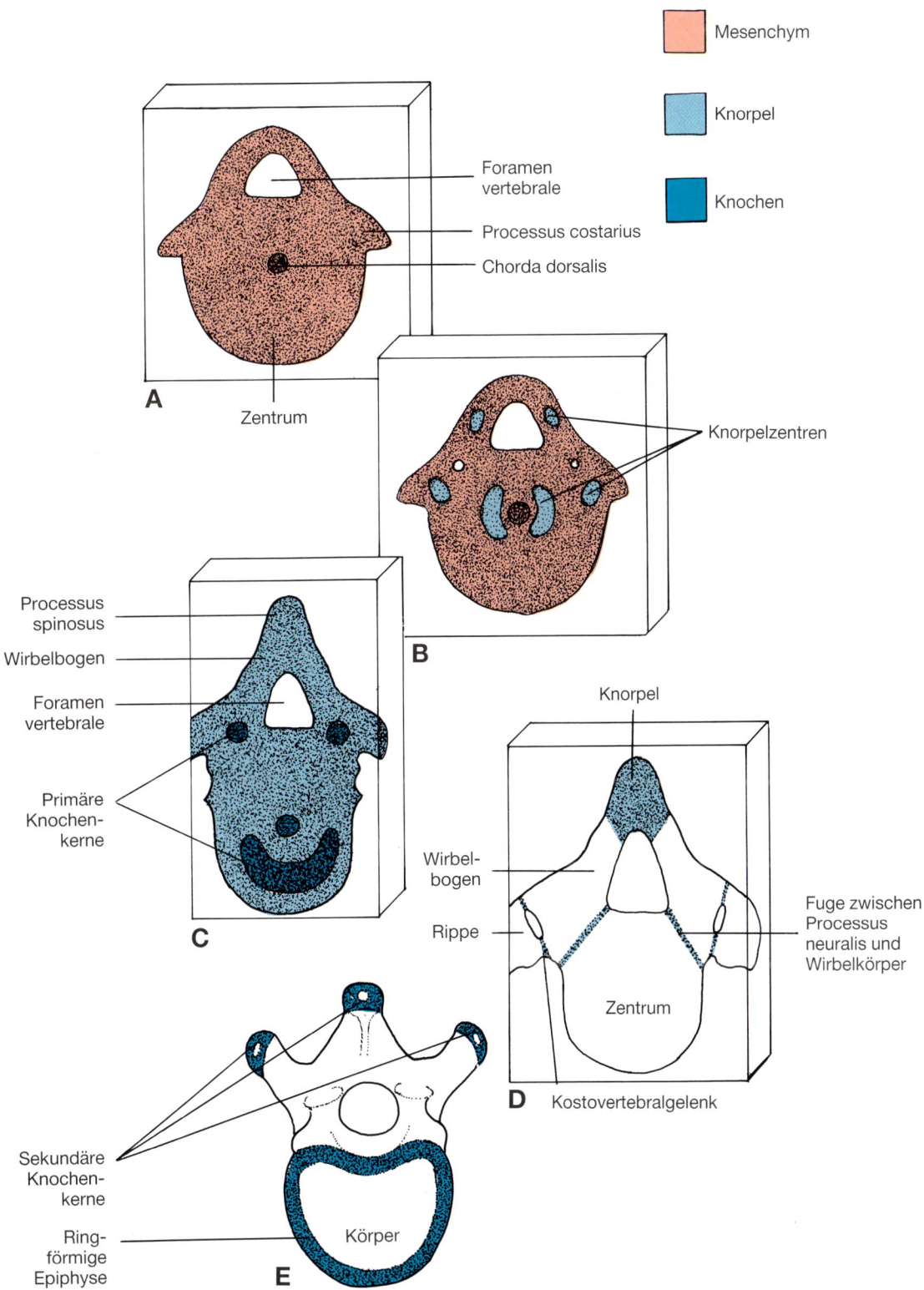

Abb. 14.2 Schematische Darstellung der Wirbelentwicklung. **A**. Mesenchymales Stadium in der 5. Woche. **B**. Verknorpelungszentren in einem mesenchymalen Wirbel in der 6. Woche. **C**. Primäre Ossifikationszentren in einem knorpeligen Wirbel in der 7. Woche. **D**. Ein Thoraxwirbel zum Zeitpunkt der Geburt. Es fällt auf, daß er aus drei knöchernen Teilen besteht: einem Zentrum und zwei Hälften des Wirbelbogens (Neuralbogens). **E**. Ein Thoraxwirbel eines Kindes von ca. 12 Jahren zeigt die Lage der sekundären Ossifikationszentren. Es gibt zwei ringförmige Epiphysen: eine auf dem unteren und eine auf dem oberen Rand des Wirbelkörpers.

142 Gelenke und Skelettsystem

Entwicklung des Schädels

Der Schädel entsteht aus zwei Teilen: dem Neurokranium und dem Viszerokranium (siehe Abb. 14.3). Das **Neurokranium** wird unterteilt in 1. das membranöse Neurokranium (Desmokranium), aus dem die flachen Knochen des Schädels entstehen (z. B. die Ossa parietalia), die das Gehirn umgeben und das Schädeldach, die Calvaria, bilden und 2. das knorpelige Neurokranium (Chondrokranium), das die Schädelbasis bildet.

Bei der Geburt sind die flachen Schädelknochen durch Bindegewebsnähte (Suturen) voneinander getrennt. In Bereichen, in denen mehr als zwei Knochen aufeinander treffen, sind die Suturen breiter und werden als **Fontanellen** bezeichnet (siehe Abb. 5.2). Die größte Fontanelle ist die vordere, bei der die beiden Ossa parietalia auf die beiden Teile des Os frontale treffen. Die Suturen und Fontanellen des Schädels gestatten es den Schädelknochen, sich während der Geburt gegeneinander zu verschieben, was wiederum dem Kopf erleichtert, durch den Geburtskanal zu treten. Mehrere Suturen und Fontanellen bleiben für einen beträchtlichen Zeitraum nach der Geburt membranös. Beispielsweise verschließt sich die **vordere Fontanelle** (oft als „weicher Fleck" bezeichnet) erst in der Mitte des zweiten Lebensjahres.

Das **Viszerokranium** bildet die Knochen des Gesichts und entsteht hauptsächlich aus den Knorpeln der ersten beiden Kiemenbögen (siehe Abb. 14.32; Kapitel 9).

Fehlbildungen des Schädels. Bei schweren Fehlbildungen des Gehirns (z. B. Meroanenzephalie = Abwesenheit des größten Teils des Gehirns; siehe Abb. 17.5A) werden die flachen Knochen des Schädels nicht gebildet. Dieser Zustand wird als **Akranie** bezeichnet.

Ein vorzeitiger Verschluß der Schädelnähte führt zu schweren Deformitäten der Schädelgestalt, wie z. B. **Skaphozephalus** (langer enger Schädel) und **Oxyzephalus** oder Turrizephalus (turmähnlicher Schädel).

Das Extremitätenskelett

Entwicklung des Extremitätenskeletts

Das Extremitätenskelett besteht aus dem Schulter- und Beckengürtel sowie den Knochen von Armen und Beinen. Die Extremitätenknochen erscheinen in der 5. Woche als mesenchymale Verdichtungen (siehe Abb. 16.2B). Nach der Entwicklung von Verknorpelungszentren entstehen während der 6. Woche Knorpelmodelle der Knochen (siehe Abb. 16.2C).

Dann entstehen **primäre Ossifikationszentren** in diesen langen Knochen, und am Ende der Embryonalperiode (56 Tage) beginnt die Verknöcherung. Bis zur 12. Woche sind in fast allen Extremitätenknochen primäre Ossifikationszentren erschienen.

Sekundäre Ossifikationszentren erscheinen gewöhnlich unmittelbar vor der Geburt in den Knochen, die das Kniegelenk bilden. Die Mehrzahl der sekundären Ossifikationszentren erscheint allerdings erst nach der Geburt.

Die von einem primären Ossifikationszentrum gebildete Knochensubstanz verschmilzt erst dann mit dem von einem sekundären Zentrum gebildeten Knochengewebe, wenn der Knochen seine adulte Länge erreicht hat. Die Kenntnis der Zeitpunkte des Erscheinens der verschiedenen Ossifikationszentren (Knochenalter) wird von Radiologen herangezogen, um zu beurteilen, ob das Skelett eines Kindes normal wächst.

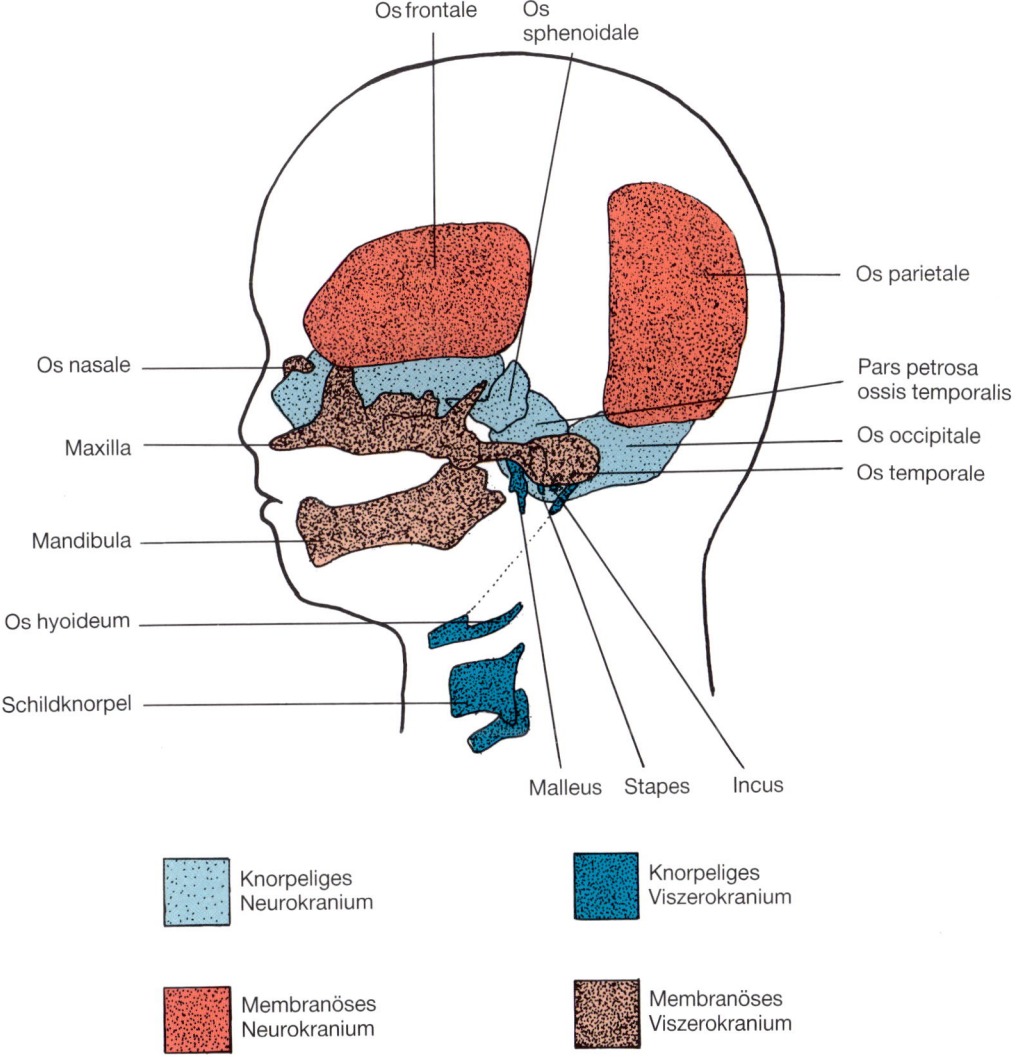

Abb. 14.3 Schematische Darstellung eines fetalen Schädels in der 20. Woche zur Veranschaulichung der Abstammung der Knochen. Der Schädel kann in zwei Teile unterteilt werden: das Neurokranium, das einen Schutzmantel (die Calvaria) um das Hirn bildet (siehe auch Abb. 5.2), und das Viszerokranium, welches das Gesichtsskelett bildet.

15
Muskulatur

Muskulatur

Der größte Teil der Muskulatur entwickelt sich aus dem **embryonalen Mesoderm** (Abb. 15.1). Nur die Mm. dilator und sphincter pupillae der Iris entstehen aus dem Ektoderm (siehe S. 172).

Skelettmuskulatur

Mesenchymale Zellen verlassen den **Myotombereich** der **Somiten** (siehe Abb. 15.1A) und differenzieren sich zu langgestreckten spindelförmigen Zellen, den **Myoblasten**. Diese embryonalen Muskelzellen verschmelzen und bilden vielkernige Muskelzellen, die als Muskelfasern bezeichnet werden. Bald erscheinen **Myofibrillen** im Zytoplasma dieser heranreifenden Muskelzellen, und kurze Zeit später entstehen Querstreifungen. So entwickeln sich typische quergestreifte Muskelzellen (Fasern).

Ein ähnlicher Vorgang läuft in der ventrolateralen Körperwand ab, wo die mesenchymalen Zellen aus der somatischen Schicht des Mesoderm abstammen (siehe Abb. 15.1A). Dieses **somatische Mesoderm** (Somatopleura, parietales Blatt der Seitenplatten) bildet die quergestreiften Muskeln der Körperwand und der Extremitäten (siehe Abb. 15.1B und C).

Myoblasten, die sich aus mesenchymalen Zellen in den **okzipitalen Myotomen** entwickeln (siehe Abb. 15.1B), wandern nach ventral und bilden die extrinsische und intrinsische Zungenmuskulatur. Diese Muskeln werden vom N. hypoglossus, dem XII. Hirnnerven versorgt, der aus der okzipitalen Gruppe der segmentalen Nerven stammt.

Mesenchymale Zellen, die aus dem Mesoderm in der Umgebung der Prächordalplatte stammen (siehe Kapitel 2), sollen die **präotischen Myotome**, und Myoblasten aus diesen Myotomen sollen die äußeren Augenmuskeln bilden (siehe Abb. 15.1B).

Mesenchymale Zellen in den **Kiemenbögen** differenzieren sich zu Myoblasten, die die Kopf- und Nackenmuskeln bilden (siehe Kapitel 9). Diese Muskeln werden von den Nerven innerviert, die die Kiemenbögen versorgen, aus denen die mesenchymalen Zellen stammen (siehe Tabelle 9.1). Beispielsweise werden die mimischen Muskeln vom N. facialis, dem VII. Hirnnerven versorgt, dem Nerven des 2. Kiemenbogens.

Der größte Teil der Skelettmuskeln entwickelt sich vor der Geburt, die restlichen Muskeln sind bis zum Ende des ersten Lebensjahres fast alle gebildet. Das Muskelgewebe vergrößert sich durch die Zunahme des Durchmessers der einzelnen Zellen. Diese Zunahme resultiert aus der Vermehrung von Myofilamenten innerhalb jeder einzelnen Faser.

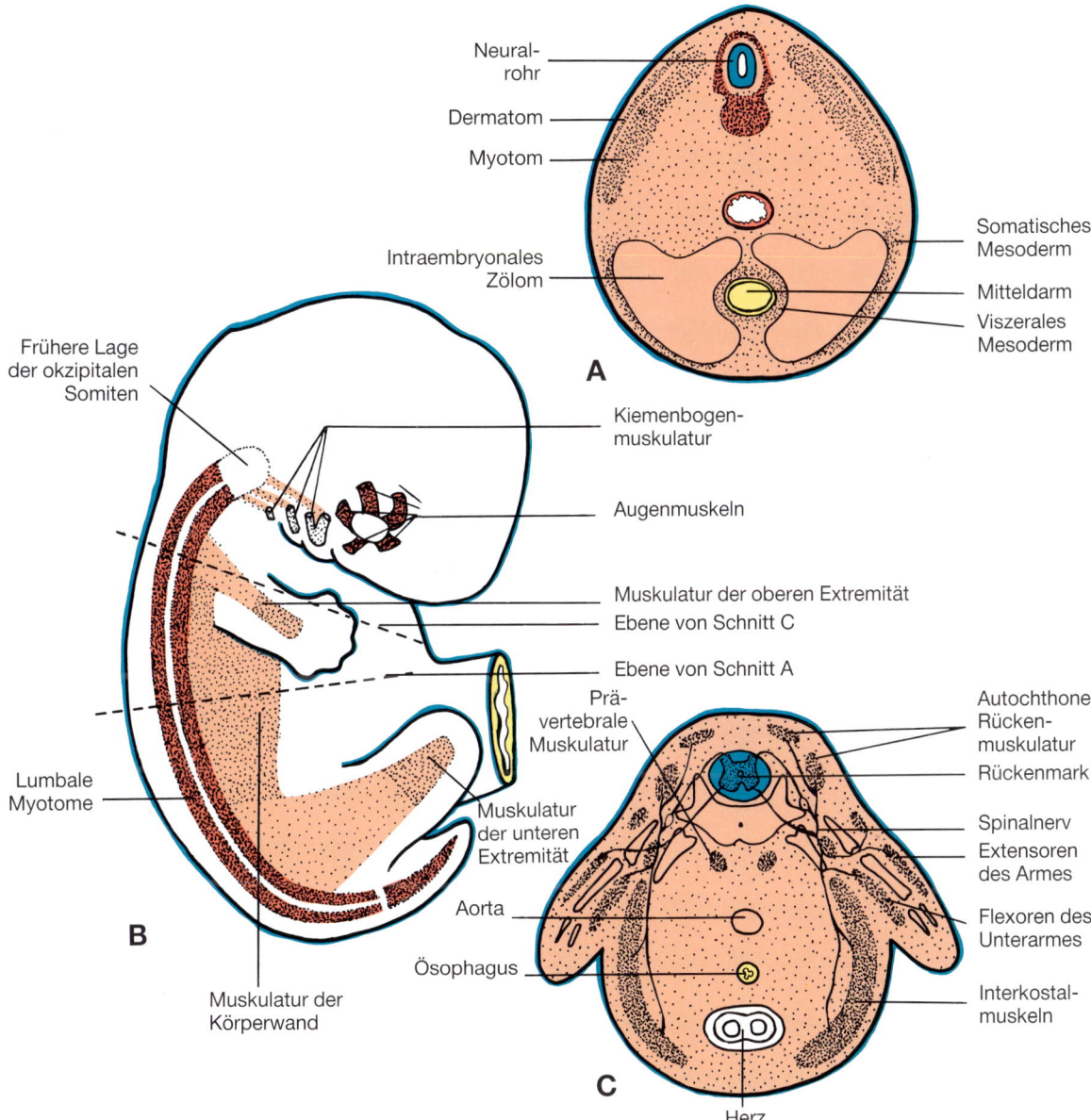

Abb. 15.1 **A**. Schematischer Querschnitt durch einen 28 Tage alten Embryo, der die Zellen des unter dem Dermatom gelegenen Myotoms zeigt. Einige Zellen sind aus dem lateralen Mesoderm ausgewandert (siehe Abb. 14.1) und haben sich um das intraembryonale Zölom angesammelt. Dabei bilden sie das somatische Mesoderm. Mesenchymale Zellen dieser Schicht werden sich zu Myoblasten (primitive Muskelzellen) differenzieren, aus denen die Muskulatur der Körperwand entstehen wird. **B**. Lateralansicht eines Embryos während der 6. Woche zur Darstellung der Myotome und der sich entwickelnden Muskeln. **C**. Querschnitt eines 6 Wochen alten Embryos zur Darstellung der epaxialen und hypaxialen Abkömmlinge der Myotome. Die Extremitätenmuskulatur entsteht nicht aus den Myotomen; sie stammt aus der somatischen Schicht des lateralen Mesoderm (siehe Abb. 14.1**A**).

Glatte Muskulatur

Der größte Teil der glatten Muskulatur entwickelt sich aus mesenchymalen Zellen, die dem **splanchnischen Mesoderm** (viszeralen Blatt der Seitenplatten) entstammen, das den primitiven Darm und seine Abkömmlinge umgibt (siehe Abb. 15.1A).

Herzmuskulatur

Herzmuskulatur entsteht aus dem **splanchnischen Mesoderm** (viszeralen Blatt der Seitenplatten), welches das primitive Herz umgibt (siehe Abb. 13.3A). Die Myoblasten lagern sich aneinander, ohne miteinander zu verschmelzen. Später entstehen Disci intercalares an ihren Kontaktstellen. Myofibrillen entwickeln sich in embryonalen Herzmuskelzellen in derselben Art und Weise wie in Skelettmuskelzellen. Außerdem entstehen einige spezialisierte Muskelfasern mit wenigen unregelmäßig verteilten Myofibrillen. Diese Bündel von Zellen bilden die Purkinjefasern, die zu Bestandteilen des Reizleitungssystems des Herzens werden.

16
Die Extremitäten

Die Extremitäten

Die Entwicklung der Extremitäten

Die Extremitäten entstehen gegen Ende der 4. Woche als Auswüchse der ventrolateralen Körperwand (siehe Abb. 4.3 und 16.1A). Die **Extremitätenknospen**, die frühesten Anlagen der Extremitäten, entwickeln sich aus umschriebenen Proliferationen des somatischen Mesoderms (parietales Seitenplattenmesoderm). Die Armknospen sind am 26. oder 27. Tag sichtbar, die Beinknospen kann man um den 28. Tag erkennen. Die Extremitätenknospen verlängern sich durch die Proliferation des in ihrem Inneren gelegenen Mesenchyms.

Die frühen Stadien der Entwicklung sind für die oberen und unteren Extremitäten gleich, mit der Ausnahme, daß die Entwicklung der Armknospen der der Beinknospen um einige Tage vorausgeht (Abb. 16.1A). Die Armknospen entwickeln sich gegenüber den kaudalen Zervikalsegmenten, die Beinknospen erscheinen gegenüber den lumbalen und oberen sakralen Segmenten.

Jede Extremitätenknospe besteht aus einem Kern von Mesenchym, der aus dem somatischen Mesoderm (parietalen Seitenplattenmesoderm) stammt, und einem Überzug von Oberflächenektoderm. An der Spitze jeder Extremitätenknospe vermehren sich die ektodermalen Zellen und bilden eine umschriebene Verdickung, die **epitheliale Randleiste** (Abb. 16.2A). Diese Leiste übt einen induktiven Einfluß auf das Extremitätenmesenchym aus, der zu schnellem Wachstum und beschleunigter Entwicklung der Extremitäten führt.

Während der 5. Woche flachen die distalen Enden der Extremitätenknospen ab und bilden paddelförmige **Hand- und Fußplatten** (siehe Abb. 16.1B). Gegen Ende der 6. Woche verdichten sich streifenförmige Bezirke des mesenchymalen Gewebes in den Handplatten und bilden **Fingerstrahlen**, die das Muster der Finger bereits andeuten (siehe Abb. 16.1C). Während der 7. Woche entstehen ähnliche mesenchymale **Zehenstrahlen** in den Fußplatten. Bald entstehen Furchen zwischen den Digitalstrahlen, zuerst in den Handplatten, später in den Fußplatten (siehe Abb. 16.1C). Während der 8. Woche degeneriert das Gewebe in den Furchen zwischen den Digitalstrahlen, wodurch die Finger und Zehen voneinander getrennt werden (siehe Abb. 16.1E).

Mit zunehmender Verlängerung der Extremitäten bilden sich die Knochen. Am Beginn der 5. Woche aggregieren mesenchymale Zellen zu mesenchymalen Knochenmodellen (siehe Abb. 16.2B). Am Ende der 5. Woche erscheinen Verknorpelungszentren (siehe Abb. 16.2C), und am Ende der 6. Woche ist das gesamte Skelett der Extremitäten verknorpelt (siehe Abb. 16.2D). Ausgehend von **primären Ossifikationszentren**, die in der Mitte der langen Knochen liegen, beginnt in der 7. Woche die Verknöcherung oder Ossifikation der langen Extremitätenknochen. Bis zur 12. Woche ist die Verknöcherung der langen Knochen weit fortgeschritten. Die Verknöcherung der Handwurzelknochen beginnt gewöhnlich nicht vor dem ersten Jahr nach der Geburt.

Der größte Teil der Extremitätenmuskulatur differenziert sich in situ aus mesenchymalen Zellen, die die Knochen umgeben. Während die Knochen entstehen, aggregieren Myoblasten und bilden in jeder Extremitätenknospe Muskelgruppen. Diese Muskelgruppen trennen sich in eine dorsale (Extensoren) und eine ventrale (Flexoren) Gruppe (siehe Abb. 15.1C). Zunächst befinden sich die oberen und unte-

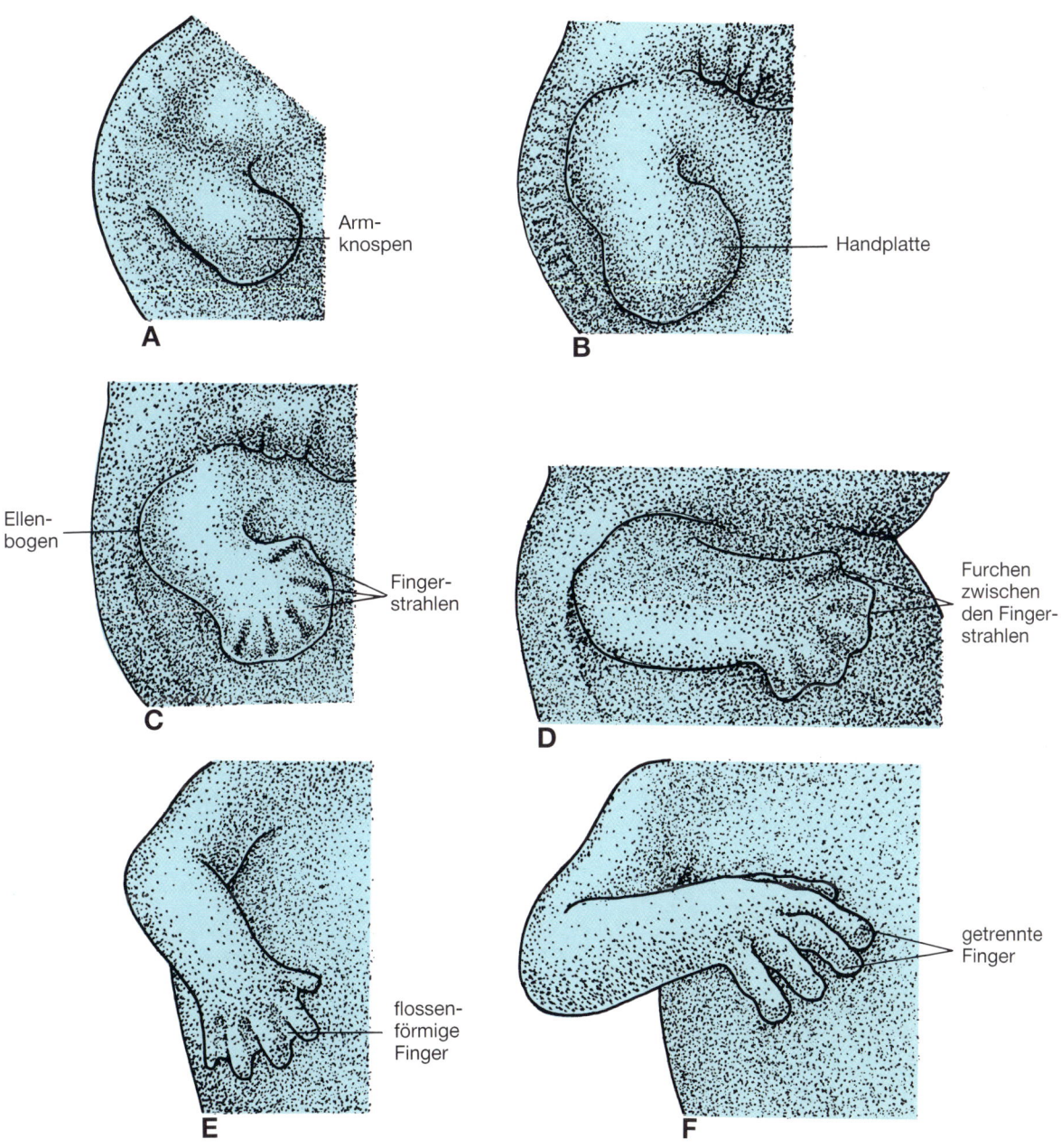

Abb. 16.1 Darstellung der verschiedenen Entwicklungsstadien der oberen Extremität. **A**. 32 Tage. **B**. 36 Tage. **C**. 41 Tage. **D**. 48 Tage. **E**. 51 Tage. **F**. 56 Tage. Die Entwicklung der unteren Extremitäten ist ähnlich, findet allerdings zeitlich verzögert (ca. 1–2 Tage) statt.

152 Die Extremitäten

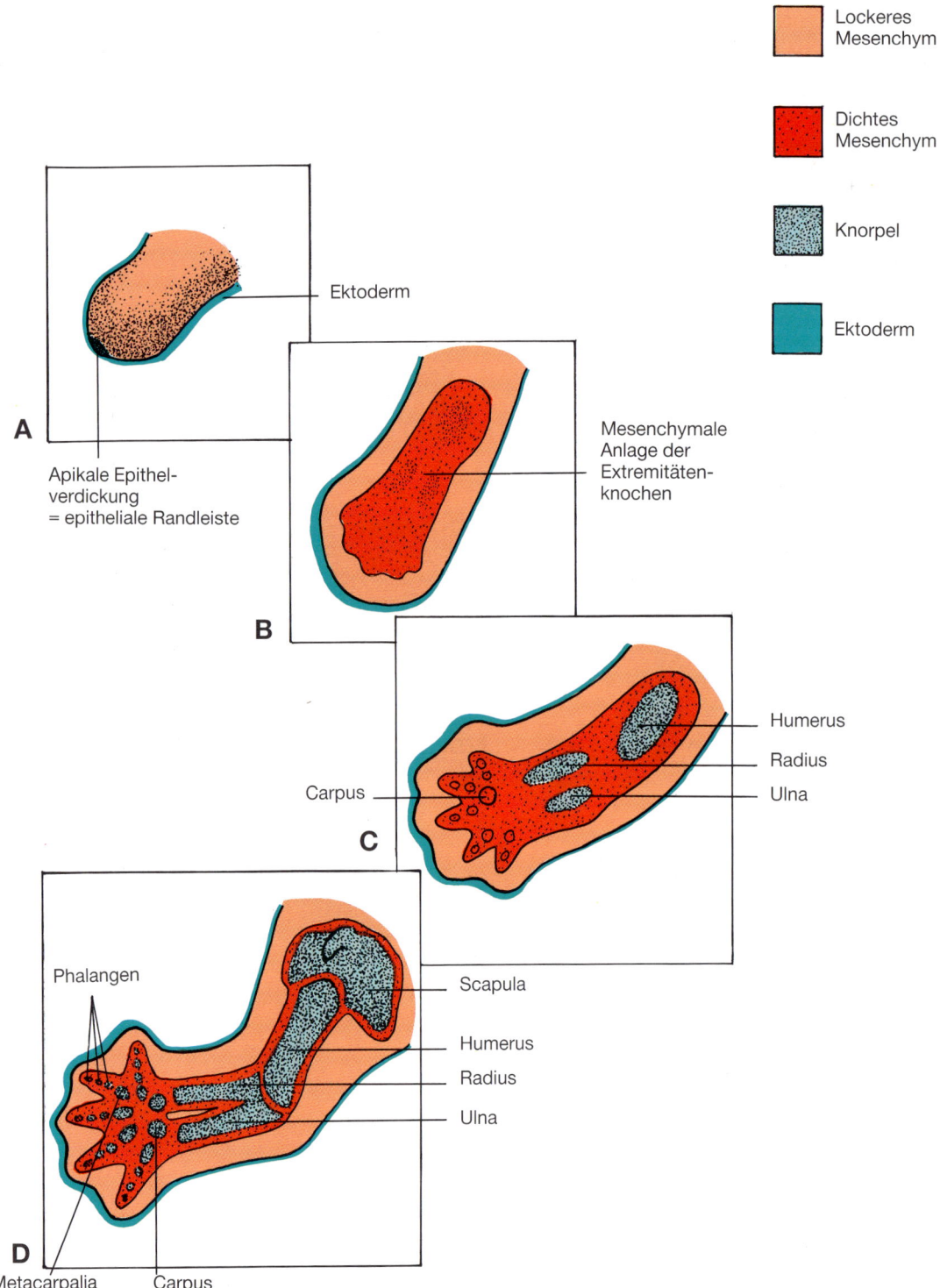

Abb. 16.2 Schematische Darstellung der Entwicklung des Skeletts der oberen Extremität. **A**. 4 Wochen. **B**. 5 Wochen. **C**. Frühe 6. Woche. **D**. Späte 6. Woche. Die apikale Randleiste (**A**) übt einen induktiven Einfluß auf das Mesenchym der Extremitäten aus, das seinerseits das Wachstum der Gliedmaßen fördert.

ren Extremitätenknospen relativ hoch am Stamm. In dieser Stellung wachsen ventrale Äste der benachbarten Spinalnerven aus den Segmenten C5–T1 bzw. L2–S3 in sie ein. Die Extremitäten verlagern sich während der 6. bis 8. Woche nach kaudal und gelangen so in ihre spätere Stellung.

Zunächst sind die sich entwickelnden Extremitäten nach kaudal gerichtet. Später weisen sie nach ventral und drehen sich um ihre Längsachse. Die oberen und unteren Extremitäten drehen sich in entgegengesetzte Richtungen, allerdings unterschiedlich stark. Dadurch zeigt die zukünftige Ellenbogenregion nach hinten (dorsal) und die zukünftige Knieregion nach vorne (ventral).

Die **Dermatome** der Extremitäten bilden die Dermis der Haut. Die Hautäste der Hauptnervenstämme versorgen die Dermatome in einem segmentalen Muster.

Fehlbildungen der Extremitäten

Geringfügige Extremitätendefekte sind relativ häufig (z. B. ein zusätzlicher Finger), schwerwiegende Extremitätenfehlbildungen sind jedoch selten. Die kritische Periode der Extremitätenentwicklung liegt zwischen 24 und 42 Tagen nach der Befruchtung. Viele schwere Extremitätenfehlbildungen wurden zwischen 1957 und 1962 beobachtet, die offensichtlich durch das von den Müttern eingenommene Thalidomid, einem sehr stark teratogenen Wirkstoff, verursacht wurden. Dieses Pharmakon, das in weiten Teilen der Welt als Medikament zur Beruhigung und gegen Übelkeit benutzt wurde, wurde im Dezember 1961 vom Markt gezogen. Seit dieser Zeit sind schwerwiegende Extremitätenfehlbildungen nur noch sehr selten beobachtet worden. Die Bezeichnung **Amelie** beschreibt das vollständige, **Meromelie** das teilweise Fehlen einer oder mehrerer Extremitäten (z. B. Fehlen einer Hand oder eines Fußes). Spalthand oder Spaltfuß (Hummerscherenfehlbildung) entstehen durch die mangelhafte Bildung des zentralen Digitalstrahles. Dadurch fehlt der mittlere Zeh oder der Mittelfinger. Dies führt zu einer tiefen zentralen Spalte in der Hand oder im Fuß.

Eine **Syndaktylie** (Verschmelzung benachbarter Finger oder Zehen) entsteht, wenn die degenerativen Vorgänge ausbleiben, die zur Trennung der Finger und Zehen führen (siehe Abb. 16.1D und E). Bei einer einfachen Syndaktylie findet man Schwimmhäute zwischen den beteiligten Fingern oder Zehen. In schwereren Fällen sind die benachbarten Phalangen verschmolzen; es kann sogar zu einer Fusion der Knochen kommen (Synostose).

Klumpfuß (Talipes equinovarus) ist eine Fußfehlbildung mit einer Inzidenz von ca. einem auf 1500 Neugeborene. Diese Fehlbildung ist durch die anomale Stellung des Fußes, der z. B. invertiert ist, charakterisiert. Einige wenige Fälle stellen eine Haltungsdeformität dar, die durch die Kompression der Füße gegen die Uteruswand während der Spätschwangerschaft entsteht. Dadurch werden die Füße in eine anomale Stellung gebracht. In den meisten Fällen wird die normale Form des Fußes nach der Geburt spontan wiederhergestellt. Die Mehrzahl der Fälle von Klumpfuß entsteht durch multifaktorelle Vererbung, d.h., die Deformität wird durch eine Kombination von genetischen und nichtgenetischen Faktoren hervorgerufen, die jeder für sich nur kleine Effekte haben.

Bei der **Achondroplasie** ist die enchondrale Verknöcherung in den Extremitäten gestört, was zu einer Beeinträchtigung des Extremitätenwachstums führt. So entsteht ein Typ von Zwergwuchs, bei dem die Extremitäten im Vergleich zum Rumpf unverhältnismäßig kurz sind. Auch der Kopf hat wegen der gestörten enchondralen Verknöcherung der Schädelbasis eine abnorme Form.

17

Das Nervensystem

Das Nervensystem

Die Ursprünge des Nervensystems

Die erste Anlage des Nervensystems ist die **Neuralplatte**, ein verdickter Bezirk des Ektoderm (siehe Kapitel 3). Sie wird zu Beginn der 3. Woche (um den 18. Tag) durch die sich entwickelnde Chorda dorsalis und das assoziierte paraxiale Mesoderm induziert.

Die Neuralplatte bildet eine longitudinale **Neuralrinne**, die auf jeder Seite von zwei **Neuralfalten** begrenzt wird (Abb. 17.1A). Gegen Ende der 3. Woche beginnen die Neuralfalten in der Medianebene zu verschmelzen und das **Neuralrohr** zu bilden (siehe Abb. 17.1B).

Das Neuralrohr ist die Anlage des Gehirns und des Rückenmarks. Der Bereich, in dem der Verschluß des Neuralrohres beginnt, entspricht dem späteren Übergang vom Gehirn in das Rückenmark (siehe Abb. 17.4C). Zuerst hat das Neuralrohr offene Enden, die als rostraler und kaudaler Neuroporus bezeichnet werden (siehe Abb. 17.1B und 17.2A und C). Der **rostrale Neuroporus** schließt sich während oder kurz vor dem 26. Tag, der **kaudale Neuroporus** vor dem Ende der 4. Woche.

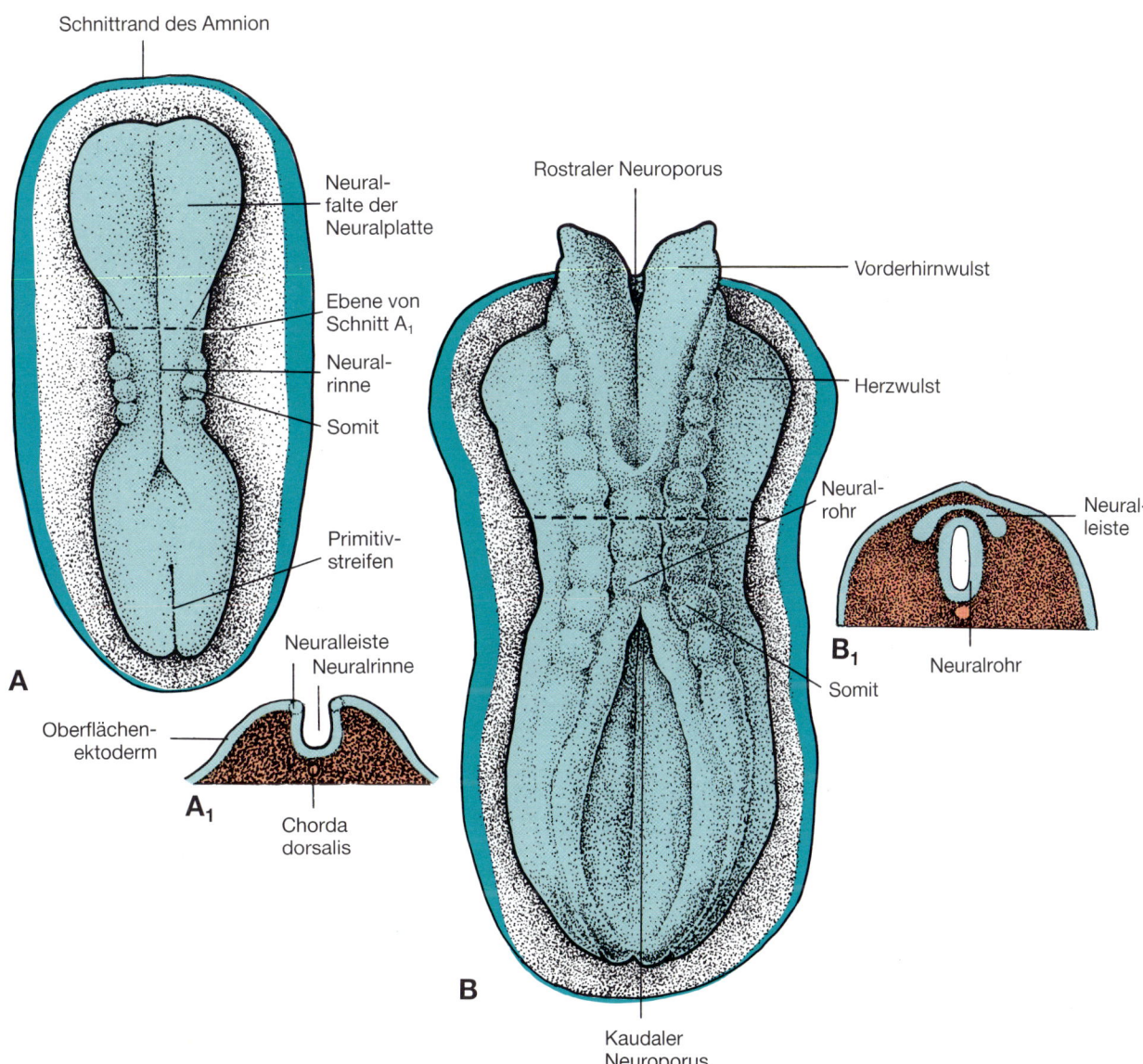

Abb. 17.1 Darstellung der Frühentwicklung des Zentralnervensystems während der 4. Woche. **A**. Dorsalansicht am 20. Tag; das Amnion ist entfernt. Der Querschnitt (**A₁**) zeigt die Neuralrinne und die Neuralfalten. Während der Verschmelzung der Neuralfalten bilden einige ektodermale Zellen entlang der Umschlagslinie jeder Neuralfalte eine Anhäufung von Zellen, die als Neuralleiste bezeichnet wird. **B**. Dorsalansicht am 22. Tag. Die Neuralfalten sind in der Mitte des Embryos verschmolzen und haben das Neuralrohr gebildet. Der Querschnitt (**B₁**) zeigt die Neuralleiste und das Neuralrohr. Das Neuralrohr ist an seinem rostralen und kaudalen Ende offen. Hier kommuniziert es mit der Amnionhöhle durch den rostralen und kaudalen Neuroporus. Die Neuralfalten am rostralen Ende haben begonnen, sich zu verdicken und das Gehirn zu bilden.

Während der Bildung des Neuralrohres und seiner Trennung vom Oberflächenektoderm (siehe Abb. 17.1A und B) aggregieren Zellen aus den Neuralfalten und bilden die **Neuralleisten** zwischen dem Neuralrohr und dem Oberflächenektoderm. Aus Zellen der Neuralleiste (siehe Abb. 17.1B und 17.2B) entstehen die Spinalganglien (Hinterwurzelganglien) der Spinalnerven wie auch vergleichbare Ganglien der Hirnnerven, die autonomen Ganglien und die sekretorischen Zellen des Nebennierenmarks.

Das Nervensystem 159

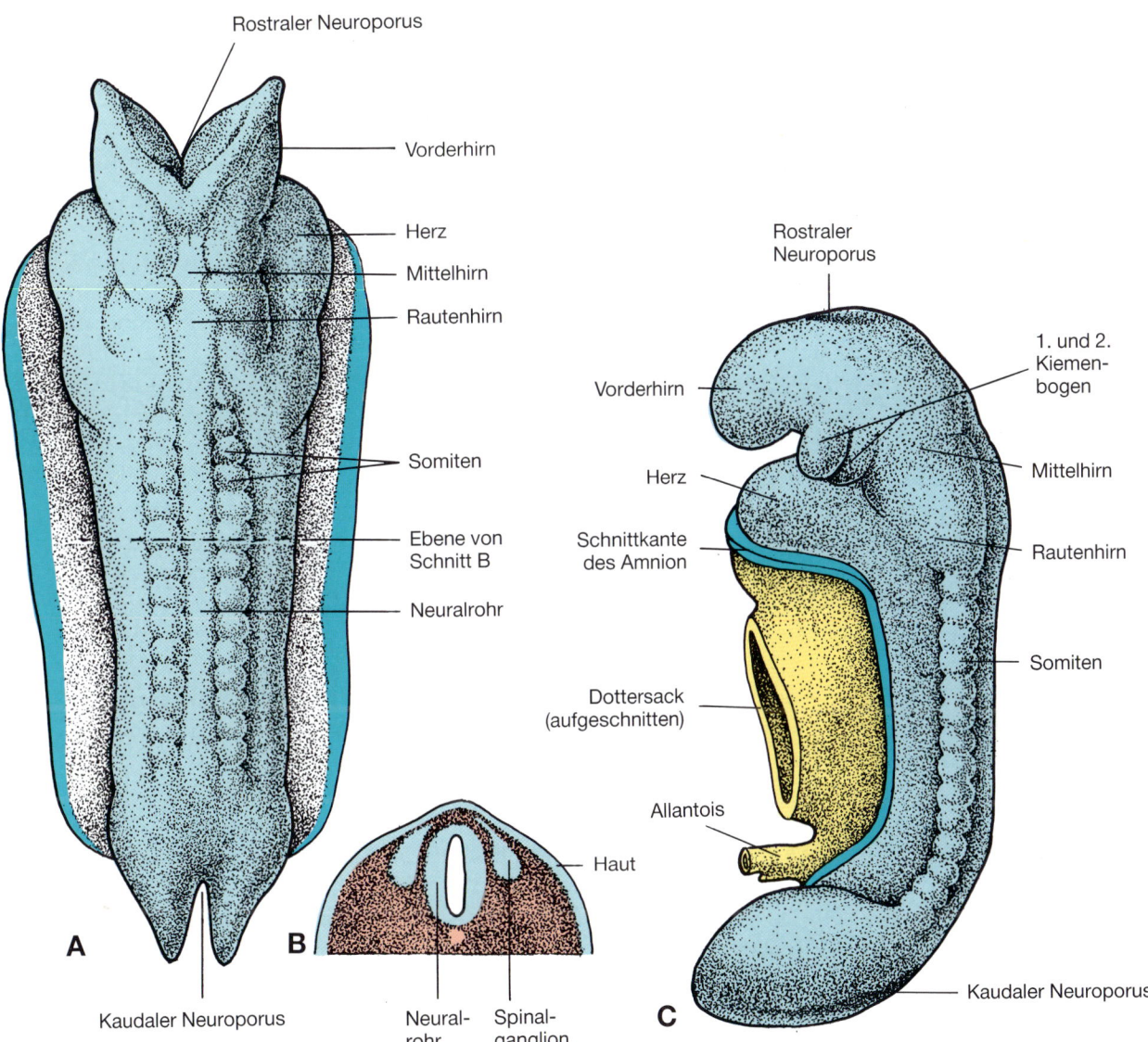

Abb. 17.2 A. Dorsalansicht eines Embryos am 23. Tag. Rautenhirn- und Mittelhirnbläschen haben sich gebildet, und das Neuralrohr hat sich stark verlängert. Der Querschnitt (**B**) zeigt die Bildung der Spinalganglien aus der Neuralleiste (Abb. 17.1B$_1$) und das Neuralrohr (zukünftiges Rückenmark). **C.** Seitenansicht am 24. Tag. Der rostrale und kaudale Neuroporus sind immer noch offen. Der rostrale Neuroporus verschließt sich am 25. oder 26. Tag, der kaudale Neuroporus ungefähr zwei Tage später. Bei fehlerhaftem Verschluß dieser Öffnungen entstehen schwerwiegende Neuralrohrdefekte wie z. B. Meroanenzephalie und Spina bifida mit Myeloschisis (siehe Abb. 17.5D und 17.6**A**).

Das Zentralnervensystem

Entwicklung des Rückenmarks

Das Neuralrohr besteht aus drei Zellagen (Abb. 17.3A). Das Lumen ist von einer schmalen **Ventrikulärzone** umgeben (ependymale Schicht). Außerhalb dieser Schicht liegt die breite **Intermediärzone** (Mantelschicht) und an der Außenseite (siehe Abb. 17.2A) die **Marginalzone**.

Die Zellen der Ventrikulärzone teilen sich schnell und bilden zwei Arten von Tochterzellen: **Neuroblasten** (zukünftige Nervenzellen) und **Glioblasten** (zukünftige Stützzellen, Neurogliazellen). Beide Zelltypen vollenden ihre Differenzierung in der Intermediärzone des Neuralrohres.

Auf beiden Seiten entstehen zwei Ansammlungen von Zellen, die durch eine flache Rinne, den **Sulcus limitans**, getrennt werden (siehe Abb. 17.3A). Die Zellansammlung dorsal dieser Rinne wird als **Flügelplatte** bezeichnet. Die Neurone, die aus den Neuroblasten der Flügelplatte entstehen, sind vorwiegend afferente oder sensible Nervenzellen. Die Zellformation ventral des Sulcus limitans wird als **Grundplatte** bezeichnet. Die Neurone, die aus Neuroblasten dieses Bereiches entstehen, sind vorwiegend efferent oder motorisch.

Zellen der Flügelplatte bilden das Hinterhorn der grauen Substanz (siehe Abb. 17.3C). In der Thorax- und oberen Lendenregion entsteht zusätzlich ein Seitenhorn in der grauen Substanz. Der ventrale Teil dieses Horns, der sich in den Bereich der Grundplatte erstreckt, ist efferent. Die Grundplatte bildet das Vorderhorn der grauen Substanz. Die Neurone, die aus Neuroblasten der Grundplatte entstehen, versorgen die Skelettmuskulatur, die aus den benachbarten Somiten stammt (siehe Kapitel 15).

Die Vorderhörner der grauen Substanz wachsen nach ventral vor und bilden dabei die Fissura mediana anterior (siehe Abb. 17.3C). Die Hinterhörner der grauen Substanz nähern sich einander und bilden dabei den Sulcus medianus posterior. Dadurch obliteriert die dorsale Hälfte des Lumens des Neuralrohres (siehe Abb. 17.3C), und es entsteht der Zentralkanal des Rückenmarkes.

Die Länge des Rückenmarks. Während der ersten 12 Wochen ist das Rückenmark genauso lang wie die Wirbelsäule, so daß die Nervenwurzeln direkt in die Foramina intervertebralia ziehen. Während der späteren pränatalen und postnatalen Entwicklung wächst die Wirbelsäule jedoch schneller als das Rückenmark. Da das kraniale Ende des Rückenmarkes an das Gehirn angeheftet ist, verlagert sich sein kaudales Ende im Vertebralkanal mehr und mehr nach kranial. Der Conus medullaris, das ausgezogene Ende des Rückenmarkes, liegt bei Neugeborenen auf der Höhe des dritten Lumbalwirbels. Die Dura mater und die Arachnoidea reichen jedoch noch bis zur Mitte des Sakralkanals (Vertebralkanal des Os sacrum).

Die das Rückenmark umgebenden Hirnhäute, die Meningen, enthalten **Liquor cerebrospinalis**, der für diagnostische Zwecke entnommen werden kann. Beim Erwachsenen erstreckt sich das Rückenmark in der Regel bis auf die Höhe des 1. Lumbalwirbels. Deshalb wird bei einer Lumbalpunktion zur Gewinnung von Liquor die Nadel gewöhnlich zwischen den Wirbelbögen des 3. und 4. Lendenwirbels eingeführt, um eine Verletzung des Rückenmarkes zu vermeiden.

Das Nervensystem 161

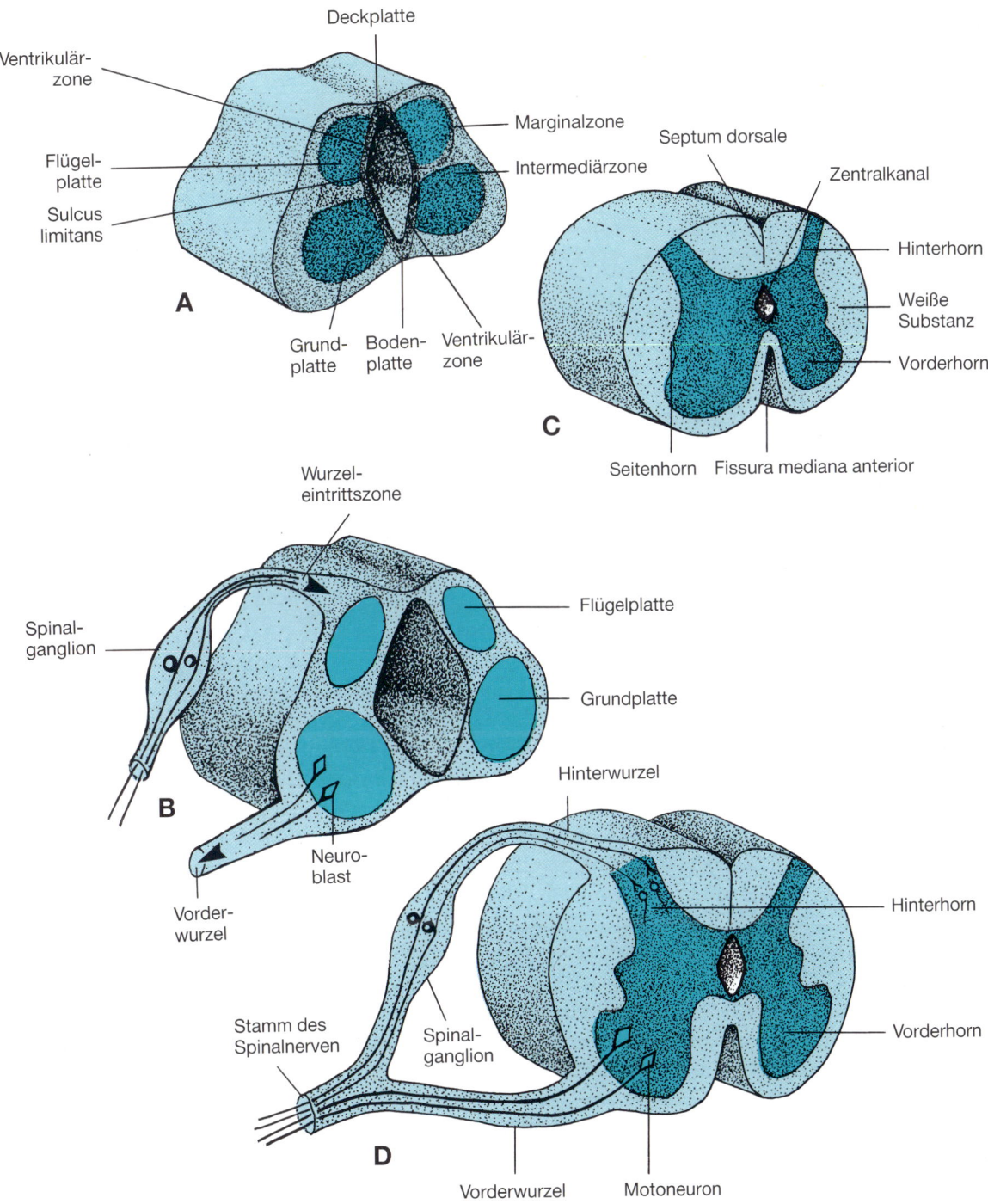

Abb. 17.3 Schematische Darstellung verschiedener Entwicklungsstadien des Rückenmarkes und eines Spinalnerven. Die Bildung des Hinter- und Vorderhorns aus der Flügel- und Grundplatte sind sichtbar. **A**. 6 Wochen. **B**. 7 Wochen. **C**. 8 Wochen. **D**. 9 Wochen. In **C** und **D** fallen die aus dem Vorderhorn auswachsenden Axone der Motoneurone sowie die zentralen und peripheren Nervenfasern auf, die aus den Nervenzellen des Spinalganglions auswachsen. Die Nervenfasern der Vorderwurzel (motorisch) und Hinterwurzel (sensibel) vereinigen sich und bilden den Stamm des Spinalnerven.

Tabelle 17.1 Entwicklung des Gehirns aus den embryonalen Hirnbläschen

Primäre Hirnbläschen	Sekundäre Hirnbläschen	Region des erwachsenen Gehirns
Rautenhirnbläschen	Myelenzephalon	Medulla
	Metenzephalon	Pons und Zerebellum
Mittelhirnbläschen	Mesenzephalon	Mittelhirn
Vorderhirnbläschen	Dienzephalon	Thalamus, Epithalamus, Hypothalamus und Subthalamus
	Telenzephalon	Zerebrale Hemisphären bestehend aus Kortex und Mark, Corpus striatum und olfaktorischem System

Die Höhlung des Hinterhirnbläschens wird zum VI. Ventrikel, die des Mittelhirnbläschens zum Aquaeductus cerebri und die der Vorderhirnbläschen zu den Seitenventrikeln und zum III. Ventrikel.

Entwicklung des Gehirns

Noch bevor das Neuralrohr gebildet wird, hat sich die Neuralplatte rostral, dort, wo sich das Gehirn entwickeln wird, verbreitert (siehe Abb. 17.1B und 17.2). Wenn sich das Neuralrohr ausformt und der Neuroporus rostralis verschlossen wird, verschmelzen die verdickten Neuralfalten und bilden drei **primäre Hirnbläschen**; das **Vorderhirn** (Prosenzephalon), **Mittelhirn** (Mesenzephalon) und **Rautenhirn** (Rhombenzephalon) (siehe Abb. 17.2). Die adulten Abkömmlinge dieser embryonalen Hirnbläschen sind in Tabelle 17.1 aufgeführt.

Die Bildung der Kopffalte in der 4. Woche (siehe Kapitel 4) läßt am Übergang vom Rhombenzephalon zum Rückenmark eine **Flexura cervicalis** (Nackenbeuge) entstehen (Abb. 17.4A). Mit der Vergrößerung der Hirnbläschen bilden sich zwei weitere Flexuren (siehe Abb. 17.4A bis C): die **Mittelhirnbeuge** (Scheitelbeuge) in der Mittelhirnregion ist dorsal konvex und die **Brückenbeuge** im Bereich des Rautenhirns ventral konvex (siehe Abb. 17.4B und C).

Das Vorderhirn. Während der Bildung der Hirnflexuren entwickelt sich das Vorderhirn sehr schnell. In der 5. Woche entstehen zwei Auswüchse, die **Augenbläschen** (siehe Abb. 17.4B und 18.1B), die sich zu den Augen entwickeln werden, und die **Endhirnbläschen**, die später zu den zerebralen Hemisphären werden (siehe Abb. 17.4C). Der kaudale Teil des Vorderhirns wird zum **Dienzephalon** (siehe Abb. 17.4D).

Die Endhirnbläschen vergrößern sich sehr schnell und erweitern sich in alle Richtungen, bis sie das Dienzephalon und einen Teil des Hirnstamms bedecken (siehe Abb. 17.4E). Im Boden und in der Seitenwand jedes Endhirnbläschens entwickelt sich eine Verdickung, die zum **Corpus striatum** wird (siehe Abb. 17.4D), einem Teil der Basalganglien. Fasern aus den zerebralen Hemisphären ziehen auf ihrem Weg zum Hirnstamm und Rückenmark durch das Corpus striatum und unterteilen es in zwei Teile, den Nucleus caudatus und das Putamen. Diese sowie aus dem Thalamus aszendierende Fasern bilden die Capsula interna.

In den Seitenwänden des Dienzephalon erscheinen Verdickungen, die den **Thalamus** bilden werden. Das Dienzephalon beteiligt sich außerdem an der Bildung der **Hypophysis cerebri**. Der Hinterlappen der Hypophyse entwickelt sich aus einer abwärtsgerichteten Ausstülpung des Dienzephalons, die als Infundibulum bezeichnet wird (siehe Abb. 17.4C). Der Vorderlappen der Hypophyse entwickelt sich aus einer aufwärtsgerichteten Ausstülpung der primitiven Mundhöhle.

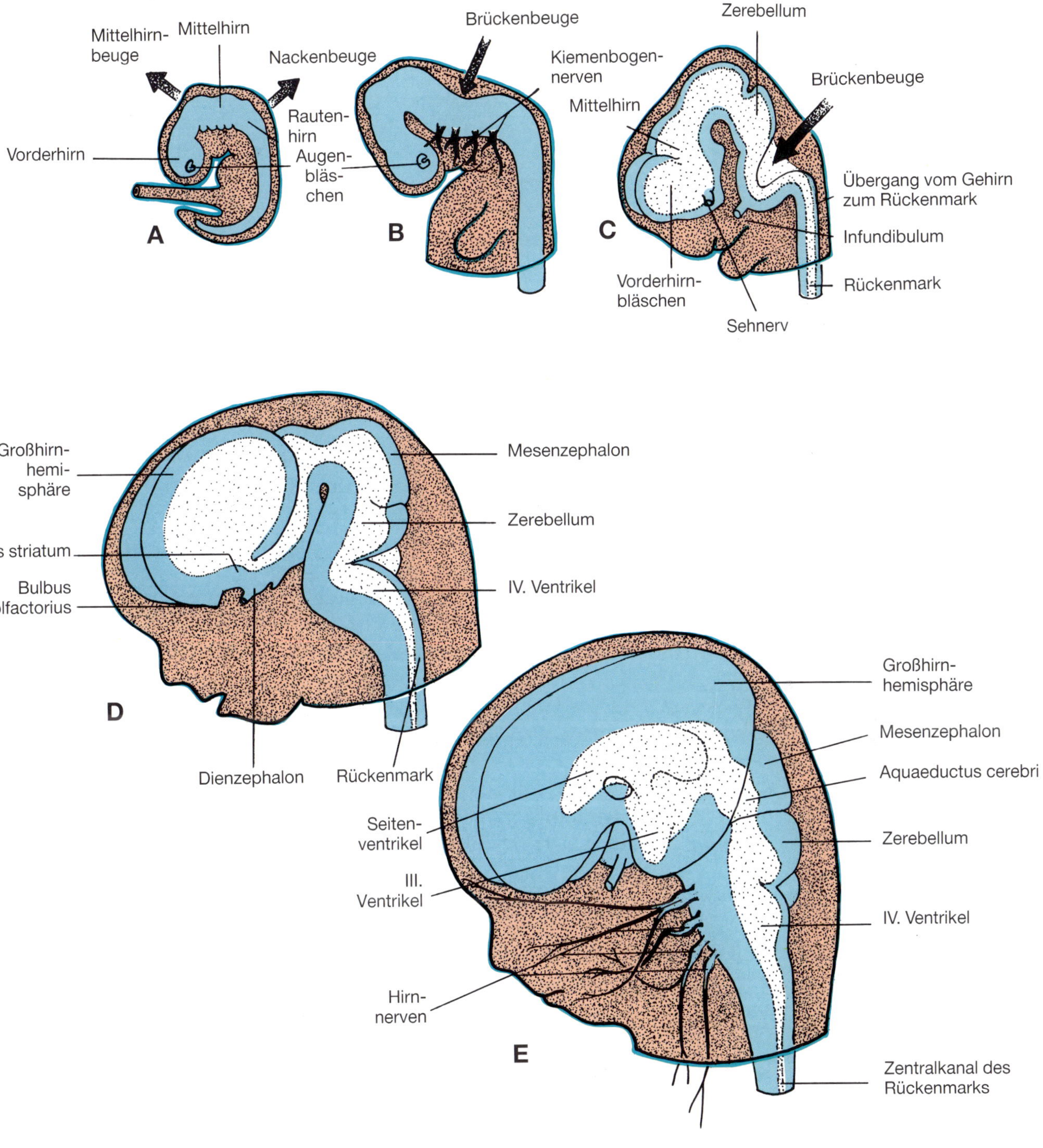

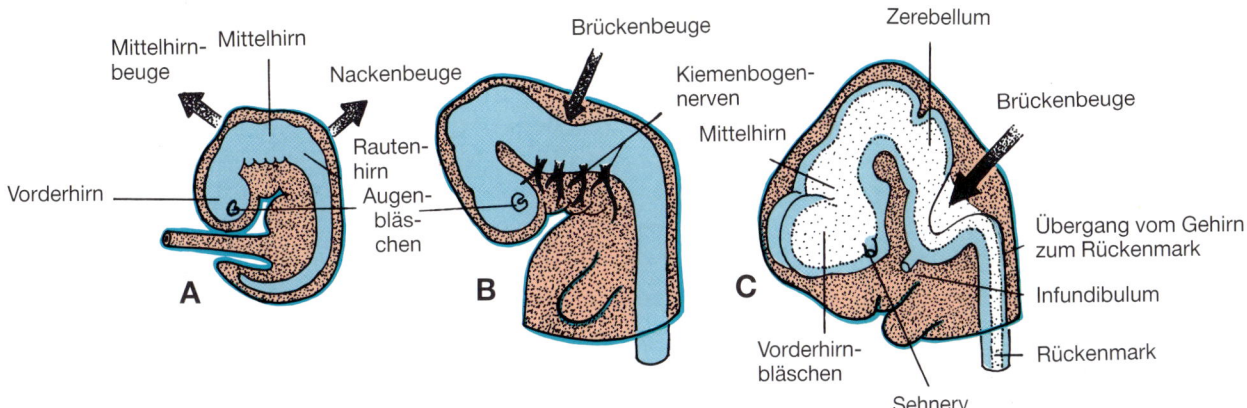

Abb. 17.4 Diagrammatische Darstellung verschiedener Stadien der Entwicklung des Gehirns und des Ventrikelsystems. **A**. 28 Tage. **B**. 35 Tage. **C**. 56 Tage. **D**. 10 Wochen. **E**. 14 Wochen. Es wird deutlich, wie die Hirnbeugen die Gestalt des Gehirns beeinflussen, so daß es sich der Form des Kopfes anpassen kann. Die zerebralen Hemisphären überlagern mit zunehmendem Wachstum allmählich das Dienzephalon und das Mittelhirn. Erkennbar wird ferner, wie die Nerven der Kiemenbögen (siehe **B**) zu Hirnnerven (siehe **E**) werden.

Das Mittelhirn. Das Mittelhirnbläschen durchläuft relativ geringe Veränderungen während seiner Entwicklung zum adulten Mittelhirn (siehe Abb. 17.4C bis E). Das Einwachsen großer Nervenfaserbündel in das Mittelhirn führt zu einer Verdickung seiner Wände und zu einer Reduktion seines Lumens, welches zum Aquaeductus cerebri wird (siehe Abb. 17.4E). Die kortikopontinen und kortikospinalen Fasern (Fasern aus dem zerebralen Kortex, die zum Pons und zum Rückenmark ziehen) sind auf jeder Seite der ventralen Oberfläche des Mittelhirns zu den Crura cerebri (Hirnstielen) zusammengefaßt.

Neuroblasten in den Grundplatten des Mittelhirns bilden die Kerne von zwei motorischen Hirnnerven, den Nn. oculomotorius und trochlearis. Der Ursprung der Zellen des Nucleus ruber, der Substantia nigra und der Nuclei reticulares ist unsicher. Sie scheinen von den Grundplatten abzustammen, aber sie könnten sich auch aus Zellen differenzieren, die aus den Flügelplatten eingewandert sind.

Das Rautenhirn. Das Rautenhirn wird in das Myelenzephalon und das Metenzephalon unterteilt (siehe Tabelle 17.1). Die Brückenbeuge markiert diese Unterteilung (siehe Abb. 17.4B). Bedingt durch die Brückenbeuge werden die Flügel- und Grundplatten in weiten Bereichen des Rautenhirns wie ein offenes Buch auseinandergespreizt. Dadurch kommen sie dorsolateral bzw. ventromedial zu liegen.

Das Myelenzephalon. Der kaudale Teil des Myelenzephalons wird zum „geschlossenen Teil" der Medulla oblongata. Er ähnelt dem Rückenmark sowohl entwicklungsgeschichtlich als auch strukturell. Neuroblasten der Flügelplatten bilden den medial gelegenen Nucleus gracilis und den sich lateral anschließenden Nucleus cuneatus. Die Pyramiden der Medulla bestehen aus kortikospinalen Fasern.

Der rostrale Teil des Myelenzephalon wird zum „offenen" Teil der Medulla. Durch die Brückenbeuge ist dieser Teil der Medulla breit und ziemlich flach. Die Zellen der Grundplatte bilden die motorischen Kerne der Hirnnerven IX, X, XI und XII, die im Boden der Medulla, medial des Sulcus limitans, liegen. Die Zellen der Flügelplatten bilden die sensorischen Kerne der Hirnnerven V, VIII, IX und X.

Andere Zellen der Flügelplatten wandern nach ventromedial und bilden die Olivenkerne.

Das Metenzephalon. Der ventrale Teil der Wände des Metenzephalon bildet den Pons. Zellen in den Grundplatten bilden die motorischen Kerne der Hirnnerven V, VI und VII, während Zellen im ventromedialen Teil der Flügelplatten den Nucl. sensorius principalis des N. trigeminus und die Vestibularis- und Cochleariskerne des VIII. Hirnnerven bilden. Zellen der Flügelplatten bilden außerdem die Nuclei pontis.

Im dorsalen Teil des Metenzephalon entsteht das Kleinhirn. Die Flügelplatten vergrößern sich, wachsen über das Dach des Metenzephalon und verschmelzen in der Medianlinie zur Kleinhirnanlage. In der 12. Woche sind der Vermis und die Hemisphären des Kleinhirns erkennbar. Einige Zellen der Flügelplatten bilden den Nucleus dentatus und die anderen tiefen Kleinhirnkerne. Die oberen Kleinhirnstiele bestehen hauptsächlich aus Fasern, die von den Kleinhirnkernen zum Mittel- und Zwischenhirn ziehen.

Fehlbildungen des Zentralnervensystems

Störungen der Entwicklung und Verschmelzung der paarigen Wirbelbogenanlagen im Bereich eines oder mehrerer Wirbel führt zur **Spina bifida occulta** (Abb. 17.5A). Wenn die Meningen sich durch diesen Defekt vorwölben, bilden sie eine zystenartige Anschwellung der Rückenhaut, die Liquor cerebrospinalis enthält. Dieser Typ der **Spina bifida cystica** wird als **Spina bifida mit Meningozele** bezeichnet (siehe Abb. 17.5B). Das Rückenmark ist gewöhnlich unverändert.

Oft wölbt sich zusätzlich das Rückenmark und/oder die Cauda equina in die Zyste vor und bildet so eine **Spina bifida mit Myelomeningozele** (siehe Abb. 17.5C), die häufig mit neurologischen Defiziten der unteren Extremitäten und Harnblase assoziiert ist. Myelomeningozelen (auch als Meningomyelozelen bezeichnet) treten gewöhnlich in der Hals- und/oder der Lendenregion auf.

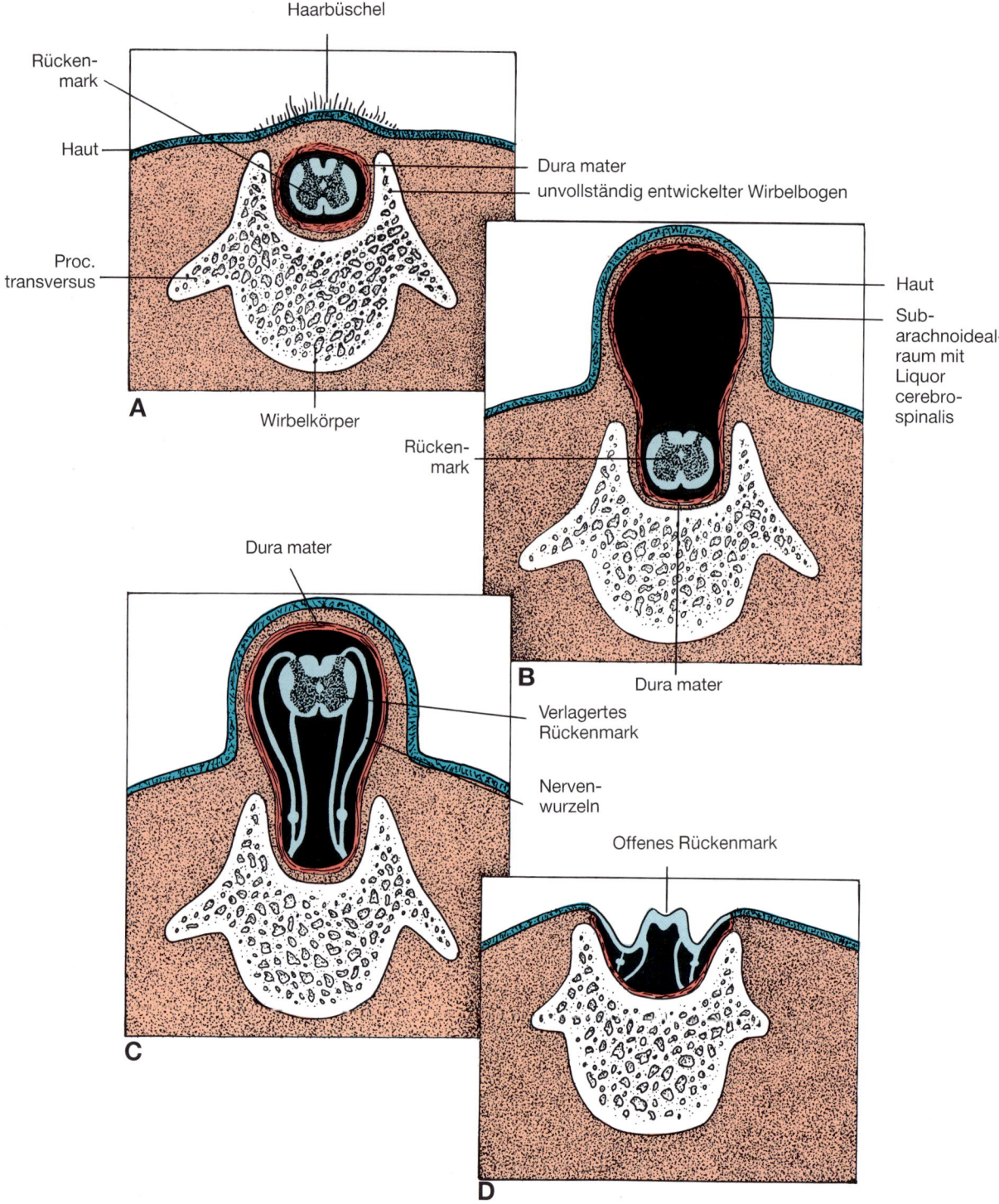

Abb. 17.5 Schematische Darstellungen der verschiedenen Typen der Spina bifida. **A**. Spina bifida occulta, die einfachste Form, entsteht durch die fehlerhafte Verschmelzung der beiden Wirbelbogenhälften. **B**. Spina bifida mit Meningozele. Wenn die Bögen von mehr als einem Wirbel unvollständig sind, wölben sich die Meningen durch die Wirbeldefekte und bilden einen von Haut überzogenen Meningealsack. **C**. Spina bifida mit Meningomyelozele. In diesem Fall sind das Rückenmark und seine Nerven in den Meningealsack verlagert, der von einer dünnen durchsichtigen Membran überzogen wird. Häufig sind neurologische Symptome vorhanden, z. B. Paralyse der unteren Extremitäten. **D**. Spina bifida mit Myeloschisis. Die mangelhafte Verschmelzung der Neuralrinne während der Bildung des Neuralrohres (siehe Abb. **17.1A** und **B**) führt zur Freilegung des neuralen Gewebes des Rückenmarkes. In diesen Fällen ist der Defekt im Wirbelbogen die Folge des mangelhaften Verschlusses des Neuralrohres. Die Myeloschisis tritt am häufigsten in der lumbosakralen Region auf, wo sie durch den ausbleibenden Verschluß des kaudalen Neuroporus entsteht.

Die schwerste Art der Spina bifida cystica ist die **Spina bifida mit Myeloschisis** oder Myelozele (siehe Abb. 17.5D). Diese Fehlbildung entsteht häufig durch den ausbleibenden Verschluß des Neuroporus caudalis am Ende der 4. Woche. Der Liquor cerebrospinalis tritt aus dem Zentralkanal des Rückenmarks aus und rinnt über das exponierte Nervengewebe. Da der kaudale Teil des Rückenmarks und die zugehörigen Spinalnerven nicht gebildet wurden, sind die unteren Extremitäten und die Beckenorgane gelähmt.

Die Spina bifida cystica ist manchmal mit der Meroanenzephalie (Fehlen des Vorder- und Mittelhirns) vergesellschaftet. Diese lethale Fehlbildung des Gehirns, die häufig fälschlich als Anenzephalie (Fehlen des gesamten Gehirns) bezeichnet wird, entsteht durch den fehlerhaften Verschluß des Neuroporus rostralis während der 4. Woche. Die Großhirnhemisphären fehlen, häufig auch das Dienzephalon und der größte Teil des Mittelhirns (Abb. 17.6A). Diese Kinder werden tot geboren oder sterben innerhalb weniger Stunden oder Tage nach der Geburt, gewöhnlich durch die Infektion des exponierten Nervengewebes.

Durch Störung der Schädelentwicklung kann ein **Cranium bifidum** entstehen, das gewöhnlich mit der Ausstülpung von Meningen oder Teilen des Gehirns durch den Defekt vergesellschaftet ist. Wenn der Defekt klein ist, ragen nur die Meningen heraus und bilden einen meningealen Sack, der mit Liquor gefüllt ist und als **Meningozele** bezeichnet wird (siehe Abb. 17.6B). Bei Vorliegen eines großen Defektes im Schädel kann auch ein Teil des Gehirns im Bruchsack liegen. Dieser Zustand wird als **Meningoenzephalozele** bezeichnet. Diese Fehlbildungen treten gewöhnlich in der Okzipitalregion auf.

Bei der Mikrozephalie (siehe Abb. 17.6C) ist das Schädeldach (Calvaria) klein. Die Mikrozephalie (kleiner Kopf) ist Folge der Mikroenzephalie (kleines Gehirn), da sich normalerweise das Schädeldach der Vergrößerung des Gehirns anpaßt. Kinder mit diesen Fehlbildungen sind geistig stark zurückgeblieben. Die Mikrozephalie kann durch hohe Dosen radioaktiver Strahlung oder durch infektiöse Organismen (z. B. Zytomegalieviren, Herpes simplex-Viren oder Toxoplasma gondii) während der kritischen Periode hervorgerufen werden.

Beim **Hydrozephalus** besteht eine Vermehrung von Zerebrospinalflüssigkeit in den Ventrikeln des Gehirns (siehe Abb. 17.4E) und/oder zwischen dem Gehirn und der Dura mater. Wenn diese Fehlbildung nicht chirurgisch behandelt wird, kommt es durch die progressive Vergrößerung der Ventrikel letztlich zu einer Atrophie des zerebralen Kortex. In extremen Fällen kann sich der Kopf bis zum Dreifachen der Norm vergrößern (siehe Abb. 17.6D).

Der **obstruktive Hydrozephalus** (auch als Hydrocephalus internus bezeichnet) entsteht gewöhnlich durch eine Einengung oder **Stenose des Aquaeductus cerebri** (siehe Abb. 17.4E). Er führt zur Vergrößerung der Seiten- und des III. Ventrikels. Die Verlegung der Foramina des IV. Ventrikels führt zur Vergrößerung aller Ventrikel. Der Hydrozephalus ist häufig mit einer Spina bifida cystica und dem **Arnold-Chiari-Syndrom** vergesellschaftet (Ausstülpung von Teilen der Medulla oblongata und des Vermis cerebelli durch das Foramen magnum des Schädels).

168 Das Nervensystem

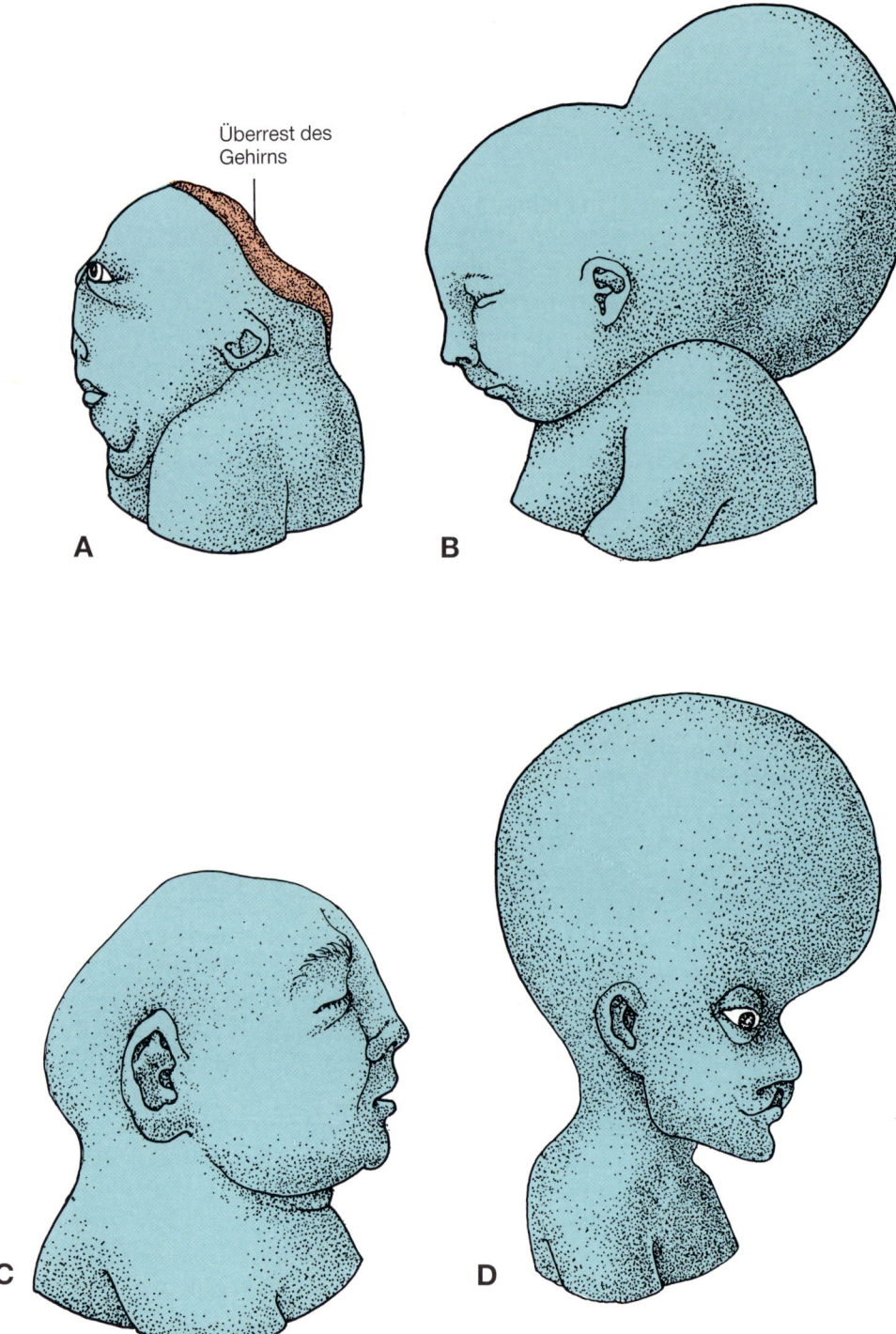

Abb. 17.6 Zeichnungen der verschiedenen Typen der Fehlbildungen des Zentralnervensystems. **A.** Meroanenzephalie, auch als Anenzephalie bezeichnet. Ein Teil des Gehirns ist nicht vorhanden (G. meros, Teil). Die zerebralen Hemisphären fehlen, häufig ist auch das Mittelhirn nicht vollständig angelegt. Der übrige Teil des Gehirns liegt frei als rötliche Masse von Nervengewebe auf der Oberfläche. **B.** Cranium bifidum mit Meningozele oder Meningoenzephalozele. Die Meningen oder die Meningen samt einem Teil des Gehirns haben sich durch ein Loch in der Squama occipitalis vorgewölbt. Eine Meningozele, die Herniation der Meningen, ist mit kleinen Schädeldefekten assoziiert. C. Mikrozephalie (G, kleiner Kopf). Die mangelhafte Vergrößerung der Calvaria ist Folge des ausbleibenden Hirnwachstums. Diese Fehlbildung ist mit schwerer geistiger Retardierung verbunden. D. Ein Hydrozephalus (G, Wasserkopf) entsteht durch eine exzessive Ansammlung von Liquor cerebrospinalis in den Hirnventrikeln. In den meisten Fällen ist diese Fehlbildung mit einer Meningomyelozele assoziiert; ein Hydrozephalus kann auch durch eine Stenose des Aquaeductus cerebri im Mittelhirn entstehen, die häufig Folge einer intrauterinen Infektion (z. B. mit Röteln- oder Zytomegalieviren) ist.

18
Auge und Ohr

Auge und Ohr

Das Auge

Entwicklung des Auges und des Sehnerven

Das Auge entsteht aus drei verschiedenen Quellen: dem **Neuroektoderm** des Vorderhirns, dem **Oberflächenektoderm** des Kopfes und dem **Mesoderm** im Kopfbereich (Abb. 18.1).

Die Anlagen der neuralen Teile des Auges werden am Beginn der 4. Woche sichtbar, wenn sich die **Sulci optici** (Augenfurchen) in den Neuralfalten am kranialen Ende des Embryos entwickeln (siehe Abb. 18.1A).

Nach dem Verschluß des Neuroporus rostralis (siehe Abb. 17.4B) stülpen sich die Sulci optici aus und bilden die **Augenbläschen** (siehe Abb. 18.1B). Sie wachsen aus den Seitenwänden desjenigen Bereiches des Vorderhirns, aus dem sich später das Dienzephalon entwickeln wird (siehe Abb. 17.4D und Tabelle 17.1). Mit der Vergrößerung der Augenbläschen engen sich ihre Verbindungen mit dem Gehirn ein und bilden die hohlen **Augenbecherstiele** (siehe Abb. 18.1C). Die Augenbläschen nähern sich der seitlichen Oberfläche des Kopfes und induzieren das benachbarte Oberflächenektoderm zur Bildung der verdickten **Linsenplakoden** (siehe Abb. 18.1B). Bei diesem Vorgang stülpen sich die Augenbläschen ein und werden zu den doppelwandigen **Augenbechern** (siehe Abb. 18.1C). Die Einstülpungen setzen sich auf die ventralen Oberflächen der Augenbecherstiele fort, wo sie spaltförmige Rinnen bilden, die **Augenbecherspalten** (siehe Abb. 18.1C und E). Die Augenbecher füllen sich durch die Spalten mit gefäßführendem Mesenchym, aus dem sich die A. und V. hyaloidea bilden. Die A. hyaloidea versorgt die Linse und die innere Schicht des Augenbechers (siehe Abb. 18.1E und F).

In der Zwischenzeit haben sich die Linsenplakoden im Oberflächenektoderm eingesenkt, wo sie die **Linsengrübchen** bilden. Die Linsengrübchen vertiefen sich, schnüren sich allmählich vom Oberflächenektoderm ab und bilden die **Linsenbläschen** (siehe Abb. 18.1C und E). Dieser Vorgang steht offensichtlich unter dem induktiven Einfluß der Augenbläschen.

Die Retina. Die Retina entwickelt sich aus den Wänden des Augenbechers. Der größte Teil des inneren Blattes des Augenbechers verdickt sich und bildet die neurale Retina (Abb. 18.2). Das äußere Blatt des Augenbechers bleibt relativ dünn und bildet das retinale Pigmentepithel. Das ursprüngliche Lumen des Augenbechers verschwindet allmählich durch die Verschmelzung des inneren und äußeren Blattes (siehe Abb. 18.2C), aber diese Verbindung ist nicht sehr fest. Dadurch kann ein Schlag auf das Auge eine Netzhautablösung, d.h. eine Trennung der neuralen Retina vom retinalen Pigmentepithel, auslösen. Im vorderen Augenabschnitt bleiben die Blätter des Augenbechers dünn und bilden den nichtvisuellen Teil der Retina.

Die proximalen Teile der Glaskörpergefäße bilden die A. und V. centralis retinae. Die distalen Teile der Glaskörpergefäße verschwinden vor der Geburt (siehe Abb. 18.2C).

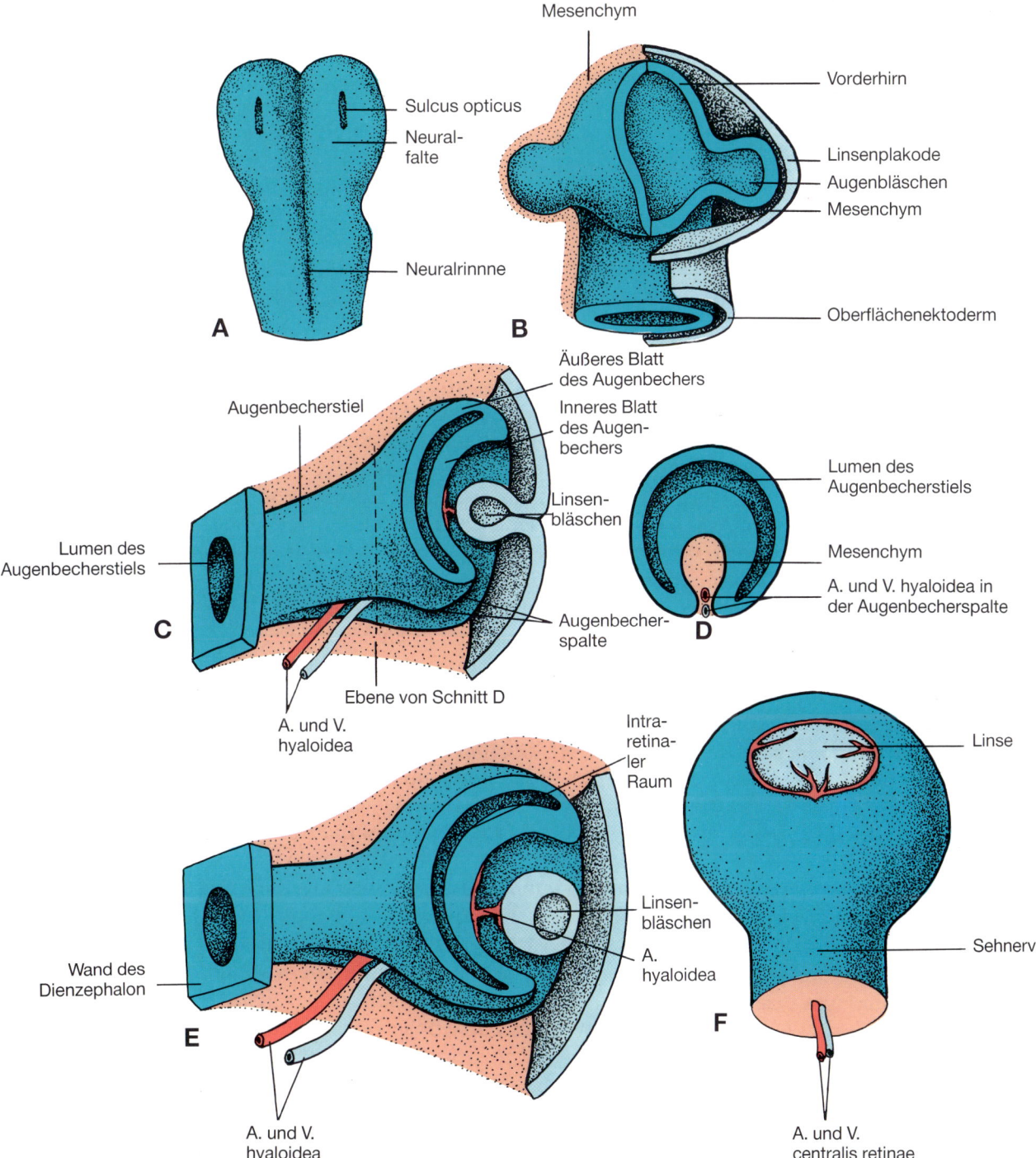

Abb. 18.1 Schematische Darstellungen der Augenentwicklung. **A**. Dorsalansicht des kranialen Endes eines 4 Wochen alten Embryos (ungefähr 22. Tag), auf der die Sulci optici sichtbar werden. **B**. Schematische Darstellung des Vorderhirnbläschens am Ende der 4. Woche; die Augenbläschen haben sich nach lateral aus dem Vorderhirnbläschen ausgestülpt. Die Bildung der Linsenplakoden wurde im Oberflächenektoderm durch das Augenbläschen induziert. **C**. Augenbecher und Linsenbläschen während der 5. Woche. Zu erkennen ist die Grube, die als Augenbecherspalte bezeichnet wird, auf der ventralen Oberfläche des Augenbechers und des Augenstiels. **D**. Querschnitt durch den in **C** gezeigten Augenbecherstiel mit den Hyaloidgefäßen in der Augenbecherspalte und dem sich entwickelnden N. opticus. **E**. Augenbecher und Linsenbläschen während der 6. Woche. Die A. hyaloidea läuft in der Augenbecherspalte nach vorne und versorgt die Linse und die innere Schicht des Augenbechers (die zukünftige neurale Retina). **F**. Ventrale Oberfläche des Sehnerven und des sich entwickelnden Auges am Ende der 7. Woche, nach Verschluß der Augenbecherspalte. In diesem Stadium versorgt die A. hyaloidea die Linse, dieser Teil der Arterie degeneriert jedoch in der Fetalperiode (siehe Abb. 18.2**C**), so daß die Linse ohne Gefäßversorgung bleibt. Der proximale Teil der **A**. hyaloidea wird zur A. centralis retinae.

Der Sehnerv. Der Sehnerv entsteht aus dem Augenbecherstiel und den Nervenfasern der Ganglienzellen der Retina (siehe Abb. 18.1D und F). Die Axone der retinalen Ganglienzellen wachsen in der Wand des Augenbecherstiels in das Gehirn. Durch die rasche Zunahme der Nervenfasern aus der Retina verschwindet das Lumen des Augenbecherstiels, und der Sehnerv entsteht (siehe Abb. 18.1D und F und 18.2C). Die Myelinisierung der Sehnerven beginnt in der späten Fetalperiode und ist ca. 10 Wochen nach der Geburt abgeschlossen.

Ziliarkörper und Iris. Der vordere Abschnitt des Augenbechers wächst über den größten Teil der Vorderfläche der Linse. Dort bildet er das Epithel des Ziliarkörpers und der Iris (siehe Abb. 18.2B) sowie die Mm. dilator und sphincter pupillae der Iris. Der M. ciliaris und das Bindegewebe in Ziliarkörper und Iris leiten sich vom Mesenchym ab, das den Rand des Augenbechers umgibt.

Die Linse. Die Linse entsteht aus dem Oberflächenektoderm (siehe Abb. 18.1B und C). Die Vorderwand der Linsenbläschen bleibt dünn und wird zum vorderen Linsenepithel (siehe Abb. 18.2B). Die Hinterwand des Linsenbläschens verdickt sich sehr stark und füllt das Lumen des Linsenbläschens allmählich aus. Die langgestreckten Zellen der Hinterwand verlieren ihre Kerne und differenzieren sich zu den primären Linsenfasern. Später werden die sekundären Linsenfasern aus epithelialen Zellen in der Äquatorzone der Linse gebildet (siehe Abb. 18.2B). Die Neubildung von Linsenfasern bleibt während des ganzen Lebens bestehen.

Die A. hyaloidea versorgt die embryonale und fetale Linse (siehe Abb. 18.1E und 18.2), der distale Teil dieses Gefäßes verschwindet jedoch vor der Geburt. Dadurch verliert die Linse ihre Gefäßversorgung und muß durch Diffusion aus dem Kammerwasser und dem Glaskörper ernährt werden.

Choroidea, Sklera und Kornea. Der Augenbecher und der Augenbecherstiel sind von Mesenchym umgeben, das sich kontinuierlich in die Hirnhäute fortsetzt. Dieses embryonale Bindegewebe differenziert sich in eine innere Schicht, die die stark vaskularisierte Choroidea (Aderhaut) des Auges (siehe Abb. 18.2B) bildet und sich in die Pia und Arachnoidea des Gehirns fortsetzt. Die äußere Schicht des Bindegewebes bildet die Sklera des Auges und die Substantia propria der Kornea (siehe Abb. 18.2B) und setzt sich in die Dura des Sehnervens und die Dura mater des Gehirns fort. Die Vorderfläche der Kornea ist von einem mehrschichtigen unverhornten Plattenepithel überzogen, das sich aus dem **Oberflächenektoderm** entwickelt (siehe Abb. 18.2).

Die Augenkammern. Die Vorderkammer entwickelt sich aus einem Spalt, der im Mesenchym zwischen der Iris und der Kornea auftritt (siehe Abb. 18.2B). Die Hinterkammer entsteht aus einem Mesenchymspalt zwischen der hinteren Oberfläche der Iris und der Vorderfläche der Linse. Die zukünftige Pupille wird anfänglich von einer Bindegewebsschicht bedeckt, die als **Pupillarmembran** bezeichnet wird (siehe Abb. 18.2A). Wenn diese Membran in der 20. Woche verschwindet, bildet sich die Pupille, und die vordere und hintere Augenkammer stehen nun miteinander in Verbindung.

Der Glaskörper. Diese gelartige Masse entsteht aus dem Mesenchym, das während der Frühentwicklung des Augenbechers einwandert (siehe Abb. 18.1C und 18.2B). Ein Teil der Glaskörperflüssigkeit wird möglicherweise vom inneren Blatt des Augenbechers, besonders dem Epithel des späteren Ziliarkörpers, gebildet.

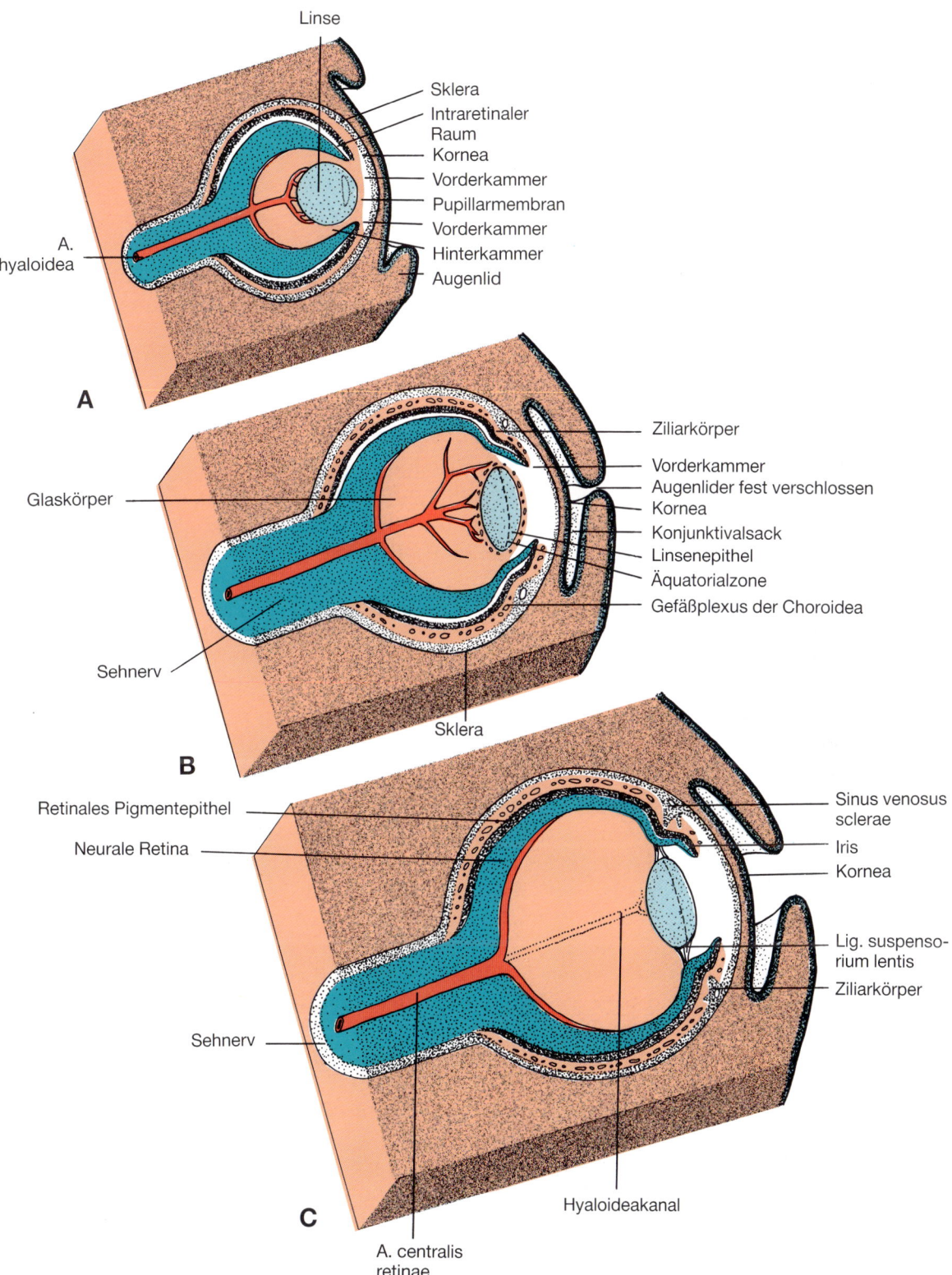

Abb. 18.2 Schematische Darstellungen von Sagittalschnitten des Auges zur Illustration der weiteren Entwicklungsstadien. **A**. 6 Wochen. **B**. 20 Wochen. **C**. Neugeborenes. Die innere Schicht des Augenbechers verdickt sich und bildet die neurale Retina, während die äußere Schicht relativ dünn bleibt und zum retinalen Pigmentepithel wird. Die Höhlung des Augenbechers wird durch die Verschmelzung dieser beiden Lagen obliteriert. Der vordere Teil des Augenbechers wächst teilweise über die Linse und bildet das Epithel des Ziliarkörpers und der Iris. Das Lumen der Linse verschwindet dadurch, daß die Zellen ihrer Hinterwand sich verlängern und die primären Linsenfasern bilden.

Die Augenlider. Diese akzessorischen Strukturen des Auges entwickeln sich aus Falten des Oberflächenektoderms, die sich ober- und unterhalb der Kornea bilden (siehe Abb. 18.2A und B). Das Mesenchym in den sich entwickelnden Augenlidern bildet ihr Bindegewebe und die Tarsalplatten. Die Augenlider wachsen aufeinander zu und verschmelzen während der 8. Woche. Sie bleiben bis zur 26. Woche geschlossen.

Angeborene Fehlbildungen des Auges

Die häufigsten Fehlbildungen des Auges entstehen beim Verschluß der Augenbecherspalte (siehe Abb. 18.1C bis F). Beim **kongenitalen Kolobom** kann der Defekt allein die Iris betreffen (Iriskolobom), oder er kann sich nach hinten bis in den Ziliarkörper und die Retina ausdehnen **(Retinakolobom)**.

Die Entwicklung der Linsen kann durch das Rötelnvirus gestört werden, das eine Trübung hervorrufen kann. Diese schwerwiegende Veränderung wird als **kongenitale Katarakt** bezeichnet. Sie kann zur Erblindung führen.

Der **Mikrophthalmus** (kleines Auge) ist meist mit weiteren Augenanomalien vergesellschaftet. Diese Fehlbildung entsteht häufig durch Infektionen mit z. B. Rötelnviren, Zytomegalieviren und Toxoplasma gondii, sie kann aber auch bei numerischen chromosomalen Anomalien auftreten (z. B. Trisomie 13; siehe Kapitel 7).

Das Ohr

Entwicklung des Ohres

Die Entwicklung des Ohres wird gemäß seinen anatomischen Anteilen in der Reihenfolge, in der diese Anteile sich entwickeln, besprochen.

Das Innenohr. Die Anlage des Innenohres wird zum erstenmal am Anfang der 4. Woche als eine Verdickung des Oberflächenektoderms beiderseits des Rautenhirns sichtbar, die als **Ohrplakode** bezeichnet wird (siehe Abb. 18.3B). Die Plakode stülpt sich ein und bildet die **Ohrgrube** (siehe Abb. 18.3B), deren Ränder sich einander annähern und ein **Ohrbläschen** (= Otozyste) bilden (siehe Abb. 18.3E). Das Ohrbläschen verliert bald seine Verbindung mit dem Oberflächenektoderm (siehe Abb. 18.3D und E). Aus dem Ohrbläschen wächst ein schlauchförmiges Divertikel aus, das sich zum späteren Ductus und Saccus endolymphaticus entwickeln wird (siehe Abb. 18.3F bis H).

Das Ohrbläschen schnürt sich bald in der Nähe seiner Mittellinie ein und bildet einen dorsalen utrikulären und einen ventralen sakkulären Teil (siehe Abb. 18.3F). Die Bogengänge entstehen aus flachen Auswüchsen aus dem utrikulären Teil des Ohrbläschens (siehe Abb. 18.3G). Der Ductus cochlearis wächst aus dem sakkulären Teil aus und bildet die Windungen der Cochlea (Schnecke) (siehe Abb. 18.3H). In der Wand der Cochlea differenziert sich ein spezieller Rezeptor für das Hören, das Cortische Organ.

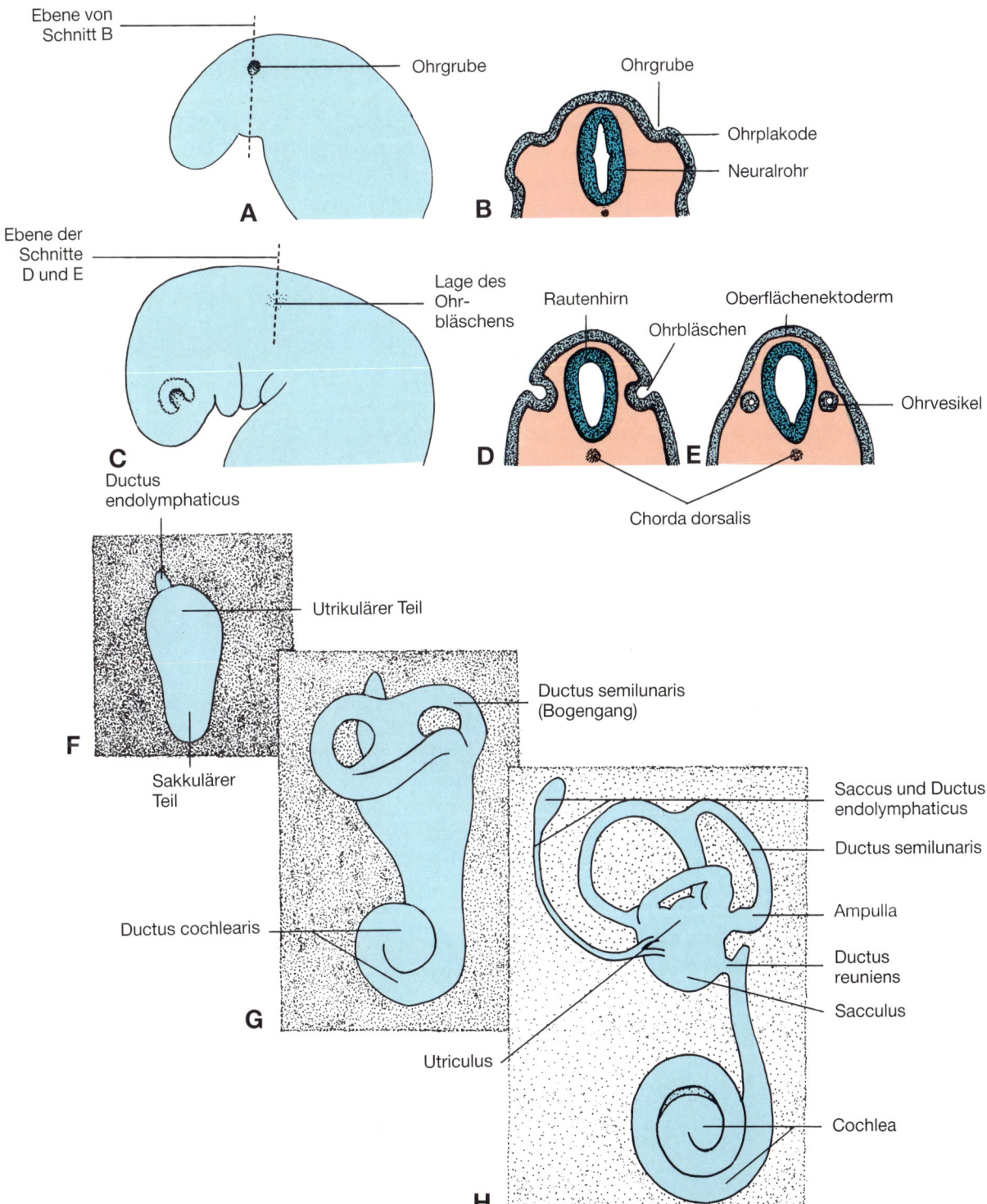

Abb. 18.3 Schematische Darstellung der Entwicklung des häutigen Labyrinths des Innenohrs. **A**. Seitenansicht des kranialen Endes eines 4 Wochen alten Embryos (ungefähr 24. Tag), die die Lage der Ohrgrube zeigt. **B**. Schematischer Querschnitt des in **A** gezeigten Embryos. Die Ohrplakode hat sich unter das Oberflächenektoderm abgesenkt und liegt im Boden der Ohrgrube. **C**. Seitenansicht der Kopfregion eines 4 Wochen alten Embryos (28. Tag) zur Demonstration der Lage des Ohrbläschens unter dem Oberflächenektoderm. **D** und **E**. Schematische Querschnitte des in **C** gezeigten Embryos. Die Ohrgrube sinkt weiter, schnürt sich vom Oberflächenektoderm ab und bildet das Ohrbläschen. **F**. Divertikel in der dorsalen Wand eines gerade gebildeten Ohrbläschens, aus dem sich der Ductus und Saccus endolymphaticus entwickelt. Das Ohrbläschen wird in der Nähe seiner Mitte eingeschnürt und bildet so die utrikulären und sakkulären Anteile. **G**. Das häutige Labyrinth in einem 7 Wochen alten Embryo. Die Bogengänge haben sich als Auswüchse aus der utrikulären Region des Ohrbläschens entwickelt. **H**. Das häutige Labyrinth in der 8. Woche. Der Ductus cochlearis ist in der Form einer Spirale ausgewachsen und bildet die Cochlea. In seiner Wand entwickelt sich das Cortische Organ.

Die Abkömmlinge des Ohrbläschens bilden das häutige Labyrinth, das Endolymphe enthält. Das Mesenchym, welches das sich entwickelnde häutige Labyrinth umgibt, verknorpelt und bildet die knorpelige **Ohrkapsel**, die später unter Bildung des knöchernen Labyrinths verknöchert, das in der Pars petrosa des Os temporale liegt. Im Mesenchym zwischen dem knöchernen und häutigen Labyrinth entsteht der Perilymphspalt, der mit Perilymphe gefüllt ist.

Das Mittelohr. Die Paukenhöhle (siehe Abb. 18.4D) entsteht aus einer Verlängerung der langgestreckten **ersten Schlundtasche**, einem entodermalen Divertikel des primitiven Pharynx (siehe Kapitel 9). Diese Tasche erweitert sich und wird zum Recessus tubotympanicus (siehe Abb. 18.4B), der nach lateral wächst und sich dem Boden der **1. Kiemenfurche** annähert (siehe Abb. 18.4D). Das abgeflachte Ende des Recessus tubotympanicus bildet zusammen mit dem assoziierten Mesoderm und dem Ektoderm der 1. Kiemenfurche das Trommelfell (siehe Abb. 18.4F). Der distale erweiterte Teil des Recessus tubotympanicus wird bald zur Paukenhöhle (siehe Abb. 18.4D). Durch die Vergrößerung des Recessus tubotympanicus werden die Gehörknöchelchen (Mittelohrknochen), die durch enchondrale Ossifikation aus den dorsalen Enden des 1. und 2. Kiemenbogens entstehen (siehe Abb. 18.4B), allmählich einbezogen. Der proximale Teil des Recessus tubotympanicus wird eingeengt und bildet die Tuba auditiva (siehe Abb. 18.4D und F). Aus einer Verlängerung des Recessus tubotympanicus geht später das Antrum mastoideum hervor. Der größte Teil der Cellulae mastoideae entwickelt sich nach der Geburt. Sie bilden eine Vorwölbung des Os temporale, den Processus mastoideus.

Das äußere Ohr. Die Auricula (Ohrmuschel) des äußeren Ohres entsteht aus sechs mesenchymalen Wülsten, den **Ohrhöckerchen**, die sich in der Umgebung der dorsalen Enden der 1. und 2. Kiemenfurchen entwickeln (siehe Abb. 18.4A). Diese Höckerchen verschmelzen miteinander und bilden die Auricula (Ohrmuschel) (siehe Abb. 18.4C und E).

Der Meatus acusticus externus entwickelt sich aus dem dorsalen Teil der 1. Kiemenfurche (siehe Abb. 18.4B). Bis zur 28. Woche ist das mediale Ende dieses Ganges mit einer Masse von Epithelzellen verschlossen, die als **Meatuspfropf** (Gehörgangsplatte) bezeichnet wird (siehe Abb. 18.4D). Dieser verschwindet normalerweise vor der Geburt (siehe Abb. 18.4F).

Angeborene Fehlbildungen des Ohres

Verschiedene Infektionen können die Entwicklung des Innen- und/oder Mittelohres stören und **angeborene Taubheit** (Taubstummheit) verursachen. Es ist z. B. gesichert, daß das Rötelnvirus eine Fehlentwicklung des Cortischen Organs verursachen kann. Auch Treponema pallidum, der Erreger der Syphilis, kann die Entwicklung des Cortischen Organs stören, wenn es den Embryo in der 7. Woche, der kritischen Periode der Innenohrentwicklung, infiziert. In ungefähr einem Drittel der Fälle mit angeborener Taubheit sind genetische Faktoren ursächlich beteiligt.

Auge und Ohr 177

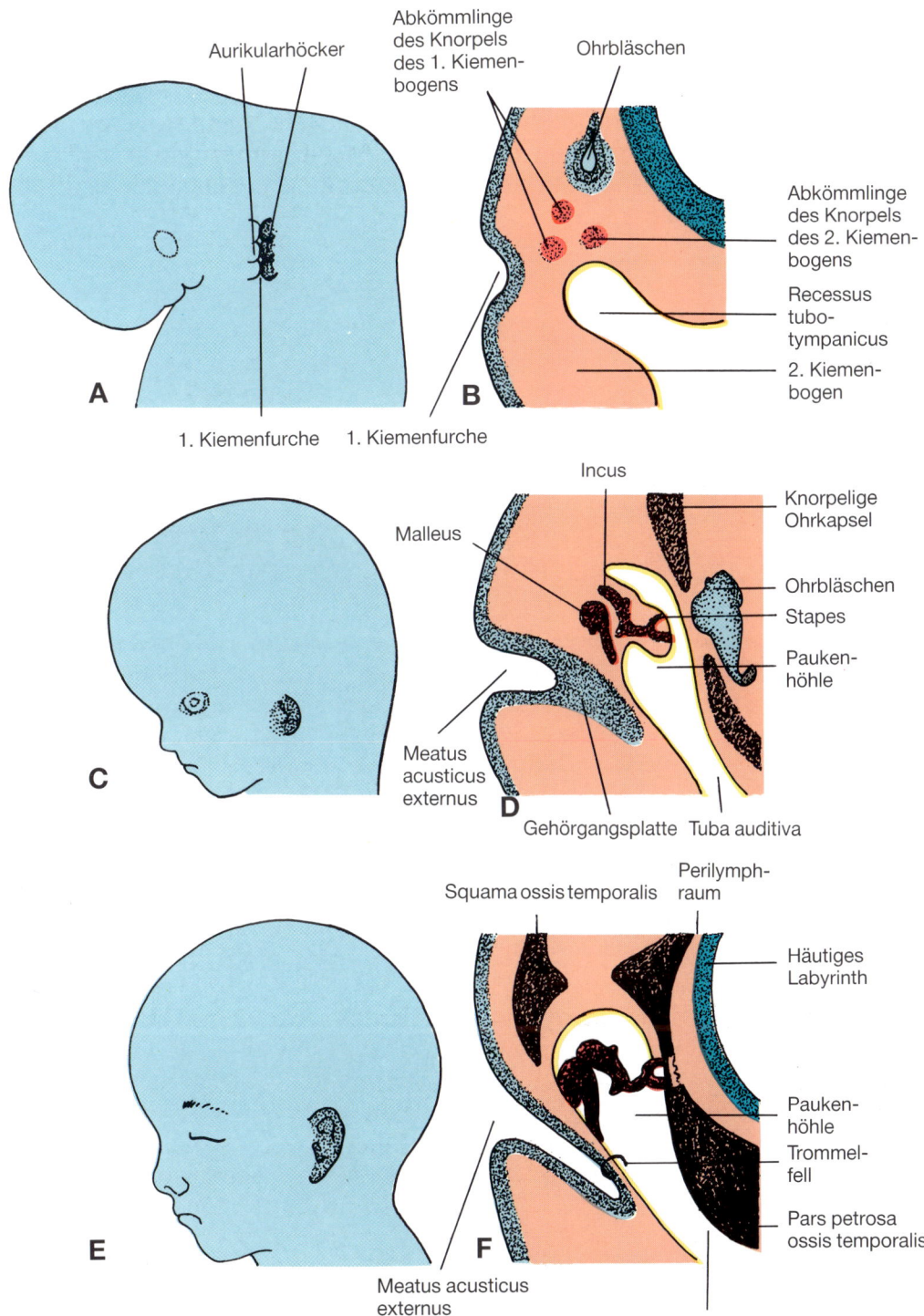

Abb. 18.4 Diagrammatische Darstellung verschiedener Entwicklungsstadien des Ohres. **A**, **C** und **E**. Zeichnungen von Lateralansichten der Köpfe 4 bis 32 Wochen alter Embryonen zeigen die Entwicklung der Ohrmuschel aus sechs Anschwellungen, den Ohrhöckerchen, die sich um das dorsale Ende der 1. Kiemengrube entwickeln. Die Ohrmuschel wird durch die Verschmelzung der Ohrhöckerchen gebildet. B, **D** und **F**. Schematische Frontalschnitte 4 bis 8 Wochen alter Embryonen, in denen die Entwicklung des Meatus acusticus externus, des Trommelfells, der Ohrknöchelchen und der Paukenhöhle dargestellt ist. Der Recessus tubotympanicus entwickelt sich aus der ersten Schlundtasche und ummantelt die Ohrknöchelchen. Zur selben Zeit entwickelt sich der Meatus acusticus externus aus der ersten Kiemenfurche. Der Recessus tubotympanicus und der Meatus acusticus externus treffen sich, wobei eine dünne Schicht von Mesoderm zwischen ihnen wächst. Das Ektoderm des Meatus acusticus externus, das Entoderm des Recessus tubotympanicus und das dazwischen liegende Mesoderm bilden die Anlage des Trommelfells. Die Verbindung des Recessus tympanicus mit dem Pharynx wird zur Tuba auditiva (Eustachii).

Eine anomale Verschmelzung der Ohrhöckerchen kann **fehlgestaltete Ohrmuscheln** hervorrufen, wie z. B. bei den chromosomalen Syndromen Trisomie 13 und Trisomie 18 (siehe Kap. 7). Neugeborene mit dem **Syndrom des ersten Kiemenbogens** (siehe Kapitel 9) haben zusätzlich zu anderen Ohranomalien und Fehlbildungen des Gesichtes auch fehlgestaltete Ohrmuscheln.

Eine Atresie des Meatus acusticus externus entsteht, wenn sich die 1. Kiemenfurche verschließt oder wenn der embryonale Meatuspfropf persistiert. Auch diese Erkrankungen sind häufig mit anderen Kiemenbogenanomalien vergesellschaftet (siehe Kapitel 9).

Haut und Hautanhangsorgane

Haut und Hautanhangsorgane

Das Hautorgan besteht aus der Haut und ihren Anhängen (z. B. Haare, Hautdrüsen und Nägel) und umfaßt auch die Milchdrüsen und Zähne.

Entwicklung der Haut

Die Epidermis entsteht aus dem **Ektoderm**, das die Oberfläche des Embryos bedeckt. Die Dermis entsteht aus dem **Mesoderm**, das unter dem Oberflächenektoderm liegt.
   Die **Epidermis** besteht anfänglich aus einer einzelnen Schicht ektodermaler Zellen (Abb. 19.1A), aber bereits in der 7. Woche haben sich zwei Zellschichten gebildet: eine oberflächliche Schicht, das **Periderm**, und eine tiefe Schicht, die **Basalschicht** (siehe Abb. 19.1B). Die peridermalen Zellen werden ständig abgeschilfert und vermischen sich später mit den Haaren und den Sekreten der Talgdrüsen unter Bildung einer weißlich-gelben Schmiere, der **Vernix caseosa** (Käseschmiere) (siehe Abb. 19.1G). Dieses schmierige Material schützt die Haut und macht sie wahrscheinlich wasserdicht.
   Die Basalschicht der Epidermis wird zur Keimschicht, die proliferiert und das mehrschichtige verhornte Plattenepithel der späteren Epidermis bildet (siehe Abb. 19.1C und D). Die **Melanozyten**, melaninbildende Zellen, die der Haut ihre Farbe verleihen, entstehen aus der **Neuralleiste** (siehe Abb. 17.1B_1).
   Die **Dermis** stammt aus dem Mesoderm, welches das Mesenchym unter der Epidermis bildet (siehe Abb. 19.1B). Es leitet sich aus zwei Quellen ab: dem **somatischen Mesoderm** (parietalen Blatt der Seitenplatten) der Körperwand und der Extremitäten und den **Dermatomen** (siehe Abb. 15.1A). Mesenchymale Zellen wandern aus den Somiten und dem Seitenplattenmesoderm aus, wobei sie ihre Innervation mitbringen.

Entwicklung der Haare

Haare werden von Haarzwiebeln gebildet, die sich wiederum aus Verdickungen der Epidermis entwickeln, die in die Dermis hinabwachsen (siehe Abb. 19.1E). Das Ende der Haarzwiebel wird von Mesenchym eingestülpt, das die Haarpapille bildet, in der sich Blutgefäße und Nervenendigungen entwickeln (siehe Abb. 19.1F). Die Zellen im Zentrum der Haarzwiebel verhornen und bilden den Haarschaft, die peripheren Zellen bilden die epitheliale Wurzelscheide. Das umgebende Mesenchym bildet die bindegewebige Wurzelscheide und den M. arrector pili (siehe Abb. 19.1G). Dieser glatte Muskel erhielt seinen Namen, weil bei seiner Kontraktion die Haare aufgerichtet werden.

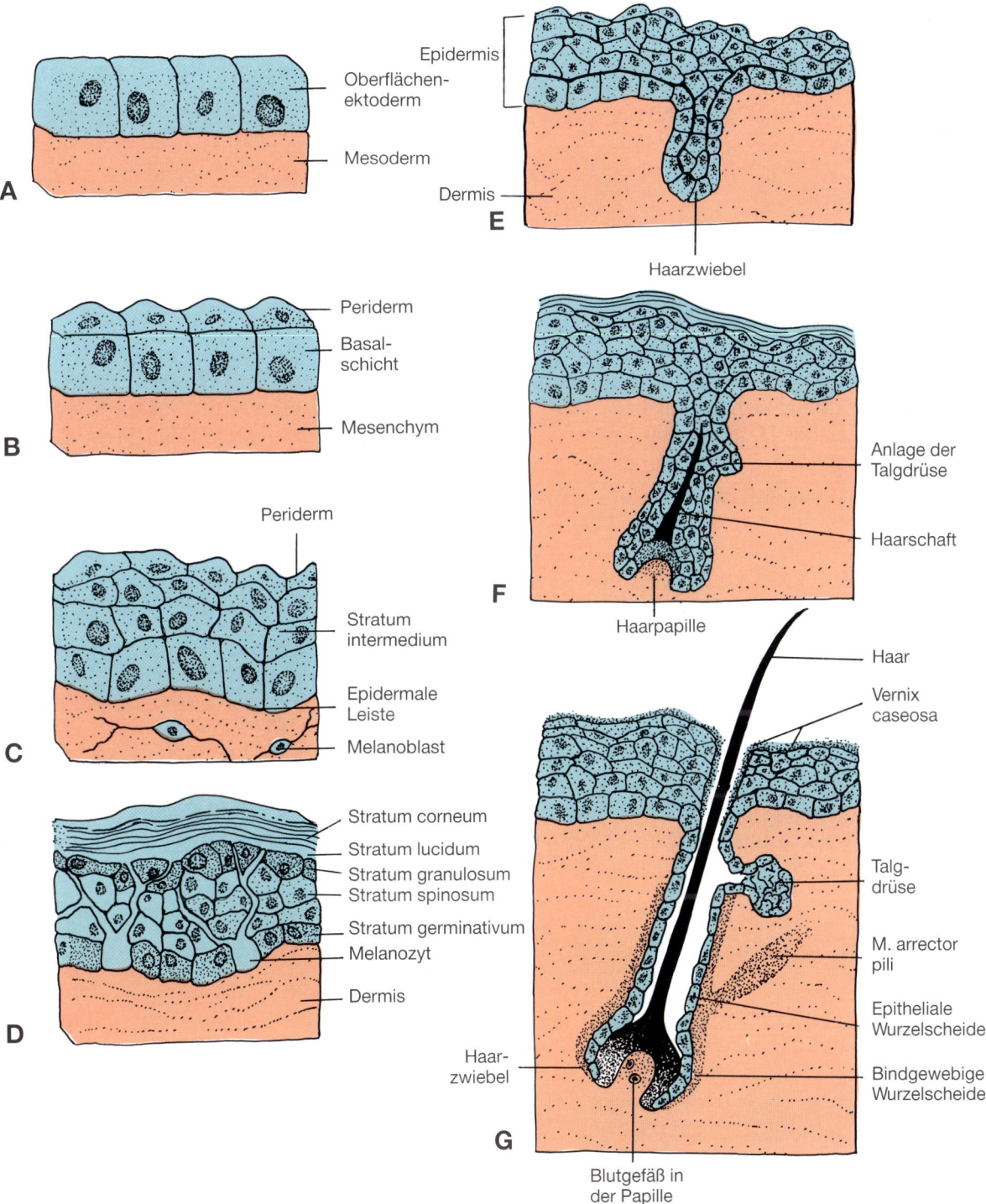

Abb. 19.1 Schematische Darstellung der Entwicklung der Haut und ihrer Anhangsstrukturen. **A** bis **D**. Stadien in der Entwicklung der Haut (4, 7, 11 und 36 Wochen). Die Haut ist aus zwei verschiedenen Teilen zusammengesetzt, der Epidermis und der Dermis. Die Epidermis geht aus dem Oberflächenektoderm hervor, während die Dermis aus dem darunter liegenden Mesoderm entsteht. **E** bis **G**. Stadien in der Entwicklung eines Haares und einer Talgdrüse (14, 16 und 18 Wochen). Die ersten Haare, die Lanugohaare, sind sehr fein. Sie werden während der perinatalen Periode abgeworfen und durch gröbere Haare ersetzt.

Die ständige Neubildung von Zellen an der Basis des Haarschaftes schiebt das Haar bis zur Oberfläche, wo es sich durch die Epidermis vorstülpt (siehe Abb. 19.1G). Die ersten Haare, die Lanugohaare, erscheinen am Ende der 12. Woche in der Augenbrauenregion und auf der Oberlippe, aber sie sind schwer zu sehen. Sie bedecken bis zur 20. Woche den gesamten Körper. Diese sehr dünnen Haare werden kontinuierlich gebildet und abgestoßen. Zum Zeitpunkt der Geburt sind die Lanugohaare verschwunden. Sie werden dann durch gröbere Haare ersetzt.

Melanoblasten entstehen aus der **Neuralleiste** und besiedeln die Haarzwiebeln. Hier differenzieren sie sich zu Melanozyten, die das Melanin produzieren, das in den Zellen abgelagert wird, die den Haarschaft bilden. Dadurch erhält das Haar seine spezifische Farbe.

Entwicklung der Hautdrüsen

An der Seite der Haarfollikel entstehen regelmäßig mehrere Talgdrüsen. Die Mehrzahl der Talgdrüsen entwickelt sich als Ausstülpungen aus der äußeren Wurzelscheide der Haarfollikel (siehe Abb. 19.1F und G) und entleert ihr Sekret in den Raum um das Haar. Dieses Sekret, der Talg (Sebum), gelangt an die Oberfläche der Haut und bildet den Hauptbestandteil der Vernix caseosa (siehe Abb. 19.1G). Einige Talgdrüsen entwickeln sich aus Sprossen der Epidermis in die Dermis.

Schweißdrüsen entstehen in ähnlicher Art und Weise aus der Epidermis. Ihr Endteil wickelt sich auf und bildet den Drüsenkörper. Die zentral gelegenen Zellen degenerieren und bilden so das Lumen der Drüse, die peripheren Zellen differenzieren sich zu sekretorischen Zellen und kontraktionsfähigen Myoepithelzellen.

Entwicklung der Nägel

Die ersten Anzeichen der sich entwickelnden Nägel sind Verdickungen der Haut, die Nagelfelder, die während der 10. Woche an den Spitzen der Phalangen entstehen. Die Nagelfelder wachsen nach dorsal und proximal, bis sie die normale Position der Nägel erreicht haben. Die sich entwickelnden Nägel wachsen langsam in Richtung auf die Spitze der Phalangen, die sie gewöhnlich vor der Geburt erreichen.

Die Milchdrüsen

Die Milchdrüsen beginnen sich in der 6. Woche als Auswüchse der Epidermis entlang des kranialen Teils der **Milchleiste** zu entwickeln (Abb. 19.1A und B). Die Drüsen entwickeln sich durch die Aussprossung von Epithelknospen (siehe Abb. 19.2C), die zahlreiche Stränge bilden. Diese werden langsam kanalisiert und bilden so die Milchgänge (siehe Abb. 19.2E). Bei der Geburt sind die rudimentär angelegten Milchdrüsen bei beiden Geschlechtern gleich.

Haut und Hautanhangsorgane 183

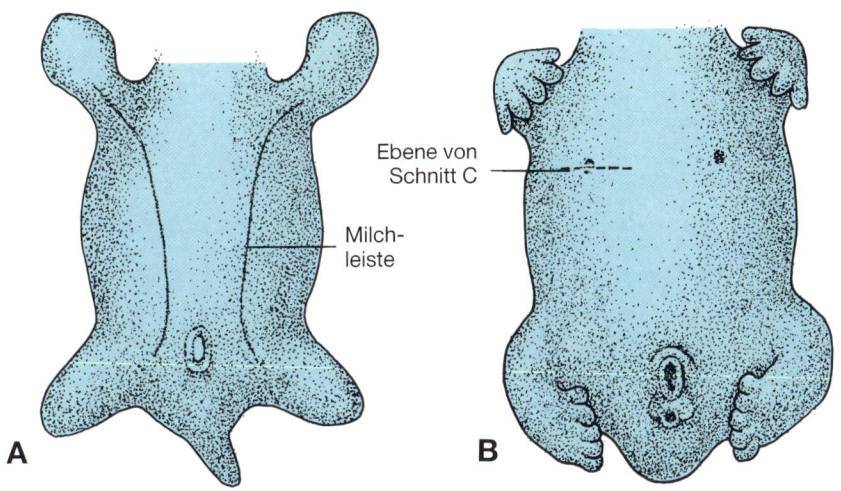

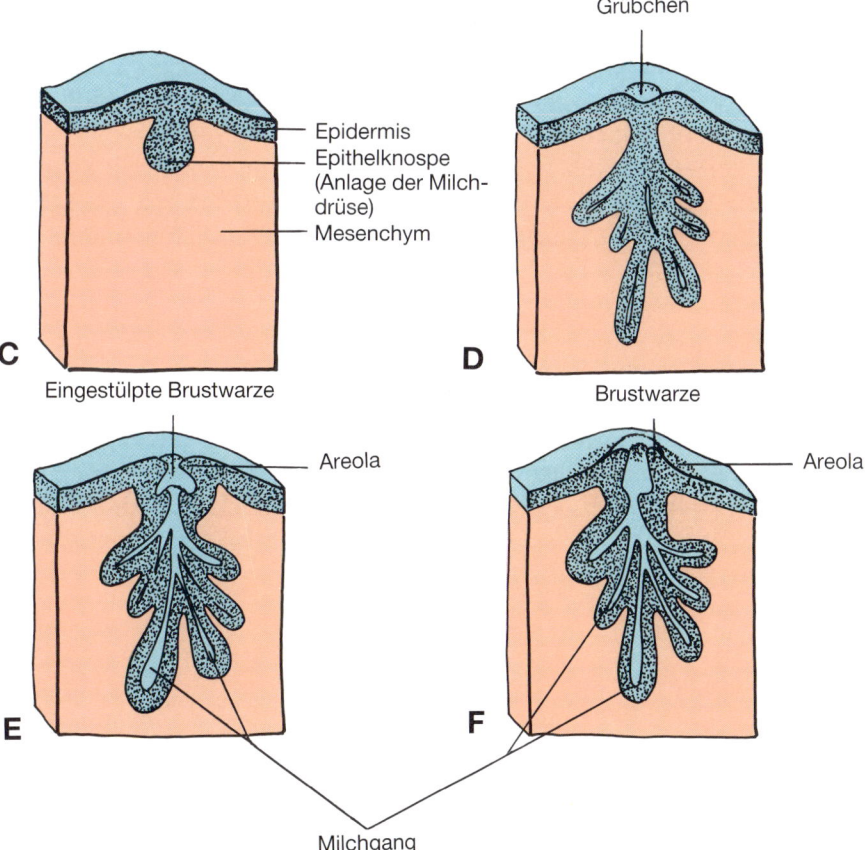

Abb. 19.2 Schematische Darstellung der Entwicklung der Brustdrüse. **A** und **B**. Ventralansichten von Embryonen der 4. und 6. Woche zeigen die Milchleisten, aus denen sich die Brustdrüsen entwickeln. **C** bis **F**. Querschnitte durch sich entwickelnde Brustdrüsen. Die epidermalen Stränge werden kanalisiert und bilden so die Ductus lactiferi. **E**. Zum Zeitpunkt der Geburt sind die rudimentär angelegten Drüsen bei beiden Geschlechtern identisch. **F**. Während der Kindheit hebt sich in der Regel die Mammille.

Die Brustwarzen sind bei der Geburt eingesunken, normalerweise werden sie jedoch während der Kindheit wieder angehoben (siehe Abb. 19.2F). Eine Störung dieses Vorganges führt zu **invertierten Areolae**. Während der Pubertät vergrößern sich die Brüste der Frauen durch das Wachstum der Milchdrüsen und die Einlagerung von Fett.

Fragmente der Milchleisten können bestehen bleiben und **überzählige Brüste** (Polymastie) und **Brustwarzen** (Polythelie) bilden. Diese Brüste oder Brustwarzen können überall entlang der ursprünglichen Milchleisten entstehen (siehe Abb. 19.2A).

Die Zähne

Zwei Sätze natürlicher Zähne werden gebildet: die **Milchzähne** und die **bleibenden Zähne**. Die Zähne entwickeln sich aus Ektoderm und Mesoderm (Abb. 19.3).
Der erste Hinweis auf die Zahnentwicklung wird in der 6. Woche sichtbar, wenn U-förmige Verdickungen des oralen Ektoderms, **die Zahnleisten**, in der Maxilla und Mandibula entstehen (siehe Abb. 19.3A). Die Zahnleiste proliferiert an zehn Stellen in jedem Kiefer und bildet Ausstülpungen in das darunter gelegene Mesenchym, die **Zahnknospen** (siehe Abb. 19.3B). Die tiefe Oberfläche jeder Zahnknospe wird bald von Mesenchym eingestülpt und erhält dadurch ein kappenartiges Erscheinungsbild (siehe Abb. 19.3C). Ihr ektodermaler Teil wird als **Schmelzorgan** bezeichnet, weil es später den Schmelz bilden wird. Der eingestülpte Teil, der mit Mesenchym ausgefüllt ist, wird als **Zahnpapille** bezeichnet. Sie ist die Anlage der Zahnpulpa.

Das wachsende Schmelzorgan entwickelt sich glockenförmig (siehe Abb. 19.3D und E). Seine äußere Schicht wird als äußeres Schmelzepithel, seine innere Schicht als inneres Schmelzepithel bezeichnet. Die Zellen des inneren Schmelzepithels differenzieren sich zu **Ameloblasten**. Unter ihrem Einfluß differenzieren sich die äußeren Zellen der Zahnpapille zu **Odontoblasten**. Die Ameloblasten bilden den Schmelz und die Odontoblasten das Dentin. Die übrigen Zellen der Zahnpapille werden zur Zahnpulpa, in die Blutgefäße und Nerven einwachsen.

Das vaskuläre Mesenchym, das die sich entwickelnde Zahnanlage umgibt, wird zum **Zahnsäckchen** (siehe Abb. 19.3E). Aus ihm entstehen der Zement und das Periodontium, das den Zahn an den Alveolarfortsatz anheftet. Während sich die Wurzeln entwickeln, durchbrechen die Zähne die Gingiva (siehe Abb. 19.3G). Die Schneidezähne des Unterkiefers brechen zuerst durch, gewöhnlich 6 bis 8 Monate nach der Geburt (siehe Abb. 19.3H). Manchmal sind Schneidezähne bereits bei der Geburt durchgebrochen. Diese **Geburtszähne** sind häufig anomal gestaltet und haben sehr wenig Schmelz und keine Wurzeln.

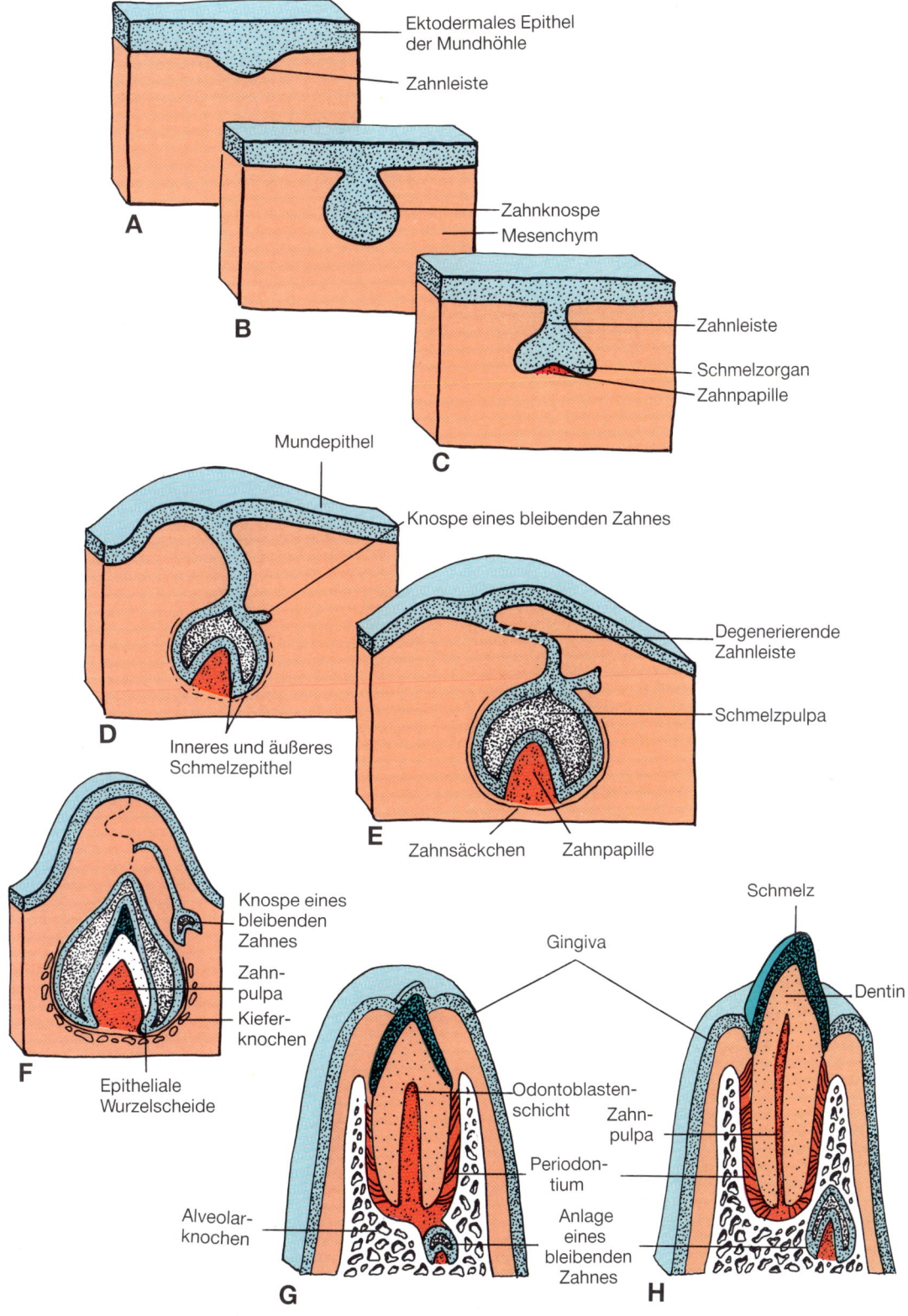

Abb. 19.3 Schematische Darstellung verschiedener Entwicklungsstadien der Zähne. **A**. 6 Wochen. **B**. 7 Wochen. **C**. 8 Wochen. **D**. 10 Wochen. **E**. 14 Wochen. **F**. 28 Wochen. **G**. 6 Monate nach der Geburt. **H**. 18 Monate nach der Geburt. Der ektodermale Teil des Zahnes (blau), das Schmelzorgan ist über die mesodermale Dentalpapille (rot) gestülpt, aus der die Pulpa des Zahnes hervorgeht. Auffällig ist die frühe Entwicklung der Anlage der bleibenden Zähne aus der Zahnleiste der Milchzähne (**D** bis **H**).

Die Knospen der bleibenden Zähne erscheinen bereits um die 10. Woche (siehe Abb. 19.3D). Auf der lingualen Seite jedes Milchzahnes entsteht aus der Zahnleiste eine Zahnknospe für den entsprechenden bleibenden Zahn. Er entwickelt sich genauso wie der Milchzahn. Der Durchbruch der bleibenden Zähne beginnt 7 bis 8 Jahre nach der Geburt.

Obwohl **Zahnanomalien** gewöhnlich erblich sind, können auch Umgebungseinflüsse wie z. B. Rötelnviren, Treponema pallidum und hohe Dosen radioaktiver Strahlung anomale Entwicklungen der Zähne hervorrufen.

Tetracycline sollten nicht bei schwangeren Frauen oder Kindern angewendet werden, da sie die Zahnentwicklung negativ beeinflussen (braun-gelbliche Verfärbung und **Schmelzhypoplasie**).

Weiterführende Literatur

England, M.A.: Farbatlas der Embryologie. Schattauer, Stuttgart 1985

Langman, J.: Medizinische Embryologie. Die normale menschliche Entwicklung und ihre Fehlbildungen. Taschenlehrbuch der gesamten Anatomie Bd. 4. 8. Aufl., Thieme, Stuttgart-New York 1989

Moore, L.: Embryologie. Lehrbuch und Atlas der Entwicklungsgeschichte des Menschen. 2. Aufl. Schattauer, Stuttgart 1985

Murken, J., H. Cleve (Hrsg.): Humangenetik. 4. Aufl. Enke, Stuttgart 1988

Schumacher, G.: Embryonale Entwicklung des Menschen. Allgemeine Entwicklungsgeschichte, Vorentwicklung, Keimentwicklung, Organentwicklung, Fehlbildungen. Taschenbuch der Anatomie Bd. 4. 9. Aufl. Gustav Fischer, Stuttgart-New York 1989

Sachregister

Achondroplasie 60, 153
Achtzellenstadium 5
Aderhaut s. Choroidea
Adrenogenitales Syndrom 126
Akranie 142
Akrosomale Reaktion 2
Akrosomen 2
Alkohol 41
– teratogene Wirkung 59
Allantois 24, 50, 118
Alpha-Fetoprotein 41
Alveolarepithel 94
Alveole 94 f.
Amelie 153
Ameloblasten 184
Aminopterin, teratogene Wirkung 59
Amnioblasten 10
Amnion 10 ff., 48 ff.
Amnionflüssigkeit 38, 41, 50, 100, 114
Amnionhöhle 10 ff.
Amniozentese 41
Ampulla tubae uterinae 2
Analgrube s. Proctodaeum
Analkanal 108 f.
– Fehlbildungen 110
– Leitungsbahnen 108
Analmembran 108 f.
Androgene 121, 125, 126
– teratogene Wirkung 59
Anenzephalie 62, 167
Angioblasten 24, 128
Angiogenese 22
Ankerzotten s. Stammzotten
Antrum mastoideum 176
Anus, ektoper 110
– imperforatus 110
Aorta 135
Aorta, dorsale 76, 128 ff.
Aortikopulmonales Septum 135
Appendix epididymidis 122
– testis 122
– vermiformis 106
– – subhepatische 107
Aquaeductus cerebri 164, 167
Areolae, invertierte 184

Armknospen 32, 150
Arnold-Chiari-Syndrom 167
A. carotis communis 128
– – interna 128
– centralis retinae 170
– hyaloidea 170 f.
– mesenterica inferior 107
– – superior 101, 103
– pulmonalis 130
– subclavia 128 f.
– umbilicalis s. Nabelarterie
Arytenoidwülste 88
Atemnotsyndrom 96
Atmung 94 f.
Atrioventrikulärer Kanal 133
Atrium s. Herzvorhof
Auge 170 ff.
– Fehlbildungen 61, 174
Augenbecher 170 f.
Augenbecherspalte 170, 174
Augenbecherstiel 170 f.
Augenbläschen 170
Augenlider 34, 174
Augenmuskeln, äußere 146

Basalganglien 162
Basalschicht der Epidermis 180
Beckenniere 116
Bedeutung, prospektive 6
Befruchtung 2 f.
Beinknospen 32, 150
Bewegungsapparat 138 ff.
Biphenyle, polychlorierte, teratogene Wirkung 59
Blasenekstrophie 118
Blastomeren 4
Blastozyste 4
Blastozystenhöhle 4 ff.
Blinddarm s. Zäkum
Blutbildung s. Hämatopoese
Blutgefäße 22 ff., 128 ff.
Blutinseln 24, 128
Branchialmembranen 74
Bronchien 92 f.
Bronchioli respiratorii 94
– terminales 94
Brückenbeuge 162 f.
Bulbi sinovaginales 122

Bulboventrikuläre Schleife 130
Bulbus cordis 135
Bulbuswülste 135
Bursa omentalis 100

C-Zellen der Schilddrüse 78
Canalis anorectalis 108
– incisivus 84
Centrum tendineum 64, 68
Chondroblasten 138
Chondrokranium 142
Chorda dorsalis 18 f., 140
Chordafortsatz 18 f.
Chorion 12 f.
– frondosum 44
– glattes s. Chorion laeve
– laeve 44
Choriongonadotropin, humanes 48
Chorionhöhle 12 f., 48
Chorionplatte 46
Chorionsack 12 f., 25, 44
Chorionsomatomammotropin s. humanes plazentares Lactogen
Chorionzotten, primäre 12, 24, 44
– sekundäre 24, 44
– tertiäre 24 f., 44 f.
Chorionzottenanalyse 41
Choroidea 172
Chromosomen 4
Chromosomenanalyse 41
Chromosomenanomalien 41, 55 ff.
– durch Mutation 60
– numerische 55 ff.
– strukturelle 60
Chromosomensatz, diploider 4
Colon ascendens 103 ff.
– descendens 106, 107
– sigmoideum 106, 107
– transversum 103, 106, 107
Copula 81
Corona radiata 2
Cortisches Organ 174 f.
Cranium bifidum 167
Cri du chat-Syndrom 60

Darm 98 ff.
- primitiver 98 ff.
- Verlagerung bei Zwerchfellhernien 70
Decidua basalis 44 f.
- capsularis 44
- parietalis 44, 50
Deletion 60
Dermatom 138, 153
Dermis 180
Desmokranium 142
Determination 6
Dezidua 44
Diaphragma s. Zwerchfell
Dickdarm s. Colon
Dienzephalon 162
Differenzierung 6
- zelluläre 6
Diverticulum thyroideum 81
Divertikel, hepatisches 102
- laryngotracheales 88
- metanephrisches s. Ureterknospe
- zäkales 103, 106
Doppelniere 116
Dornfortsatz s. Processus spinosus
Dottergang 103, 106
Dottersack 10 ff., 24, 28 f., 50, 98, 119, 128
- primärer 10 ff.
- sekundärer 14
Dottervenen 128
Down-Syndrom s. Trisomie 21-Syndrom
Drogen 41
Ductuli efferentes 121
Ductus alveolares 94 f.
- arteriosus 130, 136
- cysticus 102
- deferens 112, 122
- ejaculatorius 116, 122
- pancreaticus accessorius 102
- - maior 102
- thyreoglossus 81
- venosus 136
Dünndarm 103 ff.
- Fehlbildungen 107
Duodenalatresie 101, 107
Duodenalstenose 101, 107
Duodenum 101, 103, 106
Dysmorphogenese 54
Dysostosis mandibulofacialis 80

Eileiter 122
Einzelgendefekte 60
Eizelle 2, 121
Ektoderm 16
- embryonales 16 ff.
- primitives 6 f.
Embryo 16, 54 ff., 62
- äußere Gestalt 28 ff., 74
- Ernährung 24 f.
- Fehlbildungen 54 ff.
- Reaktion auf Teratogene 62
Embryoblast 4 ff., 10
Embryogenese 16
Embryonalalter 22
Eminentia hypobranchialis 81, 90
Enddarm 107 ff.
- arterielle Versorgung 107
Endhirnbläschen 162
Endokardkissen 133
Endometrium 6 f., 10, 44
Entoderm 10, 16
- embryonales 16 ff.
- primitives 6 f.
Epidermis 180
Epiglottis 90
Epikard 130
Erythropoese 38 f.
Exozölommembran 10
Extremitäten 32 f., 36 f., 150 ff.
- Fehlbildungen 61, 153
- Muskulatur 150
- Skelett 142, 150

Faltung des Embryos 28 f., 64
Fehlbildungen, angeborene 30, 41, 48, 51, 54 ff.
- - Ursachen 55 ff.
Fett, braunes 38
Fetus 36, 42, 46 f., 48, 50, 62, 94
- Altersbestimmung 42
- Bewegungen 36 f.
- Gewicht 40, 42
- Infektion 48
- Körpertemperatur 50
- Lebensfähigkeit 40, 94 f.
- Reaktion auf Teratogene 62
- Stoffwechsel 46 f., 50
- Wachstum 36 ff.
Fingerstrahlen 32 f., 150
Fisteln, ösophagotracheale 91, 98
- rektourethrale 110

- rektovaginale 110
- rektovesikale 110
- rektovestibuläre 110
Flexura cervicalis s. Nackenbeuge
Flügelfell 58
Flügelplatten 160, 164
Fontanelle, vordere 142
Fontanellen 142
Foramen caecum 81
- epiploicum 100
- interventriculare 135
- ovale 133, 136
- - persistierendes 135
- primum 133
- secundum 133
Fossa tonsillaris 78
Frühgeborene 40
Fußplatten 32, 150
Furchungsteilungen 4, 8

Gallenblase 102
Gallengänge 102 f.
Gastrulation 16
Gaumen 82, 84
- Fehlbildungen 61
Gaumenspalten 62, 84
Geburt 40, 42, 50, 136
- Umstellung des Kreislaufs 136
Geburtszähne 184
Gefäßsystem 128 ff.
Gehirn 62, 162 ff., 167
- Fehlbildungen 61 f., 167
Gehörgang, äußerer 176 f.
Gehörknöchelchen 76, 176
Genitalhöckerchen 124
Genitalien, äußere 34, 36, 124 ff.
- - Fehlbildungen 61
Genitalleiste 112, 119
Genitalsystem 112, 119 ff.
- Fehlbildungen 125 ff.
- Indifferenzstadium 119, 122, 124
Geschlecht, chromosomales 4, 8
Geschlechtswülste 124 f.
Gesicht 82
Gewebedifferenzierung 6
Glaskörper 172
Glaskörpergefäße 170
Glioblasten 160
Glomerulus 114
Gonaden 119 ff., 125 f.
- Deszensus 125 f.

Gonadenleiste s.
  Genitalleiste
Grundplatten 160, 164
Gubernaculum 125 f.

Haare 180 f.
Hämatopoese 24, 38 f., 102
Haftstiel 14
Haftzotten s. Stammzotten
Halsfistel, äußere 81
Halszyste, laterale 81
Handplatten 32, 150
Harnblase 116 f.
Hauptbronchus 92
Haut 180 ff.
Hautanhangsorgane 180 ff.
HCG 48
Hermaphroditismus, echter 126
Herpes simplex-Viren, teratogene Wirkung 59
Herz 32, 135, 148
– Fehlbildungen 61
– Muskulatur 148
– primitives 24
– Reizleitungssystem 135, 148
– Verlagerung bei Zwerchfellhernien 70
Herzfehler, kongenitaler 62
Herzkreislaufsystem 128 ff.
Herzschläuche 24, 130
Herzventrikel, linker 135
– primitiver 130
– rechter 135
Herzvorhof, linker 133
– primitiver 130 ff.
– rechter 133
Heusersche Membran s.
  Exozölommembran
Hinterdarm 28
Hinterhorn der grauen Substanz 160
Hinterkammer des Auges 172
Hirnbeugen 162
Hirnbläschen, primäre 162
– sekundäre 162
Hirnhäute s. Meningen
Hirnnerven 78 f.
Hirnnervenkerne 164
Hoden 121, 125 f.
– Deszensus 125 f.
– Klinefelter-Syndrom 56
Hodenektopie 126
Hormonbildung in der Plazenta 48

Hufeisenniere 116
Humanes plazentares Lactogen (HPL) 48
Hummerscherenfehlbildung 153
Hydrozephalus 167
Hypophyse 162
Hypospadie, glanduläre 125

Implantation 6 f., 10, 14
– ektope 14
Indifferenzstadium 119, 122, 124
Induktion 6, 170
Innenohr 174 f.
Innere Zellmasse 4 ff., 10
Intersexualität 126
Inversion 60
Iris 172
Iriskolobom 174

Jodmangel, teratogene Wirkung 59

Kardinalvenen 66, 128
Kardiogene Zellstränge 130
Karyotyp 57
Karzinogene 60
Katarakt, kongenitale 174
Kehlkopf s. Larynx
Keimblätter 30
– primäre 16
Keimscheibe, dreiblättrige 16
– zweiblättrige 10
Keimstränge, primäre 119 f.
– samenbildende 121
– sekundäre 121
Keimzellen, primordiale 119 f.
Kiemenbogen 30 f., 74 ff., 80
Kiemenbogenarterien 76, 128 f.
Kiemenbogenmuskulatur 76, 146
Kiemenbogennerven 78
Kiemenfurchen 74
Kiemenmembran 74
Kiemensystem 74
– Fehlbildungen 80 ff.
Kinn 82
Kleinhirn 164
Klinefelter-Syndrom 56, 58
Klinodaktylie 57
Klitoris 125
Kloake 28, 108, 112
Kloakenmembran 18, 108
Klumpfuß 153

Knochen 138 ff.
Knochenalter 142
Knochenbildung, intramembranöse s. Ossifikation, desmale
Knorpel 138
Koarktation der Aorta 130
Körperhöhlen, embryonale 64 ff.
Kolobom 174
Kornea 172
Kotyledonen 46, 51
Kreislauf, fetaler 136
– uteroplazentarer 10
Kritische Periode s. Periode, kritische
Kryptorchismus 126
Kupffer-Zellen 102

Labia maiora 125
– minora 125
Labyrinth 176
Lakunäres Netzwerk 10, 44
Lakunen 10
Lanugohaare 38, 182
Laryngealer Ventrikel 90
Laryngotrachealrinne 88
Laryngotrachealschlauch 88, 91
Larynx 76, 88 f.
Leistenkanal 125
Leydigsche Zwischenzellen 121
Lig. arteriosum Botalli 136
– rotundum 126
– sphenomandibulare 76
– stylohyoideum 76
– suspensorium ovarii 126
– teres hepatis 136
– – uteri 126
– umbilicale medianum s. Urachus
– venosum 136
Ligg. umbilicalia medialia 136
Linea pectinata 108
Linse 172
Linsenbläschen 170
Linsenfasern 172
Linsengrübchen 170
Linsenplakoden 32, 170
Lippenspalten 62, 84
Liquor cerebrospinalis 160, 167
Lithiumkarbonat, teratogene Wirkung 59
Luftröhre s. Trachea

Lungen 40, 93, 94 f.
- Entwicklungsstadien 94 f.
- Fehlbildungen 96
- Lappen 93
- Segment 93
- Verlagerung bei Zwerchfellhernien 70
Lungenhypoplasie 70, 96
Lungenknospen 66, 88, 92

Magen 100
- Verlagerung bei Zwerchfellhernien 70
Malrotation des Mitteldarms 106
Mandibula 76, 82
Mandibularbogen 74
Mandibularfortsätze 74, 82
Maskulinisierung 126
Maxillarfortsätze 74, 82
Meckelscher Knorpel 76
Meckelsches Divertikel 106
Mediastinum, Verlagerung bei Zwerchfellhernien 70
Medulla oblongata 164
Mehrlingsschwangerschaften 48
Melanozyten 180 f.
Membran, hyaline 96
Membrana buccopharyngea s. Oropharyngealmembran
Membran, pleuroperikardiale 66
- pleuroperitoneale 66 ff.
Meningen 165, 172
Meningoenzephalozele 167
Meningozele 165 f.
Meroanenzephalie 41, 62, 142, 167
Meromelie 153
Mesenchym 16 ff.
Mesenterium
- dorsales 66, 100, 103 ff.
- ventrales 66, 100
Mesenzephalon s. Mittelhirn
Mesoderm
- extraembryonales 12 f., 22
- intermediäres 19, 112
- intraembryonales 16 ff.
- kardiogenes 22
- laterales 22, 76
- - somatische (parietale) Schicht 22
- - splanchnische (viszerale) Schicht 22
- - metanephrisches 114
- paraxiales 22, 138

Mesogastrium 100, 102, 106
Mesonephros s. Urniere
Mesorchium 119
Mesovarium 119
Metanephrisches Divertikel s. Ureterknospe
Metanephros s. Nachniere
Metenzephalon 164
Methotrexat, teratogene Wirkung 59
Methylquecksilber, teratogene Wirkung 59
Mikroenzephalie 167
Mikrophthalmus 174
Mikrozephalie 167
Milchdrüsen 182 f.
Milchgänge 182
Milchleiste 182
Milchzähne 184
Milz 102
- Verlagerung bei Zwerchfellhernien 70
Mitteldarm 30, 64, 101, 103 ff.
- arterielle Versorgung 101, 103
- Fehlbildungen 106 f.
Mitteldarmschleife 103 ff.
Mittelhirn 162 f.
Mittelhirnbeuge 162
Mittelohr 176
Monosomie X 58
Morula 4, 8
Mosaike 56, 126
Müllersche Gänge 122
Müllersche inhibitorische Substanz 122
Multifaktorielle Vererbung 62
Muskelfasern 146
Muskulatur 146
Mutante 60
Mutation 60
Myelenzephalon 164
Myelomeningozele 165
Myeloschisis 167
Myelozele 167
Myoblasten 146 f.
Myofibrillen 146 f.
Myokard 130
Myotom 138, 146

Nabelarterien 46, 51, 136
Nabelbruch, physiologischer 36
Nabelhernie, physiologische 34, 103 f.

Nabelschnur 14, 51, 64, 103, 106
Nabelvenen 46, 51, 128, 136
Nachniere 112 f.
Nackenbeuge 162
Nägel 182
Nase 82
Nasenfortsatz, lateraler 82
- medialer 82
Nebenhoden 122
Nebenschilddrüsen 78
Nephrogener Strang 112 f.
Nephron 114
Nerven vgl. auch Hirnnerven
Nervensystem 156 ff.
Nervus opticus 172
- phrenicus 69
Netzhautablösung 170
Neugeborenes, Gewicht 42
- Körperlänge 42
- Reifezeichen 42
Neuralfalte 21, 156, 162
Neuralleiste 21, 76, 158
Neuralleistenzellen 21
Neuralplatte 21
Neuralrohr 21, 30, 156, 160
- Intermediärzone 160
- Marginalzone 160
- Ventrikulärzone 160
Neuralrohrdefekte 41, 62
Neuroblasten 160
Neurokranium 142
Neuroporus 30 f., 167
- kaudaler 30 f., 156, 167
- rostraler 30 f., 156, 167, 170
Neurulation 21
Nieren 112 ff., 114, 116
- Blutversorgung 114
- Fehlbildungen 116
- polyzystische 116
Nierenagenesie 116
Nierenkelche 114
Nierenlappen 116
Nondisjunction 55 ff.
Nucleus pulposus 140

Oberkiefer 82
Oberlippe 82
Odontoblasten 184
Ösophagotracheale Falten 88
Ösophagus 88, 91, 98 f.
- Fehlbildungen 91, 98
Ösophagusatresie 98 f.
Östrogene 48
Ohr 36, 174 ff.
- äußeres 32 f., 176

– Fehlbildungen 61, 176f.
Ohrbläschen 174
Ohrgruben 32, 174
Ohrhöckerchen 32, 176
Ohrmuschel 176
Ohrplakoden 30, 174
Omentum maius 100
Omphalozele 106
Oogonie 121
Oozyten, primäre 121
– sekundäre 2
Organdifferenzierung 6
Organisator 6, 12
Oropharyngealmembran 18, 74
Os hyoideum s. Zungenbein
Ossifikation, desmale 138
– enchondrale 138
Ossifikationszentren, primäre 36, 142, 150
– sekundäre 140f.
Osteogenese 138
Ovar 38, 121
– Turner-Syndrom 58
Oxyzephalus 142

Pankreas 102
Pankreasknospe, dorsale 102
– ventrale 102
Paramesonephrische Gänge s. Müllersche Gänge
Paraurethrale Drüsen 118
Paukenhöhle 176
Penis 125
Periderm 180
Perikardhöhle 64ff.
Perikardioperitoneale Kanäle 64f.
Perinealkörper 108
Perineum 108
Periode, kritische 62
– – Augen 61
– – Extremitäten 61f., 153
– – Gaumen 61
– – Gehirn 167
– – Genitalien, äußere 61
– – Herz 61
– – Innenohr 176
– – Ohren 61
– – Zähne 61
– – Zentralnervensystem 61
Peritonealhöhle 64ff., 100
Phallus 124f.
Pharynx, primitiver 74
Phenylketonurie, teratogene Wirkung 59
Pierre-Robin-Syndrom 80

Plazenta 12, 25, 44f., 46f.
– Funktion 46f.
– Struktur 44f.
Plazentainsuffizienz 41
Plazentakreislauf, fetaler 46
– mütterlicher 46
Plazentarmembran 46f.
Plazentaschranke 46
Plazentasepten 46
Pleurahöhle 64ff.
Pleuroperikardiale Membran 66
Pleuroperitoneale Membran 66ff.
Pneumozyten 94
– Typ I-Pneumozyten 94
– Typ II-Pneumozyten 94
Polydaktylie 60
Polyhydramnion 100
Polymastie 184
Polythelie 184
Polyzystische Nieren 116
Pons 164
Potenz, prospektive 6
Prächordalplatte 12, 18f.
Primärzotten s. Chorionzotten, primäre
Primitivknoten 16f.
Primitivstreifen 16
Primordialfollikel 121
Processus palatinus lateralis 84
– palatinus medianus 84
– spinosus 140
– styloideus 76
– vaginalis 125
Proctodaeum 98, 108f.
Progesterone 48
– teratogene Wirkung 59
Prominentia frontonasalis 82
Pronephros s. Vorniere
Pronukleus 2
Prosenzephalon s. Vorderhirn
Prospektive Bedeutung 6
Prospektive Potenz 6
Prostata 118
Pseudohermaphroditismus 126
Pupillarmembran 172
Pupille 172
Pylorusstenose, kongenitale 100

Querfortsatz des Wirbels 140

Rachenmembran s. Oropharyngealmembran
Randleiste, epitheliale 150
Rauchen, starkes der Mutter 41
Rautenhirn 162f.
Recessus tubotympanicus 78, 176
Reichertscher Knorpel 76
Reifeteilung, zweite 2
Reifezeichen 42
Rektum 107
– Fehlbildungen 110
Respirationssystem 88ff.
Rete ovarii 121
– testis 121
Retina 170f.
Retinakolobom 174
Retinsäure, teratogene Wirkung 59
Rhombenzephalon s. Rautenhirn
Riechgrube 82
Riechplakoden 82
Rippen 140
Rippenfortsatz des Wirbels 140
Risikoschwangerschaft 41
Rötelnvirus 174, 176, 186
– teratogene Wirkung 59
Rückenmark 160
– Fehlbildungen 165f.

Saccus aorticus 130
– terminalis 94
Sammelrohre 114
Schädel 142, 167
– Fehlbildungen 167
Schlundtaschen 74, 78ff.
Schmelzhypoplasie 186
Schmelzorgan 184
Schwanz 32f.
Schweißdrüsen 182
Segmentbronchien 93
Sehnerv s. N. opticus
Seitenhorn der grauen Substanz 160
Sekundärbronchien 92f.
Septum, aortikopulmonales 135
– oesophagotracheale 88, 98
– primum 133, 136
– secundum 133, 136
– transversum 64ff., 102, 130
– urorectale 108f., 116
Sertolische Stützzellen 121

Siamesische Zwillinge 48
Sinus cervicalis 32, 78, 81
– coronarius 133
– urogenitalis 108, 116 f.
– venosus 130 f.
Skaphozephalus 142
Skelett 36 f., 138 ff.
Sklera 172
Sklerotom 138 ff., 140
Skrotum 125
Somiten 22, 30, 138 ff., 146
Sonographie 41 f.
Spaltfuß 153
Spalthand 153
Spermatogonien 121
Spermatozoon s. Spermium
Spermium 2
Spina bifida 62
– – cystica 41, 140, 165 f.
– – occulta 140, 165
Spinalnerven 161
Spiralarterien 46
Stammzotten 25, 46
Stimmfalten 90
Stirnnasenfortsatz s. Prominentia frontonasalis
Stomadaeum 74, 98
Strahlung, radioaktive, teratogene Wirkung 59, 186
Sulcus opticus 170
– limitans 160
– terminalis 81
Surfactant 40, 94 f.
Sutur 142
Symblepharon, physiologisches 36
Syndaktylie 153
Syndrom des ersten Kiemenbogens 80, 178
Synzytiotrophoblast 6 f., 10 ff., 44 ff.

Talgdrüsen 182
Taschenfalten 90
Telenzephalon 162
Teratogene 48, 59 ff., 153
Teratologie 55
Teratome, sakrokokzygeale 18
Tetracycline, teratogene Wirkung 59, 186
Thalidomid, teratogene Wirkung 59, 153
Thalamus 162
Thymus 78
Tonsillen 78

Toxoplasma gondii, teratogene Wirkung 48, 59, 174
Trachea 91
Translokation 56, 60
Transposition der großen Gefäße 135
Treacher-Collins-Syndrom 80
Treponema pallidum, teratogene Wirkung 59, 176, 186
Trimethadion, teratogene Wirkung 59
Trisomie 54 ff.
– Autosomen 54 ff.
– Geschlechtschromosomen 56 ff.
Trisomie 13-Syndrom 54, 56, 178
Trisomie 18-Syndrom 54, 56, 178
Trisomie 21-Syndrom 54 ff.
Trommelfell 176
Trophoblast 10 ff.
Truncus arteriosus 76, 130
– –, persistierender 135
– coeliacus 98, 101
– pulmonalis 135, 136
Trunkuswülste 135
Tuba auditiva 176
Tubercula labioscrotalia s. Geschlechtswülste
Tuberculum genitale s. Genitalhöckerchen
Tubuli, metanephrische 114
– seminiferi 121
Tunica albuginea 121
– vaginalis testis 125
Turner-Syndrom 58
Turrizephalus 142

Ultimobranchialkörper 78
Ultraschalluntersuchungen s. Sonographie
Unterernährung der Mutter 41
Unterkiefer 82
Unterlippe 82
Urachus 118
Urachusfistel 118
Urachussinus 118
Urachuszyste 118
Ureter 112 ff.
Ureterknospe 112 ff.
Urethra 116, 118, 125
Urethrale Drüsen 118
Urgeschlechtszellen s. Keimzellen, primordiale
Urinbildung 38, 114

Urnieren 112 ff., 122
Urnierengang 112 ff., 122
Urogenitalfalten 112, 124 f.
Urogenitalmembran 108
Urogenitalsystem 112 ff.
Uterovaginalkanal 122
Uterus 4 ff., 14, 122, 125
– Fehlbildungen 125

Vagina 125
– Fehlbildungen 125
Vaginalplatte 122
Vena centralis retinae 170
– hyaloidea 170
– pulmonalis 133
– umbilicalis s. Nabelvene
Venen, endometriale 46
Ventrikel, Herz 135
– laryngealer 90
Ventrikelseptumdefekte 135
Verdauungssystem 98 ff.
Vernix caseosa 38, 180 f.
Vesicula seminalis 122
Vesikel, metanephrische 114
Vestibulum vaginae 125
Vierfingerfurche 57
Vierzellenstadium 5
Viszerokranium 142
Vitamin A, teratogene Wirkung 59
Volvulus 106 f.
Vorderdarm 28, 98 ff.
– arterielle Versorgung 98, 101
Vorderhirn 162, 170
Vorderhorn der grauen Substanz 160
Vorderkammer des Auges 172
Vorhofseptumdefekt 135
Vorniere 112

Warfarin, teratogene Wirkung 59
Whartonsche Sulze 51
Winslowsches Foramen s. Foramen epiploicum
Wirbel 140
Wirbelbogen 140
Wirbelsäule 140, 160
– Fehlbildungen 165 f.
Wolffscher Gang s. Urnierengang

XXX-Syndrom 58
XYY-Syndrom 58

Y-Chromosom 121 f.

Zähne 184 f.
- Fehlbildungen 61
Zäkum 105 f.
- subhepatisches 107
Zahnknospen 184 f.
Zahnleisten 184
Zahnpapille 184
Zahnsäckchen 184
Zehenstrahlen 34, 150
Zelle 6
Zellstränge, kardiogene 130
Zentralkanal des Rückenmarks 160
Zentralnervensystem 160 ff.

- Fehlbildungen 61, 165 f.
Ziliarkörper 172
Zölom, extraembryonales 12 f., 64
- intraembryonales 22, 64 f.
Zona pellucida 2 ff.
Zonalreaktionen 2
Zottenchorion s. Chorion frondosum
Zunge 81, 146
- Muskulatur 146
Zungenbein 76
Zweizellenstadium 5
Zwerchfell 64, 68 ff.
- Entwicklung 68
- Fehlbildungen 70

- Lageveränderungen 69
Zwerchfellhernien, angeborene 70
Zwillinge, eineiige 48
- siamesische 48
- zweieiige 48
Zwischenkieferstück 82
Zwischenwirbelscheiben 140
Zwitter 126
Zwölffingerdarm s. Duodenum
Zygote 2 ff., 48
Zytomegalievirus, teratogene Wirkung 59, 174
Zytotrophoblast 6 f., 10 ff., 44 f.